Die Heilkraft der Vital-Ernährung

Jamila Peiter

Die Heilkraft der Vital-Ernährung

Ich esse anders, na und?
Eine Ernährung für Körper, Seele und Geist.

Jamila Peiter

Access Verlag
Königstein-Falkenstein

2. Auflage 1990

Druck: brühl druck + pressehaus giessen
ISBN 3-927027-02-2
Printed in Germany

An meine Kinder Christoph (14) und Jérôme (12)

Danke, daß ihr seit Jahren geduldig zuschaut, wie ich meine Kraft in immer neue Aktionen investiere und Euch relativ wenig Zeit schenke. Aber auch Danke an Euren Vater, ohne dessen Unterstützung in Sachen Kinderaufsicht dieses Buch und überhaupt die ganze Vital-Ernährungs-Bewegung nicht so schnell hätten entstehen können. Wäre ich nicht Mutter geworden, hätte ich wahrscheinlich nicht die nötige Motivation gehabt, mich in dieser Richtung zu engagieren. Hiermit ist die Frage „Wozu Kinder, wenn hauptsächlich andere Ziele als die der Kindererziehung verfolgt werden?" beantwortet wäre. (Wieder mal eine Mutter mit schlechtem Gewissen.)

Noch seid Ihr klein und wie alle Kleinen eifrig beim Nachahmen der Erwachsenenwelt. Wie sieht aber diese Welt aus? Was leben Euch die Erwachsenen vor? Ihr werdet täglich durch die Werbung und das falsche Vorleben der Umwelt stark geprägt. Wie soll ein Kind wissen, was die tatsächliche Wahrheit ist, in welche Richtung das Gute überhaupt geht?

Noch muß Eure Maman zuschauen, wie herrlich Euch die Schokolade und die Pommes Frites schmecken, und das trotz gelegentlich auftauchender Allergien. Verständnis habe ich dafür ganz und gar. Wie kann ich von Euch jungen Wesen eine Disziplin verlangen, die die meisten Erwachsenen nur mit Mühe aufbringen? Zu gegebener Zeit wird sich alles von alleine regeln. Ich muß für Euch die Geduld aufbringen, die ich mir selbst für meine eigene Entwicklung zugestehe.

In Zuversicht, bisous maman — Januar 1989

Dank ebenfalls meinen Mitarbeiterinnen Anne und Johanna und allen lieben Menschen, die mir stets Mut zusprechen und so indirekt an der Weiterführung meiner Aufgaben beteiligt sind.

Inhalt

Vorwortbrief

von

Prof. Dr. med. Michael Lukas Moeller

Zur Person des Vorwort-Autors:

Prof. Dr. med. Michael Lukas Moeller, 1937 in Hamburg geboren. Studium der Medizin und Philosophie. Als ausgebildeter Psychoanalytiker habilitierte er sich für das Fach Psychotherapie und Psychosomatische Medizin. Seit 1973 hatte er in Gießen eine ordentliche Professur für seelische Gesundheit inne. 1983 übernahm er den Lehrstuhl für Medizinische Psychologie am Universitätsklinikum Frankfurt. Zur Zeit ist er dort Geschäftsführender Direktor des Zentrums der Psychosozialen Grundlagen der Medizin.

Liebe Leserin, lieber Leser,

als ich neugierig das kleine Hotel im tiefen Taunus betrat, um erstmals zu erleben, wie denn diese seltsame Vital-Ernährung begründet wird und im Alltag realisiert werden kann, kam mir Jamila Peiter strahlend entgegen, als wäre sie wirklich die oft zitierte Märchenprinzessin aus dem dunklen Wald. Was ich dann während des Seminars hörte, fügte die Bruchstücke meines bisherigen Wissens zu einer geschlossenen Auffassung über eine Ernährung zusammen, die soweit als möglich naturbelassen bleibt. Ich hatte das Glück, daß es mir ausgezeichnet schmeckte – die Speisen waren besser, einfacher und farbiger als gekochte. Und schließlich machte ich Bekanntschaft mit dem Wirken meines Ernährungsinstinktes, an dem ich bis dahin noch etwas zweifelte: beim Verzehr der sechsten Kiwi – noch nie im Leben hatte ich so viele zu einem Gang verspeist – begann diese Frucht, die ich an jenem Abend duftenden Äpfeln und sogar den Mangos vorzog, hinten an den Zungenrändern brennesselartig zu stechen. Ich mußte mit ihnen also aufhören – und konnte mich der nächsten Köstlichkeit zuwenden.

Nichts war törichter als meine Befürchtung, mit dieser Ernährungsweise zöge das härene Hemd in die nicht mehr zu benutzende Küche ein, eine einförmige Askese, wenn nicht gar Geschmacklosigkeit. Denn hier ist ja geradezu verboten, was nicht schmeckt. Die Lust zu essen, hineinzubeißen, ist das untrügliche Signal, daß wir genau das, worauf wir Appetit haben, für unsere Gesundheit brauchen. Deshalb trifft Guy Claude Burgers Slogan für instinktives Essen ins Schwarze: „La santé par le plaisir" – Gesundheit durch genießerisches Vergnügen. Das allerdings gilt nur für naturbelassene Speisen – Früchte, Gemüse, Samen, Nüsse und Keimlinge. Der Ernährungsinstinkt funktioniert nicht, wenn gekocht oder anders zubereitet wird.

Die Vital-Ernährung ist noch konsequenter als Frischkost (bei der auch Salate zubereitet werden) oder gar Vegetarismus (zu dem Gekochtes gehört). Sie geht demnach auch weit über Vollwertkost hinaus. Die Tradition, in der die Vital-Ernährung steht, ist Jahrhunderte, genauer, Jahrtausende alt, – wenn man nicht gleich der höchstwahrscheinlichen Annahme folgt, daß sie der Art, wie Menschen der vorgeschichtlichen Zeit sich ernährten, am nächsten kommt. Damit aber wäre Entscheidendes gesagt: nur an diese Ernährungsweise – unbearbeitet und ungekocht – ist unser Organismus durch und durch angepaßt – von den Zahnformen über die Darmlänge und -beschaffenheit bis zu feineren Stoffwechselreaktionen. So ist es kein Wunder, daß die frische Kost von nahezu allen, die sich intensiver der Ernährungsmedizin widmen, als der günstigste Beitrag angesehen wird, die eigene Gesundheit zu vertiefen und Krankheiten zu überwinden. Glücklicherweise werden in letzter Zeit mehr und mehr Untersuchungen bekannt und durchgeführt, die diese Erfahrungen auch wissenschaftlich einwandfrei belegen – beispielsweise die laufenden Vegetarierstudien in Berlin, Heidelberg und Gießen, die in Archiven vergrabenen Befunde, auf die Ralph Bircher-Benner aufmerksam machte, oder die fünfzig sorgfältig belegten Heilungen von Krebs in der Klinik von Max Gerson.

Solche Ergebnisse können natürlich einer hochtechnologisierten Nahrungsindustrie, die an jedem neuen Verarbeitungsschritt ihren Gewinn macht, nicht am Herzen liegen. Wahrscheinlich werden sie deswegen in einer Zeit, in der die Werbung unser Bewußtsein stärker prägt, als wir ahnen, so gut wie nicht bekannt.

Was mich als Arzt, der auf unbewußte seelische Vorgänge zu achten gewohnt ist, darüberhinaus besonders stutzig macht, ist die ungeheure Verleugnung, mit der die Masse der Menschen unbesorgt zu sich nimmt, was ihr gerade vorgesetzt wird. Zur Zeit halte ich diese unbekümmerte Einstellung für hochgradig selbstzerstörerisch. Sie entspricht genau den Vorgängen, die wir der Umwelt gegenüber an den Tag legten und noch legen. Die Vergiftung der Erde hat bereits mehr Verwüstung angerichtet als die Kriege, sagte kürzlich sogar der amerikanische Präsident (am 31.5.89 in Mainz); vergiftete Flüsse und den sauren Regen nannte er eine subtilere und heimtückischere Gefahr als die Kriegseinwirkungen, die Europa zerstört hatten.

Ich glaube, daß die unbemerkte Selbstzerstörung durch unser „täglich Brot“ eine noch dramatischere Gefahr sein dürfte – falls Steigerungen hier noch angebracht sind.

Heutzutage ist auch die Natur nicht mehr natürlich. Wir können uns nur annähern an jene Ernährungsweise, die uns ursprünglich gemäß war. Daß sie der üblichen Ernährung überlegen ist, dafür gibt es mehr Belege, als den meisten bewußt und lieb ist.

Für mich ist in dieser Hinsicht der Ernährungsexperte Dr. Norman Walker ein Vorbild. Er schrieb noch mit 113 Jahren wissenschaftliche Bücher und starb erst 1985, 116 Jahre alt, in London. Solche Beweise durch gelebtes Leben überzeugen manchen mehr als wissenschaftliche Deklarationen. Natürlich ist auch das Streben nach hohem Alter kritisch zu betrachten. Lohnt es denn heute noch zu überleben? Es kommt vielleicht nicht darauf an, wie alt wir werden, sondern, wie wir alt werden. Jeder mag das für sich entscheiden. Ich hätte nichts einzuwenden gegen ein hohes Alter bei bester Gesundheit. Norman Walker arbeitete bis zuletzt in seinem Garten und fuhr rüstig mit dem Fahrrad. Das gefällt mir. Aber es geht auch mir nicht um meine ferne Zukunft, die möglicherweise von Ernährungsweisen gänzlich unbeeinflußt bleibt.

Es geht mir zunächst um meine Gesundheit hier und jetzt. Und da ist gute Ernährung zwar nicht alles, aber ohne gute Ernährung ist alles nichts. Beinahe schäme ich mich für eine Medizin, die ich erlernt habe, ohne einen Hauch von jenem Ernährungswissen zu erfahren, auf dem die einfachste und effektivste Vorbeugung heutiger Massenkrankheiten beruhen könnte.

Wer heute nur die Steigerungen im täglichen offenen und versteckten Verbrauch von Eiweiß, Fett und einfachsten Kohlenhydraten – Zucker und Weißmehlprodukte – seit der Jahrhundertwende zur Kenntnis nimmt, bekommt ein Gefühl für die Schädlichkeit, die als „gesund und unbedenklich" auf unsere Tische gerät. Es steht zu erwarten, daß auch dieser Mißstand mehr und mehr entdeckt wird – ganz analog zu den Enthüllungen, die durch die Frauenbewegung, die Friedensbewegung und die Umweltschutzbewegung gelungen sind. Es wäre zu hoffen, daß die Ausführungen Jamila Peiters im Konzert mit aktuellen anderen Publikationen zu einer vernünftigen Ernährungsbewegung beitragen.

Wer dieses Buch liest, wird sein tägliches Essen nicht mehr so ahnungslos zu sich nehmen können wie bisher. Im Text wird Ihnen eine ungewohnte Entwicklungslinie aufgezeigt, die im wahrsten Sinne am eigenen Leibe Gesundheit erleben und überprüfen läßt. Sie können sich nicht mehr betrügen. Sie können auch nicht mehr betrogen werden. Sie überprüfen die Erfolge unmittelbar selbst. Sie sind Ihr eigener Maßstab. In einer Welt, in der jedem von uns verwirrend viel durch Werbung oder Wissenschaft empfohlen wird, ist dieser Gewinn an Selbständigkeit unschätzbar. Diese Botschaft trägt zur Gesundheit bei. Sie ist darin den Grundeinstellungen der Selbsthilfebewegung verwandt, für die ich mich seit langem sehr einsetze.

Sie brauchen keine Angst zu haben. Ändern müssen Sie zunächst nichts an Ihrer gewohnten Küche. Die Änderung beginnt im Kopf und nicht im Bauch. Lesen Sie erst – und wenn Ihnen zusagt, was Jamila Peiter ausgeführt hat, beginnen Sie mit den ersten begrenzten Versuchen. Es kann ein Abenteuer werden, von dem Sie nicht lassen wollen. Ich bin selbst überzeugt davon. Seit drei Jahren esse ich nur frische Kost, seit neun Monaten weitgehend so, wie es hier im Buche steht. Ich habe mich gesundheitlich noch nie so wohl gefühlt wie heute mit über fünfzig Jahren. (Wer mehr darüber erfahren möchte, kann es meinem Erlebnisbericht, der jetzt als Buch erscheint, entnehmen).

Dieses Buch plädiert für eine gesündere Ernährungsweise. Wer bei seiner alten Kost bleiben will, weiß danach wenigstens, wo er bleibt. Jeder entscheide selbst. Nichts scheint mir abträglicher und verdächtiger als ein fanatisches Bearbeiten „der Unbekehrten und Uneinsichtigen“; dahinter verbirgt sich nicht nur eigene Unsicherheit, sondern auch ein unzulässiger Machtanspruch über andere. Es geht nicht an, im Tonfall unnachsichtiger Prediger über ungesunde Esser herzuziehen, als wären sie alle – wie neulich einer treffend charakterisierte – „Gesundheitsdelinquenten“.

Allerdings will ich Ihnen auch die größte Hürde nicht vorenthalten: Wenn wir uns von unserer gewohnten Ernährungsweise abwenden – gleich, was und wie wir essen –, bedeutet es in den Tiefen der Seele, als würden wir unserer Mutter abtrünnig. Unsere Mahlzeit ist seelische Nachfolgerin der Mutter, die uns in der Kindheit nährte. Solche Abtrünnigkeit wird mit vielerlei unbewußten Gefühlen beantwortet. Zu ihnen gehören ein schlechtes Gewissen, das zur Entwertung des neuen Vorhabens führt („Das ist doch einfach nichts“ – oder ausgefeiltere Gegenargumente), und ein Empfinden von Geborgenheitsverlust, wie er etwa in dem Spruch anklingt „Was der Bauer nicht kennt, das ißt er nicht“.

Was kann man da tun? – Einige Zeit dabei bleiben. Denn das Erfreuliche an diesem ist die Tatsache, daß nach einer Weile, wenn Ihnen das neue Essen gewohnt vorkommt, die unbewußte Übertragung auf diese neue Ernährungsart vollzogen ist und nun dort – wie zuvor beim alten Essen – die mächtige Symbolik stabilisierend weiterwirkt. Auch wenn ich nicht jede einzelne Auffassung von Jamila Peiter teilen kann und muß, habe ich diesen einleitenden Brief sehr gern geschrieben, weil ich mir sicher bin, daß Sie durch ihr Buch endlich das schöne Gefühl erlangen können, mit jedem Bissen sich selbst etwas Gutes zu tun. Sie können Ihre möglichen Gewichtsprobleme vergessen, brauchen keine Kalorien, Vitamine, Mineralien, Spurenelemente und Fermente mehr zu zählen – und gewinnen erstaunlich viel Zeit, die Sie sonst zum Zubereiten und Kochen verwenden mußten. So wünsche ich Ihnen den dreifachen Genuß emanzipationsfördernder Selbstvereinfachung, köstlichen neuen Essens und lebendiger Gesundheit.

Herzlich

Ihr

Frankfurt, 27. Juni 89

Michael Lukas Moeller

Einleitung

Wer Nutzen aus diesem Buch ziehen will, braucht Offenheit für Unbekanntes. Voraussetzung dafür ist das Loslassen des bisherigen Wissens. Aussagen wie: „Man sagt, daß ..." oder „Aber es wird doch gesagt, daß ..." stehen hier nicht zur Debatte. Nach der Lektüre soll der Leser selbst beurteilen können, ob richtig ist, was „man" seit Jahrhunderten sagt. Dies ist eine Herausforderung.

Der Leser wird sehen, daß die Lage nicht so hoffnungslos ist, wie er tagtäglich hört und liest. Er wird erfahren, daß er, ja hauptsächlich er, etwas in dieser Welt verändern kann. In diesem Buch können nur wenige Punkte angesprochen werden, aber sie sind wichtig genug, um die Menschen positiv für eine Veränderung zu motivieren. Die Veränderung unserer Lebensbedingungen geschieht nur, wenn jeder bei sich selbst beginnt. Ansonsten wird unser Leben noch künstlicher, unmenschlicher und sinnloser.

Das Buch wendet sich an Menschen, die die Rohkost-Ernährung kennenlernen wollen, aber auch an solche, die bereits umgestellt haben und mit Problemen konfrontiert werden.

Eines muß der Leser bedenken: Da wir alle Individuen sind, die noch dazu durch die verschiedensten Einflüsse ganz verschieden stark degeneriert wurden, kann es keine einmalige Lösung für alle geben. Weder dieses, noch ein anderes Buch kann für den Einzelnen den goldenen Schlüssel zur Wahrheit liefern.

Mit einer angeblich klaren Methode stößt man zwangsläufig irgendwann an Grenzen. Das ist der Zeitpunkt, an dem der Betreffende dann vielleicht dankbar auf mein Buch zurückgreift, weil ich versuche, auf die verschiedenen individuellen Bedingungen einzugehen. So kann der Leser möglicherweise seine Lösung finden.

Unsere Gesundheit ist so gefährdet wie noch nie, dementsprechend groß ist das Bedürfnis nach Information. Nicht jedem liegt es, zu meditieren oder sich in Yoga zu üben, aber jeder Mensch ißt. Aus diesem Grund ist gerade auf diesem Gebiet der Wissensdurst besonders groß.

Die Vital-Ernährung steht noch am Anfang. Noch sind wir Pioniere und es wird noch eine Weile dauern, bis wir die Anerkennung der Vegetarier oder Veganer genießen, die mit den gleichen Schwierigkeiten zu kämpfen hatten.

Dieses Buch soll Impulse für eine Veränderung geben – Voraussetzung ist jedoch der eigene Wunsch. Wer bereit ist, sein Schicksal geduldig in die eigene Hand zu nehmen, wird aus der Lektüre viel gewinnen können.

Also los, krempeln wir die Ärmel hoch und fangen wir an – zumindest zu verstehen, wie es um uns herum wirklich aussieht.

Über mich

Ich bin am 22. Oktober 1944 in einem kleinen Ort an der französischen Atlantikküste geboren und wuchs am Mittelmeer auf. Nach meiner Geburt sagte der Arzt zu meiner Mutter: „Sie wird die Nacht nicht überleben.“ Nun, ich bin noch immer da.

Von Beginn an litt ich an einer allgemeinen Schwäche des Immunsystems, die mich bis zu dem Zeitpunkt meiner Nahrungsumstellung verfolgte und mir das Leben oft sehr erschwerte.

Zu meiner Krankheitsgeschichte:

Schon von Kind an hatte ich Karies, was damals nicht üblich war.

Im Alter von sieben Jahren erkrankte ich an Diphterie, was einen Krankenhausaufenthalt und eine lange Genesungszeit nach sich zog.

Mit knapp elf Jahren stellte sich meine Menstruation ein, begleitet von akuten Schmerzen, Ohnmachtsanfällen, Durchfall, Brechreiz und totaler Erschöpfung während der ersten drei Tage. Jeden ersten Tag der Menstruation verbrachte ich im Bett. Dazu kam bereits die regelmäßige Einnahme von Medikamenten. Obwohl ich direkt am Mittelmeer aufwuchs, hatte ich eine vergrößerte Schilddrüse, was eine medikamentöse Jodbehandlung erforderlich machte.

Mit zwölf Jahren hatte ich eine Lungenentzündung (Krankenhausaufenthalt, Intensivstation), drei Monate später widerfuhr mir das gleiche. Bei der ersten Lungenentzündung war ich dem Tode nahe. Dazwischen lagen immer wiederkehrende Erkältungen, ständiges Frieren, nächtelanges Husten, ständige Halsschmerzen und allgemeine Erschöpfung.

Im Alter von dreizehn Jahren mußte ich mich dreimal wegen sogenannter Kinderkrankheiten einem Klinikaufenthalt unterziehen.

Im gleichen Jahr wurde ich von einem Auto angefahren und 18 Meter weit durch die Luft geschleudert. Es folgte ein langer Krankenhausaufenthalt.

Im Alter von zwanzig Jahren erlitt ich eine Eierstockentzündung, die gleichfalls im Krankenhaus behandelt werden mußte.

Im gleichen Jahr begannen meine Probleme mit Magen und Darm.

Die allgemeine Schwäche des Immunsystems führte unter anderem zu starken Herpes-Ausbrüchen auf den Lippen (Herpes labialis), die heute überhaupt nicht mehr auftreten.

Wegen ständiger Erkältungen und Halsschmerzen wurden mir im Alter von dreiundzwanzig Jahren bei einem Krankenhausaufenthalt die Mandeln entfernt.

Mit sechsundzwanzig Jahren wurde mir aufgrund einer falschen Diagnose der Blinddarm herausgenommen. Die Schmerzen kamen in Wirklichkeit vom Rücken.

Im gleichen Lebensjahr ein Kuraufenthalt wegen einer Magen-Darm-Entzündung.

Mit neunundzwanzig Jahren ein Kuraufenthalt wegen Bandscheibenschäden.

Mit dreißig Jahren erkrankte ich aufgrund meines schwachen Immunsystems nach einer Ansteckung an Paratyphus.

Im Alter von fünfunddreißig Jahren unterzog ich mich meinem letzten Krankenhausaufenthalt, es war dies gleichzeitig die Phase, in der ich begann, zu erwachen und die Zusammenhänge zwischen meiner falschen Lebensweise und meinem Gesundheitszustand zu erkennen. Ich litt damals an starkem Haarausfall und ließ mich von dem behandelnden Arzt zu einer Operation überreden. Er sagte: „Wenn wir einen Teil der Schilddrüse entfernen, wird der Haarausfall wahrscheinlich gestoppt werden." Dies war natürlich nicht der Fall.

Im Grunde litt ich an ganz alltäglichen Krankheiten bzw. Symptomen, die jeder bekommen kann – nur werden sie leider als schicksalhaft angesehen. Heute bin ich der Meinung, alle diese Krankheiten oder Symptome hätten vermieden werden können, wenn ich von Kind an nach den Regeln der Natur aufgewachsen wäre. Allein der Faktor Ernährung hätte schon sehr viel bewirkt. Hätte mich während dieser Jahre ein einziger Arzt gefragt, wie ich mich ernähre, statt mir Medikamente, Operationen und Kuren zu verordnen, wäre mir viel Leid erspart geblieben.

Ob das allerdings eine Hilfe für meine geistige Entwicklung gewesen wäre, bezweifle ich. Deshalb nehme ich mein Schicksal so an, wie es sich darstellt.

Das Jahr 1979 brachte für mich die große Wende. Ich stieß auf ein Buch von Dr. med. M.O. Bruker, der noch heute einer der profiliertesten Ernährungsexperten in Deutschland ist. Ich besuchte bei ihm die Seminare, um die Prüfung als Gesundheitsberaterin abzulegen. Zwei Jahre später, 1981, eröffnete ich in Frankfurt einen Naturkostladen und hielt mit großer Begeisterung bereits meine ersten Vorträge über Vollwerternährung. Ich kann sagen, Dr. Bruker öffnete mir die Augen. Wie er bin ich ein wahrheitssuchender Mensch. Dieser Drang zur Wahrheit – auch dann, wenn man noch weit von ihr entfernt ist – gab mir stets den Mut, mich über vieles hinwegzusetzen, was man angeblich nicht sagen oder tun darf.

Fünf Jahre nach dieser Wende trennte ich mich von meinem Lebensgefährten. Ich kehrte mit meinem jüngeren Sohn in meine südfranzösische Heimat zurück. Nach einigem Suchen entdeckte ich auf Umwegen das Centre d'Instinctothérapie (Zentrum für Instinkt-Therapie) in der Nähe von Paris. Damit begann mein Leben noch einmal von vorn.

Nach einem Praktikum bei dem Begründer dieser Methode, Guy Claude Burger, nahm ich am amerikanischen Institut für Ernährungswissenschaften ein Studium der „Natural Hygiene" auf. Dort habe ich Ergänzendes und Weiterführendes zur Theorie von Burger erfahren. Mittlerweile hat H. Wandmaker diese Lehre auch nach Deutschland gebracht.

Ich habe niemals aufgehört, das, was ich lernte und im Moment als richtig erkannte, in Frage zu stellen. Ich bin mir sicher, daß die Vital-Ernährung, so wie ich sie heute praktiziere, für meine Person und den gegenwärtigen Zeitpunkt das Beste ist. Allerdings kann ich nicht voraussagen, was mir die Zukunft an neuen Erkenntnissen bringen wird.

Letzten Endes lautet meine Folgerung deshalb: Noch niemand – mich selbstverständlich eingeschlossen – hat bis heute die absolute Wahrheit gefunden. Jeder muß sich darum bemühen, seine innere Stimme zu hören und nach ihr zu handeln. Die in diesem Buch ausgeführten Gedanken sollen dieses Vorhaben nur unterstützen.

Ich selbst habe meine eigene Linie aufgebaut – und zwar aus den oben genannten Theorien und meinen eigenen Erfahrungen. Deshalb lege ich großen Wert darauf, daß jeder letzten Endes das tut, was er für seine Person als das Richtige ansieht – auch wenn dies meinen Prinzipien zuwiderläuft. Durch „Fehler" kann man am besten lernen. Aus diesem Grund will ich anderen Menschen nur die Möglichkeit der Orientierung bieten.

Nach meinem Praktikum in Frankreich kehrte ich in die Bundesrepublik zurück mit dem Ziel: Gib das weiter, was du gesehen, gehört und erlebt hast. Meine Erfahrungen am eigenen Körper lassen sich so zusammenfassen: Alle Krankheiten, bis auf die Rückenschmerzen und einige wenige schmerzlose Symptome, habe ich überwunden. Ein wichtiger Punkt darf dabei nicht unerwähnt bleiben – nämlich das psychische Element. Seit meiner Heirat litt ich an hysterischen Anfällen. Da sie zum größten Teil durch die Reizstoffe der denaturierten Nahrung, die auf Psyche und Nervensystem einwirken, ausgelöst waren, habe ich diese nach der Nahrungsumstellung ebenfalls hinter mir gelassen. Zudem habe ich meine Eßsucht besser im Griff. Die Eßsucht ist im übrigen nach meiner Erfahrung die Krankheit, die alle anderen nach sich zieht. Mit ihr umzugehen, ist eine langjährige, mühsame Arbeit.

Bereits sieben bis zehn Tage nach der Umstellung auf rohe Nahrung war ich schmerzfrei. Ich erfuhr eine nie zuvor gekannte Freiheit. Es war dies der Beginn der natürlichen Freiheit, die uns die Tore zu allen anderen Arten der Freiheit öffnet.

Auf die Frage, ob ich heute vollkommen gesund bin, möchte ich antworten: Schmerzlos zu leben, heißt noch lange nicht, gesund zu sein. Ich kann nur sagen, daß ich mich so gesund fühle wie noch nie zuvor. Das ist relativ, für mich ist aber das Allerwichtigste, überhaupt schmerzfrei zu sein. Die vollkommene Heilung nimmt Jahrzehnte in Anspruch, wir müssen also geduldig sein.

In diesem Buch spreche ich die Leserin und den Leser mit Du an. Es wird Dir zunächst vielleicht befremdlich vorkommen. Mir ist es aber wichtig, die unnötige Mauer zu durchbrechen, die die Menschen auf Distanz hält.

Dieses, lieber Leser, ist kein Ernährungsbuch im üblichen Sinne. Wir wissen, daß die Gesundheit von unzähligen Faktoren abhängt. Die Ernährung scheint mit Abstand zu den wichtigsten Faktoren zu gehören. Wir sind eine Einheit aus Körper, Seele und Geist – und diese drei Komponenten berühren alle Faktoren, die mit unserem Lebensinhalt zusammenhängen. Wir werden täglich mit Themen wie Politik, Ökologie, Religion, Sexualität, Psychologie und Spiritualität konfrontiert. Diese Themen wirst Du im vorliegenden Buch wiederfinden.

Wenn Du allerdings auf der Suche nach Kochrezepten bist, die Dir gleichzeitig den sinnlichen Genuß und die Gesundheit bringen, hast Du zum falschen Buch gegriffen. Laß es in diesem Fall eine Zeitlang liegen, bis Du entweder durch die Lebensumstände oder durch innere Reife instinktiv dazu geführt wirst.

Manche Aussagen werden Dir große Ehrlichkeit abverlangen und viel Energie erfordern, bis sie Dir zur Lebensanschauung werden. Wir haben bis heute gesehen, daß uns Halbwahrheiten nicht weiterbringen. Sie schonen uns zwar für eine Weile, aber sie dienen uns im Grunde nur als Überbrückung, bis wir reif und mutig genug sind, uns mit einer Wahrheit zu beschäftigen, die ein Stück weiter vorgedrungen ist.

Ich wünsche Dir auf dieser Entdeckungsreise viel Erfolg.

In eigener Sache

Täglich erhalte ich eine große Anzahl von Zuschriften und Bitten um persönliche Beratung. Meinen Lebensunterhalt bestreite ich ausschließlich durch freiberufliche Tätigkeit als Ernährungsseminar-Leiterin. Deshalb ist es mir weder telefonisch noch schriftlich möglich, auf die vielen Anfragen einzugehen. Wer von uns könnte schon nach einem arbeitsreichen Tag noch bis zu 50 Briefe durchlesen und beantworten?

Wer sich intensiv mit der Vital-Ernährung auseinandersetzen möchte und dazu persönliche Beratung wünscht, dem empfehle ich den Besuch eines meiner Seminare. Eine andere Art der Beratung führe ich nicht durch.

Anfragen nach Informationsmaterial bitte ich einen frankierten und adressierten Rückumschlag beizufügen, dazu einen Kostendeckungsbeitrag von DM 1,– in Briefmarken.

Vielen Dank für Dein Verständnis.

Jamila Peiter

Warum essen wir?

Die Antwort müßte in etwa lauten: Weil wir uns mit bestimmten, hochwertigen Stoffen versorgen müssen, um gesund zu leben. Doch wie sieht die Realität aus?

Kaum jemand nimmt sich heutzutage die Zeit, sich mit obiger Frage auseinanderzusetzen. Es ist aber paradox, daß die gleichen Menschen immer die Zeit finden, ihre hochwertige, lebendige, rohe Nahrung in einen gekochten, und damit verfälschten, verarmten Zustand zu überführen – und dies, obwohl mittlerweile bekannt sein müßte, daß Rohkost die Heilkost ist und gekochte Nahrung Krankheiten verursacht.

Was fasziniert uns so an der denaturierten Nahrung?

Unter denaturierter Nahrung verstehe ich alles, was gekocht, gebraten, gegrillt, oder noch schlimmer, „mikrowelliert", gebacken, raffiniert bzw. ganz allgemein verfremdet wurde. Diese Nahrung übt einen unerklärlichen Reiz auf unser Lust- und Gemütszentrum aus. Die aus diesem Reiz gewonnene Freude steht in keinem Verhältnis zu den geernteten Folgen, die sich als Krankheiten oder früherer Tod äußern.

Liegt es an der niedrigen Temperatur unserer kalten Länder, daß wir so gerne gekochte, warme Nahrung essen? Wohl nicht, denn dann müßte im Sommer die Küche kalt bleiben. In allen warmen Ländern der Erde wird aber auch bei hohen Außentemperaturen fleißig gekocht. Die Eissalons sind in kalten Ländern auch im Winter gut besetzt. Was ist also der wahre Grund?

Der Mensch fühlt sich meist umso mehr von der denaturierten, meist weich gekochten Nahrung angezogen, je mehr Probleme er hat. Dabei löst diese seine Probleme nicht, sondern verstärkt einige noch oder ruft neue hervor.

Die gekochte, weiche Speise verlangt keinerlei Anstrengung von der Kaumuskulatur. Der Genießer kann sich seinem Genuß voll hingeben, gar die Augen schließen und die Luft anhalten, während die weiche Masse auf seiner Zunge von alleine zerläuft und die Speiseröhre hinuntergleitet. Je weicher die Nahrung ist, umso abgerundeter ist der sogenannte „Gaumenorgasmus", eine orale, sinnliche Befriedigung und Ersatz für die Liebe, der wir in unserem technologischen Zeitalter ermangeln. Ein Liebesersatz also, den wir uns zu jeder Tages- und Nachtzeit mit relativ geringem Aufwand beschaffen können.

Die Sucht nach denaturierter Nahrung nehmen wir nicht wahr, weil wir täglich geruchlich und optisch mit den suchtmachenden Stoffen konfrontiert werden. Wir sind uns der schleichenden Gefahr einer solchen Nahrung wenig bewußt. In dieser Gesellschaft hat die Nahrung kaum noch den Sinn einer biologischen Versorgung, so wie es vom

Schöpfungsplan her vorgesehen ist. Irgendwann ließ es sich der Mensch einfallen, die Intensität seines Genusses zu erhöhen. Dies gelang ihm durch immer neue Manipulationen und Kreationen bestens, doch leider muß er heute den Preis für diesen Naturverstoß in Form von Krankheiten zahlen. Jeder muß sich selbst entscheiden, was für seine Lebensqualität wichtig ist: Der künstlich erzeugte, intensive Gaumen-Genuß, der aber Gefahren und Risiken in sich birgt, oder der von der Natur gegebene Genuß, der den Naturgesetzen entspricht und dem Menschen die Gesundheit aufrechterhält.

Eine Lösungsmöglichkeit sehe ich in der Vital-Ernährung oder einer ähnlichen Ernährungsmethode. Zur Zeit wird die Rohkost unter verschiedenen Bezeichnungen propagiert. Es sind dies die Urmedizin nach Chrysostomos, die Sonnenkost nach Helmut Wandmaker oder nach dem Programm von Marilyn und Harvey Diamond und die Vital-Ernährung von mir. Außerdem gibt es noch die verschiedenen Ernährungsmöglichkeiten, die verstärkt den Instinkt berücksichtigen (nach Guy Claude Burger, Dr. Jaques Fradin oder Jean Huntziger, der im Gegensatz zu den zwei vorher genannten keine tierischen Produkte einsetzt, es sei denn hin und wieder ein Eigelb). Ich wende in diesem Buch für alle Methoden den Oberbegriff „Rohkost“ an.

Was bietet uns die Vital-Ernährung?

Den echten Genuß der Produkte unserer Mutter Erde, die entsprechende Gesundheit und die zunehmende Klärung des Geistes.

Die Vital-Ernährung besteht aus folgenden Lebensmitteln:

Früchte, Gemüse, Nüsse, Keimlinge und Samen, wobei die drei letzten Produkte genossen werden können, aber nicht müssen.

Die Vital-Ernährung ist mehr als nur eine Nahrung, die uns satt macht. Die Vital-Ernährung lehrt, was natürliche Ernährung bedeutet. Sie schenkt uns neben Vitalstoffen eine hochwertige Energie –„kosmische Energie“. Sie schenkt ein noch nie zuvor gekanntes Gefühl des Wohlbefindens, doch wie alles, was viel gibt, verlangt sie eine Menge vom Empfänger. Sie verlangt vor allem Disziplin, die den meisten schwer fällt. Die Vital-Ernährung kann als Kur oder als Lebenslösung angesehen werden. Sie kann zum Entschlacken und damit auch Abnehmen benutzt werden oder zum Ausheilen verschiedener, auch anscheinend irreversibler Symptome und Krankheiten. Sie kann ebenfalls als ein reines Abenteuer angesehen werden, eine Reise ins Unbekannte, bei der der Mensch lernt, sich selbst zu entdecken und an seine Grenze zu gehen. Das ist etwas einmaliges, was ich jedem Menschen empfehle – und sei es nur für eine kurze Zeit.

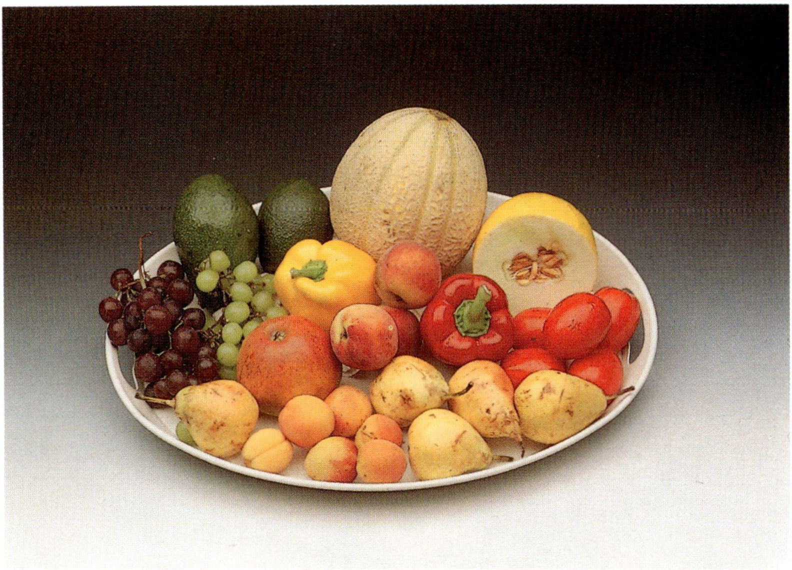

Beispielhafte Bestandteile der Vital-Ernährung: gemischte Obstplatte

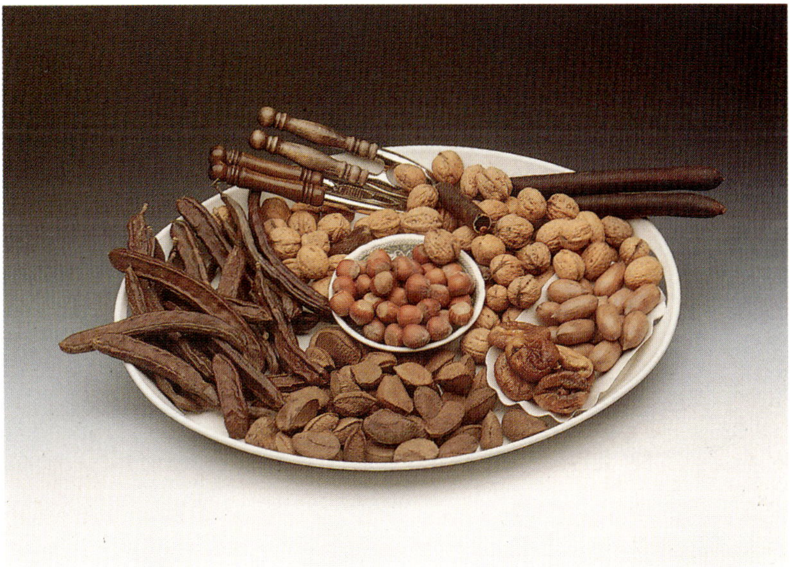

Johannisbrot, Manna (Früchte der Röhrenkassie), verschiedene Nüsse

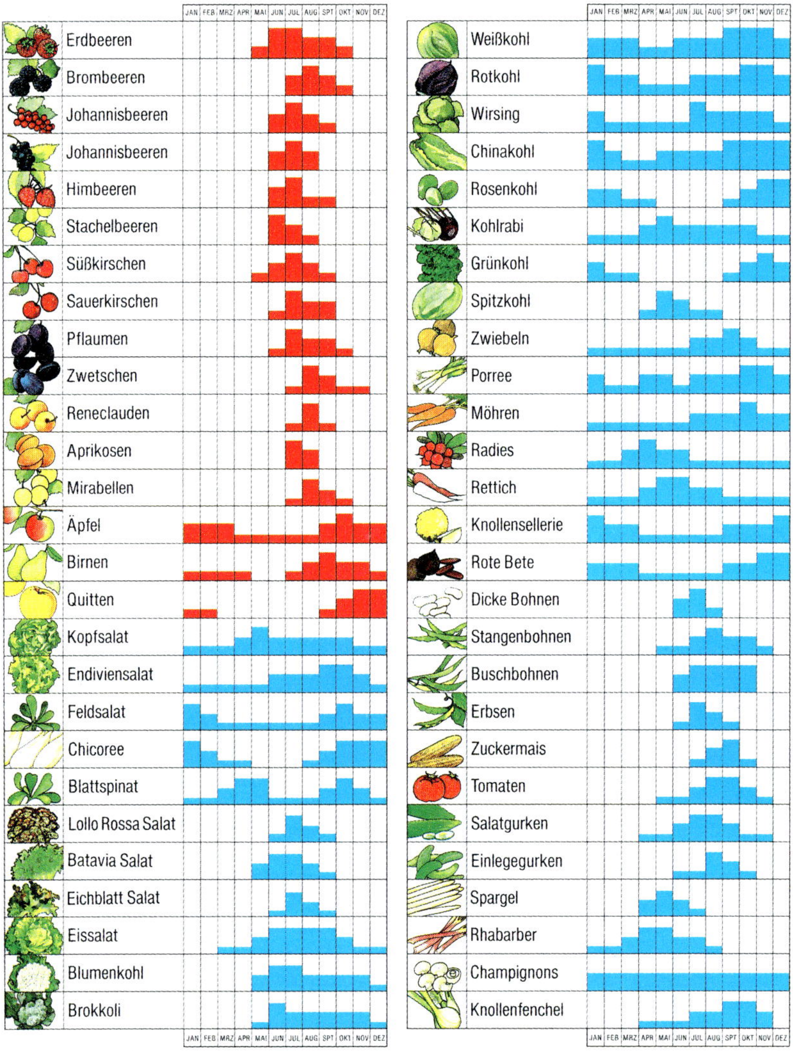

Saisonkalender:

Als Orientierungshilfe für angehende Rohköstler eine Zusammenstellung der saisonalen Verfügbarkeit von einheimischen Früchten und Gemüsen.

Quelle: CMA

Ein Blick in die Zukunft

Wir schreiben das Jahr 11990. Das achtjährige Mädchen Tirba setzt sich zu seiner Mutter auf den Boden.

„Mama, was machst Du denn ständig mit diesen Papieren?"

„Ja, Schätzchen, das ist eine lange Geschichte. Ich wollte sie Dir längst schon erzählen. Jetzt wirst Du verstehen, warum Lesen manchmal schön sein kann."

„Ach Mama, fang doch nicht schon wieder damit an! Du weißt, ich mag lieber spielen."

„Schon gut."

„Erzähl mir doch einfach, was Du gelesen hast."

„Ich will es gern versuchen, aber es ist eine sehr schwierige Geschichte. Hör zu: Es handelt sich um ein Volk, das vor 10000 Jahren lebte, also im Jahr 1990."

„Oh!"

„Ja, man kann sich das gar nicht richtig vorstellen. Diese Menschen sahen ganz anders aus als wir. Sie waren doppelt so groß, und die meisten von ihnen waren hellhäutig, fast weiß."

„Komisch! Sie müssen ja krank ausgesehen haben, die Armen! Wie kann man fast weiß und auch noch so riesig groß sein, entsetzlich! Sie sahen bestimmt wie Ungeheuer aus, was?"

„Nun laß mich weiter erzählen. Diese Menschen lebten nicht wie wir im Paradies. Sie hatten sich seit Generationen eine schlimme Welt, eine Art Hölle, geschaffen. Die meisten von ihnen lebten darin vollkommen unglücklich. Aber was sollten sie tun? Sie waren wie Gefangene, sie wußten nicht, wie sie dem entfliehen sollten. Statt mit ihren Dummheiten aufzuhören, machten sie alles noch schlimmer."

„Das verstehe ich nicht."

„Sie waren ständig mit irgendwelchen Arbeiten beschäftigt, die sie zwar haßten, aber anscheinend tun mußten. Ich verstehe das selbst nicht genau."

„Mußten die Kinder auch arbeiten?"

„Leider ja, sie mußten viele kluge Sachen lernen. Sie hatten zwar ein großes Gehirn, aber fast keine Gefühle mehr. Diese weißen Menschen wollten die Natur und alle erreichbaren Planeten beherrschen."

„Sprichst Du von unserer Mutter Natur? Meinst Du das?"

„Ja, es war wohl so. Unglaublich, nicht? Sie bauten viele Maschinen, und diese Maschinen übernahmen ihre Arbeit."

„Das ist doch prima!"

„Eben nicht. Sie merkten zu spät, daß sie zu Sklaven ihrer Maschinen wurden. Ohne diese Maschinen konnten sie nicht mehr arbeiten. Wenn die Maschinen aber kaputtgingen, konnten sie oft keine anderen mehr kaufen. Also arbeiteten sie doppelt so viel, um neue Maschinen kaufen zu können. Die gingen aber nach einiger Zeit auch wieder kaputt. Ihre Religion hieß 'Konsum', und ihr Gott war das 'Geld'. Um glücklich zu sein, kauften sie wie die Verrückten immer wieder Dinge, die sie im Grunde gar nicht brauchten. Sie merkten gar nicht, daß sie sich dadurch vom wahren Gott immer weiter entfernten – und je mehr sie Gott vergaßen, desto mehr kauften sie. Manche von ihnen spürten aber doch, daß das alles Unsinn war. Sie gaben ihr bisheriges Leben auf und zogen zurück aufs Land. Von den anderen wurden sie deshalb als Spinner bezeichnet. Weißt Du, wie in der Geschichte von der Möwe Jonathan [1)], die ich Dir vor kurzem erzählte."

„Ah ja, ich erinnere mich. Sag mal, Mama, was aßen denn diese Menschen? Hatten sie auch so schöne Früchte, wie wir sie haben?"

„Tja, das mit dem Essen, das ist eine ganz traurige Geschichte. Es wird gesagt, daß ihre Vorfahren vor langer Zeit das Feuer entdeckten und damit umzugehen lernten. So begann der Verlust des Paradieses. Stell dir nur vor: Morgens, gleich nach dem Aufstehen, mußten sie ein Getränk zu sich nehmen, ohne das sie gar nicht richtig wach wurden. Dieses Getränk hieß – ich muß mal nachschauen – , ja, es hieß Kaffee oder Tee oder Kakao. Und dann tranken sie noch etwas, was wir auch kennen, nämlich Milch."

„Welche Milch? Muttermilch, Elefantenmilch oder was?"

„Nein, das war wohl Kuhmilch."

„Igitt! Die Milch, die die Kälbchen trinken? Wie kamen sie denn auf die Idee, den Kälbchen ihre Milch wegzunehmen?"

„Das weiß ich auch nicht. Jedenfalls wird erzählt, daß der Tag für sie erst begann, wenn sie diese Getränke zu sich genommen hatten. Sie sagten: Wenn ich am Morgen nicht meinen Kaffee habe, bin ich kein richtiger Mensch."

„Die Armen! Was die alles brauchten, und das gleich nach dem Aufwachen."

„Sie hatten auch großen Hunger. Die wenigen Früchte, die wir täglich essen, hätten ihnen nie gereicht. Sie aßen lauter unsinniges Zeug, das sie mit ihren Maschinen herstellten. Und alles durcheinander, Du wirst es nicht glauben. Sie konnten während einer einzigen Mahlzeit zwanzig bis dreißig verschiedene Nahrungsmittel in ihren Magen stopfen."

„Ja, sind das wirklich Menschen gewesen?"

„Paß auf, hier schreibt jemand: Die Menschen wurden immer kränker. Sie hatten nämlich ein weißes Pulver erfunden, das sie 'Zucker' nannten. Es schmeckte angeblich hervorragend. Die Kinder stürzten sich darauf, sie verloren aber dadurch ihre Zähne, wenn sie groß waren. Dieses Pulver und auch die anderen Sachen, die sie aßen, brachten sie früh ins Grab oder zerstörten auf jeden Fall früher oder später ihre Gesundheit. Es gab tausende von Krankheiten. Die Menschen merkten nicht, daß sie sich mit ihren merkwürdigen Eßgewohnheiten immer weiter vergifteten, denn die Folgen traten erst Jahre nach dem Verzehr auf. Die Sachen, die sie aßen, hatten auch einige Vorteile: Sie waren bequem zu beschaffen, in der Regel billig und – so wird berichtet – schmeckten zum Teil 'teuflisch' gut. Nur eins hatten diese Dinge nicht: das Leben. Sie wurden totgekocht, bevor sie gegessen wurden. Dies ist alles kaum zu glauben, nicht wahr?"

„Erzähle weiter, Mama, das ist spannender als alle Geschichten, die Du mir bis heute erzählt hast."

„Es wird noch schlimmer. Diese Giftstoffe, die sie zum großen Teil aus Unwissenheit zu sich nahmen, hatten einen sehr ungünstigen Einfluß auf ihren Körper. Und wenn der Körper krank ist, wird auch die Seele bald krank. So waren sie nicht mehr fähig, sich zu lieben. Sie fingen an, sich zu bekämpfen, über Jahrtausende hinweg. Sie töteten auch unsere Freunde, die Tiere. Man sagt, sie aßen deren Fleisch."

„Warum denn das, um Gottes Willen? Steht nicht in der Bibel: Du sollst nicht töten?"

„Schon, aber die damaligen Priester wollten selber gerne dieses Fleisch essen und ignorierten scheinbar deshalb dieses Gebot."

„Glaubst Du wirklich, daß diese Geschichte wahr ist?"

„Tja, ich weiß nicht recht. Auf jeden Fall fanden die Menschen auch heraus, daß man aus der Milch etwas machen konnte, was sie 'Käse' nannten. Nur merkten sie nicht, daß dies ihren Körper schwächte und sie für Krankheiten empfänglich machte. Übrigens, je mehr Milch und Käse sie zu sich nahmen, umso größer wurden sie. Das fanden sie schön. Denn damals hieß es: Je größer, desto besser. Das galt für alle Dinge."

„Sag mal, Mama, woher hast du diese Geschichte?"

„Diese Papiere hat mir Dein Onkel mitgebracht. Es sind Funde aus einem Urwald. Dort soll früher ein riesiges Dorf gestanden haben, das 'New York' hieß. Die Menschen müssen wohl gespürt haben, daß ihre Zeit zu Ende ging. Deshalb wollten sie spätere Generationen warnen. Sie bauten eine riesige, dichte Kapsel und haben darin eine Menge Unterlagen aufbewahrt, die jetzt gefunden wurden. Daraus kann man ersehen, daß die damaligen Menschen in steinernen Hütten wohnten, ohne Bäume und Tiere in ihrer Umgebung. Sie hatten kaum Sonne, weil sie ihre Hütten so dicht aneinander und so hoch bauten. Viele von ihnen lebten in ganz kalten Ländern. Die Entdeckung des Feuers, mit dem sie sich wärmen konnten, erlaubte ihnen dort das Überleben. Aber sie sehnten sich ständig nach der Sonne und den leckeren Früchten, die es in den warmen Ländern gibt und für die die Menschen ursprünglich geschaffen waren. Mit der Zeit ging ihnen der Stoff für das Feuer aus. Kluge Menschen wollten die Kraft der Sonne nutzen, aber das wurde ihnen von ihrer neuen Religion, dem Konsum, verboten. Ach, Schätzchen, es ist spät geworden. Ich erzähle Dir morgen, wie die Geschichte weiterging. Die Menschen vernichteten damals letzten Endes Dreiviertel der Erde. Aber jetzt müssen wir Schluß machen. Ich will mich noch mit Deinem Vater und Deinem Onkel treffen. Sie haben eine ganz tolle Sache entdeckt. Es ist noch ein Geheimnis, aber ich verrate es Dir: Es soll möglich sein, aus einer Holzröhre eine braune Masse herauszupressen. Diese Masse soll phantastisch schmecken, ganz süß, noch süßer als unsere Jakobsfrüchte!"

„Oh! Bringst Du mir etwas davon mit? Bitte!"

„Jetzt schlaf erstmal schön, morgen sehen wir dann weiter, einverstanden?"

Die Geschichte einer Heilung

Unter dem Titel „Krebs: Von der Schulmedizin aufgegeben – Durch Naturheilkunde geheilt“ berichtet die Schweizerin Ellen Schneider in der Zeitschrift „Der Naturarzt“ (Heft 2/1988) von ihrer Heilung. Diese Geschichte, denke ich, wird auch Dich interessieren:

„Ich war nicht oft krank, abgesehen von Kinderkrankheiten, Allergien gegen Erdbeeren oder Tomaten, kleineren Grippen, Schnupfen und im Alter von 28 Jahren Mumps. Und nun mit 46 Jahren ein bösartiges Melanom. Ich habe es kaum bemerkt; der braune Flecken an der linken Wade ist nur etwas dunkler geworden.

Anfang Februar 1969. Man muß operieren. Thermographie, Operation, drei Tage Krankenhaus. Bei der ersten wöchentlichen Kontrolle sagt man mir, es sei eine bösartige Geschwulst gewesen. Drei Wochen später habe ich zum ersten Mal Schmerzen in den Leisten. Zuerst links, ein paar Tage später auch rechts. Der Arzt verschreibt mir Valium und rät, einen Gynäkologen aufzusuchen. Dieser verordnet mir Seresta (ein Beruhigungsmittel) und weiß nicht recht, was er sagen soll.

Im April 1969 verordnet mir mein Professor Röntgenbestrahlungen. Auf meine Frage antwortet er: „Es kann weitergreifen, man weiß nicht, wo sich noch Krebszellen befinden.“

Mai bis Juni: Fünfzig Bestrahlungen. Jetzt habe ich auch in den Achselhöhlen Schmerzen. Ich begreife, daß es kaum möglich ist, den Verlauf der Krankheit aufzuhalten. Ich fühle mich von den Ärzten aufgegeben. Einfach so, ohne jeglichen Hinweis auf eine Naturheiltherapie. Man könnte meinen, es wäre nun alles hoffnungslos und nicht der Mühe wert, überhaupt etwas zu unternehmen. Nachts wecken mich die Schmerzen, nun auch am Hals. Zwei Wochen lang habe ich starke Schmerzen in den Beinen. In der rechten Leiste wird es immer schmerzhafter, dazu verspüre ich ein komisches inneres Zittern und ein Gefühl der „Gärung“.

Ich versuche zu reagieren und will mich nicht ergeben. Ich wende mich an einen homöopathischen Arzt. Er verordnet mir Iskadorspritzen und Serocytol von Dr. Thomas, dazu Oliopräparate. Die ersten zwei Wochen fühle ich mich besser, dann aber verschlimmert sich mein Zustand zusehends.

Oktober 1969. Nun habe ich noch mehr Schmerzen – überall in den Lymphknoten. An den Beinen zeigen sich neue Krampfadern, und an den Füßen sind Tochtergeschwülste (Metastasen) spürbar. Im ganzen Körper empfinde ich ein Stechen.

November. Jetzt habe ich eine Art rheumatischer Schmerzen in den Füßen, Armen und Händen. Ich bin mager, müde und habe Schwächeanfälle. Oft mag ich kaum mehr etwas essen.

Zu dieser Zeit berichten uns Freunde von der Instinkt-Therapie. Wir hatten vorher nie etwas davon gehört – und wir sind skeptisch. Sie dringen darauf, daß ich mich informiere. Ich habe das Gefühl, für mich sei es zu spät ... und die Nahrung zu wechseln sei nur gut zum Vorbeugen. Trotzdem erkundige ich mich nach diesen Theorien und erfahre:

Guy Claude Burger war mit sechsundzwanzig Jahren an Kehlkopfkrebs erkrankt. Er hatte ein lymphoblastisches Sarkom. Nach Operation und Röntgenbestrahlungen folgten Angst und Verzweiflung. Er fühlte sich zu jung, um alles aufzugeben. Deshalb wollte er kämpfen und alles in Frage stellen, alles prüfen. Mußte man Krebs als ein Risiko betrachten, welches mit dem Leben auf unergründliche Weise verbunden ist, oder ist diese Krankheit vielmehr die Folge der Mißachtung biologischer Gesetze?

G.C. Burger zog mit seiner Familie aufs Land. Er untersuchte Phänomene wie Überarbeitung, Atmung, Schlaf, seelische Verfassung, Bewegung usw. Er beobachtete die Tiere in der Natur. Das Tier folgt seinem Geruchs- und Geschmackssinn. In der Natur führt es sein Instinkt unfehlbar zu der Nahrung, die sein Organismus benötigt. Was dem Instinkt nicht entspricht, frißt das Tier einfach nicht. Der Mensch hingegen erfindet Rezepte. So kann er essen, was er will. Mit gekochter, gewürzter und gemischter Nahrung täuschen und verwirren wir unseren Instinkt.

Als Wissenschaftler (gelernter Physiker und Mathematiker) beschloß Guy Claude Burger, bei seiner Frau und seinen Kindern festzustellen, ob dieser Instinkt nicht auch beim Menschen funktioniert. Nun hieß es: Nichts mehr kochen, weder würzen noch mischen noch auspressen usw. Alle Milchprodukte wurden vom Tisch verbannt. Und es zeigte sich, daß auch unser Ernährungsinstinkt zuverlässig ist – aber ausschließlich bei ursprünglicher, naturbelassener und nicht zubereiteter Nahrung.

So entdeckte er die Regeln der Instinkt-Therapie: Nur essen, was dem Geruchssinn und dem Gaumen schmeckt. Es muß also herrlich munden. Was jedoch fade und unangenehm ist in Geruch und Geschmack, ist auch für den Organismus unbrauchbar und sogar schädlich.

G.C. Burger war bald geheilt. Andere folgten ihm. Wenn jemand sagte, das sei Utopie, antwortete er: „Machen Sie zuerst den Versuch, nachher können Sie urteilen." In den folgenden Jahren bestätigten sich diese Regeln in verschiedenen Experimenten.

Nun stelle ich mir viele Fragen und stehe vor einem Rätsel. Ist es möglich, daß dieser Versuch von Ärzten und Forschern nie gemacht wurde? Ich kann das kaum glauben. Es scheint doch einfach und logisch. Ein Mann allein hätte das entdeckt? Der Mensch wäre das Opfer seiner Intelligenz? Muß man Schmerz und Leid durchleben, um zur Wahrheit zu finden? Ich weiß nicht mehr, was ich glauben soll, und fühle mich von Gott verlassen. Mein Mann geht zu dem Professor, der mich behandelt hatte. Er rät ihm, ich solle vorbeikommen, er werde mich beruhigen. Ich will aber nicht beruhigt werden, sondern ich möchte begreifen können und wissen, ob diese Nahrung für mich eine Besserung ermöglichen könnte.

Ich nehme Kontakt auf zu Menschen, welche diese Ernährung ausprobiert haben. Sie sind alle der gleichen Meinung: Wenn die Regeln richtig befolgt werden, sei das Resultat positiv. Ihre Aussagen sind für mich sehr ermutigend.

Ein Arzt jedoch sagt mir, ich sei verrückt, diese Nahrung sei unserem Klima nicht angepaßt, es würde dann viel schneller gehen ... er meinte das Ende.

Ein paar Tage später sitze ich beim Frühstück und bringe keinen Bissen hinunter. Weder Tee, Kaffee noch Budwig-Creme (eine Art Bircher-Müsli). Ich fühle mich elend, bin müde und kraftlos. Auf dem Tisch steht eine Schale mit Früchten. Da frage ich mich, ob ich jetzt wirklich eine Banane essen kann.

Sie ist sogar gut. Ich fühle mich besser, kann aufstehen und mit dem Abräumen beginnen. Nun probiere ich noch eine Orange – und kann den Haushalt in Ordnung bringen.

Mein Entschluß ist gefaßt, ich habe ja nichts mehr zu verlieren, also will ich mein Glück versuchen und ganz der Natur vertrauen.

Das ist das Schwerste: Mutig die Augen zu öffnen und sich zu entschließen. Jetzt hat auch mein Mann Vertrauen und ist froh über meine Entscheidung.

Anfang Dezember 1969 beginne ich die Instinkt-Therapie. Es ist wie eine richtige Lehre. Es ist sehr wichtig, eine große Auswahl nicht zubereiteter, chemiefreier Naturprodukte zur Verfügung zu haben: Früchte, außer den hiesigen auch Südfrüchte, Gemüse, Eier, Fleisch, Meerfisch, Muscheln, Austern etc., Kassiastengel dürfen auch nicht fehlen, sowie Nüsse, Honig, Körner und Pilze, je nach Jahreszeit. Vor diesem prächtigen, farbenfrohen Tisch entscheidet sich auch unsere Tochter für diese Nahrung. Wir respektieren die Regeln genau, um maximalen Erfolg zu haben. Es ist nicht so einfach, von alten Gewohnheiten loszukommen. Während des Essens muß man sehr aufmerksam sein, innehalten, sobald sich der Geschmack verändert, und dann ein anderes Produkt aussuchen, das dem Instinkt zusagt.

Schon nach der ersten Mahlzeit sind keine Anzeichen von Verdauungsstörungen mehr zu spüren. Nach zwei Wochen fühle ich mich besser, ich habe keine Schwächeanfälle mehr. Das Stechen geht zurück. Zwei Monate später ist es fast ganz verschwunden. In den Lymphknoten sind die Reaktionen ziemlich stark. Neue Stellen sind spürbar, wie zum Beispiel am rechten Ellenbogen, wo sich plötzlich eine kleine Geschwulst bildet, die aber nach einigen Tagen verschwindet.

Dank der richtigen Ernährung sind die natürlichen, körpereigenen Abwehrkräfte wieder dazu imstande zu reagieren. Ich fühle mich kräftiger, das macht mich zuversichtlich. Auch meine seelische Verfassung ist besser.

Drei Wochen lang habe ich mächtigen Durst. Nachts erwache ich des öfteren und trinke Quellwasser.

Von einem Tag zum anderen wechseln die Bedürfnisse. Dem Instinkt vertrauen zu können, welch herrliches Gefühl.

Frühling 1970. Mein Zustand ist besser, trotz Gewichtsverlust. Die Entschlackungsreaktionen sind gut erträglich. Ich fühle mich gestärkt, auch psychisch. Ich ertrage die Kälte besser und bin nicht mehr so fröstelig. Auch der Schlaf hat sich verbessert. Die Schmerzen in den Lymphdrüsen nehmen ab. Mit der Hoffnung, die Krankheit zu bewältigen, fühle ich neue Kräfte in mir.

Bei der Kontrolle im Krankenhaus zeigt der Arzt kein besonderes Interesse für meine Nahrung, er sagt aber doch, ich solle weiter so verfahren. Einen Monat später gehe ich für eine Blutkontrolle zu einem Arzt. Er gratuliert mir zur Instinkt-Therapie – und zwingt mich zu drei Vitaminspritzen, die Reaktionen wie Nervosität und zu frühe Menstruation hervorrufen. Die Spritzen werden abgesetzt.

Im Juli ist der Bluteisengehalt nur durch meine Ernährungsweise wieder normalisiert. Ich bemerke jetzt, daß die Haut wieder schön und gut durchblutet ist. Mein Allgemeinzustand ist sehr gut.

Herbst 1971. Kontrollvisite im Krankenhaus. Der Arzt ist mit meinem Zustand zufrieden. „Wenn es so weiter geht, ist in sechs Monaten alles vollkommen in Ordnung." Sechs Monate später: „Die Lymphdrüsen sind normal." Keine blauen Ringe mehr um die Augen, ein besseres Aussehen, auch die Sonne ertrage ich gut.

Ich fühle mich gesund, wie neugeboren! G.C. Burger hat recht. Dank des Ernährungsinstinkts ist es möglich, den genauen Bedürfnissen des Körpers zu entsprechen. Im Herbst 1973 sagt der Arzt: „Es ist alles in Ordnung." Unser Glück und die Gesundheit wiedergefunden! Gott sei Dank! Ich lebe wieder in Vertrauen und Harmonie mit der Schöpfung. Jeder Tag kommt mir wie ein Geschenk vor. Ich möchte es allen Leuten erzählen. Aber meine Ärzte interessiert es nicht. Vielleicht darf ich mich nicht allzusehr freuen und warte besser noch ein paar Jahre ab.

Es war eine schwere Zeit, als ich so deutlich spürte, wie die Krankheit sich mit Schnelligkeit ausbreitete. Aber die Wahrheit zu kennen hat mir vielleicht doch geholfen, mich zu wehren und dagegen anzukämpfen. Es war schrecklich. Man darf die Kranken nicht in dieser Weise aufgeben. Es ist Menschenpflicht, ihnen zu erklären, warum immer noch Hoffnung bleibt: Weil es möglich ist, die natureigenen Abwehrkräfte des Organismus anzuregen, und man dem Körper und der Natur absolut vertrauen darf.

Der Mensch hat seit Jahrtausenden durch unzähliges Einschreiten alles verändert, darum heißt es nun, ohne Bedenken zu unserer natürlichen Nahrung zurückzukehren und die genauen Gesetze der Natur zu respektieren. Unseren Körper können wir nicht ewig täuschen, früher oder später rächt er sich. Man sollte sich nicht einfach auf die Ärzte, Heilpraktiker und weiteren Therapeuten verlassen, die den Faktor Ernährung nicht berücksichtigen, sondern selbst alles immer wieder in Frage stellen. Besser ist es, nicht zu warten, bis man erkrankt ist. Bösartige Krankheiten lassen sich oft trotz regelmäßiger Radiographien und Laboruntersuchungen nicht früh genug erkennen.

Auch muß man sehr aufmerksam auf all die kleinen Anzeichen achten, die andeuten, daß etwas nicht in Ordnung ist. Das soll nicht heißen, sofort mit Medikamenten nachzuhelfen, sondern zu beobachten und den Organismus nicht zu Anstrengungen und Nahrung zu zwingen, die ihm nicht angemessen sind.

Man soll nie den Mut verlieren. In uns sind unerschöpfliche Kräfte, man braucht sie nur in der richtigen Weise zu wecken. Jeder Schritt zum Bewußtsein gibt uns neue Energie. Es braucht wenig, um uns den Mut und die Kraft zu nehmen und uns glauben zu lassen, es sei für alles zu spät. Ich habe es erlebt und fühlte mich mehrmals vollkommen verlassen.

Ich habe das Glück gehabt, daß unsere Freunde uns von dieser Entdeckung erzählten und mein Mann und meine Tochter mich immer ermutigten. Meine Tochter hat das Experiment miterlebt und dann Biologie studiert."

Soweit der Bericht von Ellen Schneider, den sie 17 Jahre nach ihrer Krankheit verfaßt hat.

Die Ursachen der Krankheiten

Prinzipiell können wir die Krankheiten in zwei Hauptkategorien einordnen:

1) In die erbbedingten Krankheiten, die auf Verhaltensfehlern der Vorfahren beruhen können.
2) In die umweltbedingten Krankheiten, die ihre Ursache in Verhaltensfehlern haben.

Epidemiologische Studien zeigen, daß die erbbedingten Krankheiten nicht mehr als zehn Prozent ausmachen. Dagegen liegt der Anteil der umweltbedingten Krankheiten bei 90 Prozent.

Ein Beispiel: Jedes Volk leidet unter spezifischen Krankheiten in einer mehr oder weniger entwickelten Form. Wenn ein Chinese aus seiner Kultur und Umwelt herausgerissen wird und in Amerika lebt, wird seine Familie in der zweiten oder dritten Generation bereits die Symptome aufweisen, die für Amerikaner charakteristisch sind, während die Zurückgebliebenen ihre ursprünglichen beibehalten. Das heißt: Diese Krankheiten sind zivilisationsbedingt. Weil man vermutete, diese oder jene Krankheit habe schon vor etwa 10 000 Jahren existiert, entstand der Glaube, daß Krankheit quasi zum Menschen gehöre.

Gemessen an der ganzheitlichen Schöpfung ist die Zivilisation in ihrer Entwicklung eine Art Krebsgeschwür – für den Menschen wie für den Planeten Erde. Die Natur scheint genauso robust zu sein wie der Mensch, beide ringen um die Reintegration ihrer Ordnung. Die Zellen sind für unseren Körper, was die Menschen für den Planeten sind. Eine kleine Gruppe von Menschen ist sehr darum bemüht, die bereits auf der Erde angerichteten Schäden wieder zu beheben, während andere die Erde weiter zerstören. In unserem Körper findet der gleiche Kampf statt. Es herrscht eine Polarität zwischen dem Guten und dem Bösen. Ohne Zweifel wird das Gute gewinnen. Die Rettung der Erde, der Natur und des Menschen basiert auf der Bereitschaft jedes Einzelnen, bewußter zu leben – oder besser gesagt, überhaupt bewußt zu leben. Was bis heute im allgemeinen geschieht, vollzieht sich mehr oder weniger in einem Dämmerzustand des Bewußtseins.

Alle Krankheiten, die die Zivilisation mit sich gebracht hat, haben eine gemeinsame Ursache: Vergiftung durch Fehlverhalten. Der Körper leidet an der Ansammlung zahlreicher Giftstoffe. Je nach Konstitution verursachen diese Stoffe Krankheiten unterschiedlicher Art. Mit der Krankheit versucht der Körper, die Giftstoffe wieder auszuscheiden. Die verschiedenen Arten der Ausscheidung tragen die Namen unserer berühmten Zivilisationskrankheiten. Ausscheidungen wie beispielsweise Masern, Pocken oder Keuchhusten werden als „Kinderkrankheiten" bezeichnet – auch dann, wenn sie unnatürlicherweise im Erwachsenenalter auftreten. Die Ursache der Vergiftung liegt hauptsächlich in unseren Eß- und Trinkgewohnheiten. Wie Du Deinem Körper helfen kannst, sich von den Giften zu befreien, wird in diesem Buch ausführlich beschrieben.

Dr. Josef Issels, ein engagierter Pionier auf dem Gebiet der natürlichen Heilverfahren, sagte über sein Hauptarbeitsgebiet, den Krebs, daß dieser heilbar sei, wenn und solange die inneren Gifte durch entschlackende Maßnahmen zur Ausscheidung gebracht werden können. Samuel Hahnemann, der Begründer der Homöopathie (1810), erklärte, alle Krankheiten seien im Grunde auf eine gemeinsame Ursache zurückzuführen – auf unbekannte innere Gifte, die er als „Psora" bezeichnete. Nun, heute wissen wir über die „unbekannten" Gifte Bescheid.

In unserer modernen Art zu leben nehmen wir uns weder die Zeit noch die Ruhe, die Botschaften wahrzunehmen, die uns Symptome oder Krankheiten mitteilen. Die Krankheit spricht zu uns zuerst sehr leise. Da wir unbewußt leben, umgeben von Hektik und Lärm, können oder wollen wir die Sprache unseres Körpers nicht verstehen. Deshalb müssen die Symptome bald deutlicher werden – als Warnsignal zu unserem eigenen Schutz. Das bedeutet, der Mensch beginnt verschiedene Anomalien wahrzunehmen, nicht selten in Form von Schmerzen, Bewegungseinschränkung, Energieverlust oder Depression.

Nehmen wir ein konkretes Beispiel: die Grippe. Sie ist mehr ein Symptom als eine Krankheit, aber sie ist die erste Stufe einer Krankheit und bleibt es auch, solange wir die Ursache dieser Grippe nicht beseitigt haben. Behandeln wir die Symptome dieser Grippe mit Medikamenten, bleibt die Ursache der Krankheit weiterhin bestehen. Im nächsten Jahr erreicht die Krankheit eine höhere Stufe – bis zu dem Tag X, an dem sich genügend giftige Substanzen im Körper angesammelt haben, um eine sehr ernst zu nehmende Krankheit ausbrechen zu lassen. Es handelt sich bei den betreffenden Substanzen sowohl um die Gifte aus der chemiebelasteten Umwelt, unserem Essen und den Getränken als auch um diejenigen aus den Medikamenten, mit denen wir eigentlich die „uns von außen angefallenen" Krankheitserreger bekämpfen wollten, dazu solche, die wir durch unsere negative Denkart selbst produzieren.

Wer also eine Grippe als banale Angelegenheit betrachtet, irrt gewaltig. Eine Grippe sagt uns: Laß alles stehen und liegen, ruhe Dich aus, faste, reinige Deinen Körper, gib ihm die Chance, die Giftstoffe wieder auszuscheiden. In dieser Ruhepause hast Du überdies die Gelegenheit, über Fehler nachzudenken, die außerhalb Deiner falschen Ernährung liegen. Bedenke, daß nicht der Streß und die momentanen Sorgen an der Grippe schuld sind. Diese Faktoren haben lediglich die Funktion eines Auslösers.

Was aber lernst Du, wenn Du Deinen Körper mit Medikamenten behandelst? Gar nichts. Du lebst weiter im gleichen Trott und mußt Dich damit abfinden, daß die Giftstoffe, die dank einer Grippe ausgeschieden worden wären, sich noch immer in Deinem Körper befinden und nur auf den nächsten Auslöser warten, um wieder in Erscheinung zu treten – als nächste Grippe.

Ich schreibe dies aus eigener Erfahrung, da ich selbst jahrelang an sogenannten Erkältungskrankheiten gelitten habe. Heute weiß ich nicht einmal mehr, wie man sich bei einer Grippe fühlt, da ich seit 1979 keine einzige mehr hatte.

Allerdings: Trotz bester Ernährung bin ich meine Ischiasschmerzen seit 1977 nicht losgeworden. Während der Zeit, in der ich mich sozusagen „vollwertig“ ernährte, ging mein Rückenleiden zeitweise zurück – doch ein paar Monate, nachdem ich meine Ernährung auf lebendige Nahrung umgestellt hatte, bekam ich wieder Schmerzen, sogar schlimmer als je zuvor.

Was wäre leichter, als zu behaupten: Die lebendige Kost hat mich krank gemacht? Mein Verstand sagte mir, daß etwas anderes dahintersteckt. Durch dieses Leiden habe ich schon viel Positives erlebt, ich habe wunderbare Menschen kennengelernt, die mir helfen wollten, und ich habe neue Bücher gelesen, die mich auf anderen Gebieten weitergebracht haben. Trotz Schmerzen bin ich meiner Krankheit irgendwie dankbar, denn sie trägt zu meiner Evolution bei. Und: Wie könnte ich die Schmerzen meiner Mitmenschen nachfühlen, wenn ich nicht selbst welche erfahren hätte. Bis jetzt nahm ich nicht ein einziges Medikament gegen diese Schmerzen ein, obwohl ich manchmal nahe dran war. Ich bleibe meiner Linie treu und bin bereit, den Preis auch für ein mögliches Fehlverhalten meinerseits zu zahlen. Krankheiten betreffen den ganzen Körper, die Seele und den Geist.

Entstammen unsere Krankheiten dem psychischen oder dem physischen Bereich? Wenn wir begreifen, daß alle gekochten, das heißt denaturierten Lebensmittel potentiell krankmachende Giftstoffe für den Körper darstellen, müssen wir auch akzeptieren, daß die Psyche von diesen Giftstoffen nicht verschont bleibt.

Dazu Informationen aus der amerikanischen Fachzeitschrift „Health Reporter“[2]. In einer Studie von mehr als 100 Schizophrenie-Patienten wurde festgestellt, daß 75 Prozent der nervlichen Symptome vom Zigarettenrauchen herrührten. Wenn diese Patienten das Rauchen für einige Wochen einstellten und dann wieder begannen, bekamen sie Psychosen. Tabakrauch rief bei einem von zehn Patienten psychische Reaktionen hervor.

Die Ursache mancher körperlichen, geistigen oder psychischen Erkrankungen kann durch eine Serie von einfachen Symptom-Wiederholungstests aufgedeckt werden. Sie zeigen den direkten Zusammenhang von Ursache und Wirkung auf – nämlich Reaktionen auf Nahrungsmittel, Getränke, bestimmte Stoffe oder Chemikalien in der Luft. In solchen Tests wurden unter anderem hervorgerufen: Arthritis, Sehstörungen, Schwindel, hektische Aktivität und Bauchschmerzen, die bei Rindfleisch-Extrakt und Lebensmittelfarben auftraten. Epileptische Symptome wurden durch Weizen hervorgerufen. (Weizen ist das am stärksten gezüchtete Getreide. Würde er in seinem ursprünglichen Zustand verwendet, kämen keine Vergiftungen vor, weil wir dann weniger davon essen würden.) Verschiedene Erscheinungen der Schizophrenie wurden durch gewöhnliche Nahrung, durch Schimmel, Chemikalien, die oft im Haushalt verwendet werden, und durch Baumaterialien verursacht.

Guy Claude Burger, der Ernährungswissenschaftler und Begründer der Instinkt-Therapie, machte ebenfalls eine Reihe von Beobachtungen über den Zusammenhang zwischen dem Verzehr von denaturiertem Weizen, also Brot, Nudeln etc., und den sogenannten Geisteskrankheiten.

Der „Health Reporter" fährt fort: „ Migräneartige Kopfschmerzen mit Müdigkeit und Depressionen rührten von Kaffee, Zwiebeln und Chlor im Leitungswasser her. Schwäche, Verwirrtsein und Müdigkeit wurden durch Bierhefe und Korn, das für die Produktion von Alkohol verwendet wird, hervorgerufen. Unkontrolliertes, heftiges und ungestümes Verhalten konnte mit dem Verzehr von Eiern und Sojaprodukten in Zusammenhang gebracht werden. Eine erhebliche Linderung von nervösen Störungen ist zu erreichen, wenn man unzureichende Nahrung und eine verunreinigte Umgebung meidet."

Professor Arnold Ehret erklärt in seinem Buch „Schleimfreie Heilkost"[3)]: „Ich habe gelernt, daß man durch Fasten alle Arten von Erkrankungen heilen kann, insbesondere gilt das für Patienten, die mehr oder weniger an Geisteskrankheiten litten. Nach dem Fasten kommt ein klarerer Geist. Statt Zerrissenheit der Gedanken kommt Klarheit. Der Grund der Verwirrtheit liegt hauptsächlich in falscher Nahrung. Wenn irgendein Körperteil nicht richtig funktioniert, so schaue zuerst auf Deinen Magen. Der nervenkranke Mensch leidet physiologisch infolge des Gasdrucks auf sein Gehirn."

Es ist nicht möglich, die Hauptursachen unserer Krankheiten – ob es sich nun um psychische oder physische handelt – eindeutig festzulegen. Der Mensch hat Schwierigkeiten sich vorzustellen, daß die Ursache einer Krankheit tatsächlich zehn, zwanzig oder gar dreißig Jahre zurückliegt und daß gerade „er" zu denen gehören soll, die Opfer von Zivilisationsfehlern sind. Er meint, wenn die Nahrung Ursache der Krankheiten wäre, müßten ja alle Menschen krank sein, denn fast alle essen mehr oder weniger das gleiche. Der Faktor Erbmasse ist ihm in diesem Zusammenhang unbekannt.

Man muß seine Krankheiten immer wieder in Zusammenhang mit der Umwelt und den Lebensbedingungen sehen. Sobald der Mensch erkennt, daß seine Krankheiten damit in Verbindung stehen könnten, daß er seinen Körper also nicht mit den richtigen Stoffen versorgt, müßte er von diesem Tag an die entsprechenden Umstellungen in seiner Ernährungsweise vornehmen. Aber wer will das schon?

Eines ist sicher: Man kann auch unter einer hauptsächlich durch die Psyche bedingten Krankheit leiden. Dies sollte aber niemanden daran hindern, sich gesund zu ernähren. Schaden kann dies auf keinen Fall. Die sogenannten psychisch bedingten Krankheiten sind oft nichts anderes als eine Ausrede, um auf bestimmte ungesunde, aber gleichzeitig angenehme Ernährungsgewohnheiten nicht verzichten zu müssen. Doch das schlechte Gewissen bezüglich dieses Verhaltens arbeitet von Anfang an, da man bewußt oder unbewußt weiß, daß man einen Fehler macht.

Wenn Du also meinst, Deine Krankheit entstamme der Psyche – was machst Du dann? Entweder Du arbeitest selbst hart daran, Deine Denk- und Verhaltensweisen zu verändern, oder Du überläßt das Terrain Fachleuten aus der Psychotherapie. Unter denen gibt es nur eine kleine Zahl, die auf dem Gebiet wirklich begabt sind und den Menschen als eine Einheit aus Körper, Seele und Geist sehen. Deine Therapie wird nun zwei, drei oder auch sechs Jahre dauern – vielleicht hast Du Glück, vielleicht auch nicht. Wäre es nicht logisch, im Zweifelsfall die Herkunft der Krankheit zu erforschen, indem Du Dich zunächst anders ernährst? Ob Deine Kopfschmerzen dann noch bestehen? Wenn ja, kannst Du immer noch zum Psychiater, Psychologen, Psychoanalytiker oder zu einer Selbsterfahrungsgruppe gehen. Du weißt, wie zeit- und geldraubend solche Therapien sein können. Dem Patienten wird selten ernsthaft geholfen. Viele werden regelrecht „therapiesüchtig" und stehen immer wieder ratlos da, wenn sie die Therapie beendet haben. Sie fühlen sich allein gelassen – und es kommen neue Probleme auf sie zu, wenn sie ihren Weg alleine weitergehen müssen.

Wäre eine Ernährungsumstellung auf rohe Lebensmittel beziehungsweise überhaupt eine andere, natürlichere Ernährung nicht viel einfacher? Allerdings mußt Du Deinem Körper Zeit lassen. Du kannst nach drei Wochen der Rohkost-Therapie bei bestimmten Symptomen bereits Erfolge haben – aber es kann auch bis zu mehreren Jahren dauern. Ich sagte nicht zufällig eine „andere" Ernährung, denn ich möchte nicht, daß der Leser sich gezwungen fühlt, unbedingt das auszuprobieren, was ich praktiziere.

Es geht vielmehr darum, generell weniger schädliche Nahrung zu sich zu nehmen. Das muß noch keine perfekte Ernährungsweise sein, vielleicht gelingt es Dir, ein gutes Zwischenstadium zu erreichen. Wenn Du keinen Erfolg damit hast, kannst Du selbst entscheiden, ob Du den Versuch wagen willst, Dich ganz auf Rohkost umzustellen.

Die Natur macht keine Kompromisse. Wenn wir von ihr Heilung fordern, müssen wir mit ihren Mitteln arbeiten – und das sind die lebendigen Lebensmittel. Du solltest versuchen, Deine Krankheit zu Deinem Verbündeten zu machen. Krankheit ist sehr mit unserer Lebens- und Denkweise verbunden. Sie ist das Resultat einer falschen Denkweise und falscher Handlungen, die uns zum Teil von unseren Eltern anerzogen und zum Teil genetisch oder karmisch übertragen wurden. Aber auch in den letzten beiden Fällen ist es meistens noch nicht zu spät. Man kann rheumatisch kranke Eltern haben und selbst nie etwas von Rheuma spüren, wenn man sich früh genug natürlich ernährt.

Das Bemühen, die Ursache einer Krankheit zu erforschen, stellt bereits den Beginn der Genesung dar – zumindest wird der Boden dafür bereitet. Wir leben in einer Gesellschaft, die geprägt ist vom Agieren und Reagieren. So sind wir es gewohnt, sobald wir an irgendetwas leiden, ein Gegenmittel einzusetzen und etwas zu unternehmen. Das ist meiner Ansicht nach falsch.

Ein Innehalten ist oft der klügere Weg zur Genesung, verbunden mit einer Enthaltsamkeit auf allen Gebieten. Diese Verhaltensweise ist die beste Medizin. Aber Vorsicht: Dies gilt nur für alltägliche Beschwerden, wie beispielsweise eine Grippe, Verdauungsstörungen oder Kopfschmerzen. Es gibt jedoch Fälle, in denen der Mensch ausnahmsweise aktiv werden sollte – aber diese Fälle sind relativ selten.

Beobachten wir einmal einen Hund, der sich an seiner Pfote verletzt hat. Er kehrt vorsichtig in sein Haus zurück, legt sich an einem angenehmen Platz nieder und ruht. Er verweigert dank seiner nicht sehr ausgeprägten Intelligenz und seines zum Teil noch vorhandenen Instinktes jegliche Nahrung. Dann plötzlich, nach ein paar Tagen, steht er auf, streckt sich, wedelt fröhlich mit dem Schwanz und ist wieder gesund.

Was ist passiert? Der Körper hat das beste Mittel, um seine Gesundheit wiederherzustellen: unsere kostbare Lebensenergie. Wer ruht und fastet, besitzt bald eine Menge davon.

Wie würde unser Beispiel bei einem Menschen verlaufen, der sich den Knöchel verstaucht hat? Der Durchschnittsmensch würde sich wahrscheinlich Gedanken darüber machen, wie er trotz seines verletzten Fußes zum Fußballspiel ins Stadion kommt. Um sich zu trösten, würde er sich vielleicht ein gutes Bier oder einen Kaffee gönnen. Er würde sich darüber hinaus den Kopf zerbrechen, was er wohl heute essen solle – obwohl er gar keinen Hunger hat. Aber er weiß seit seiner Kindheit, daß Nahrung den Menschen stärkt.

In Wirklichkeit arbeitet er damit gegen seine Genesung. Sobald wir etwas essen, konzentriert sich die Energie auf die neue Aufgabe: die Verdauung. Wenn wir aber fasten, steht uns diese wertvolle Energie für die Selbstheilung zur Verfügung.

Wenn Du von Deiner Krankheit geheilt werden willst, gehe sorgsam und bewußt mit Deinem höchsten Gut, Deiner Lebensenergie, um. Sie war einst höchstwahrscheinlich die einzige „Nahrung" unserer Vorfahren. Solange die Menschen in ihren Biotopen lebten und sich autark ernährten, existierten kaum Infektionskrankheiten. Erst die Ansammlung der Menschen auf wenigen Quadratmetern im Zuge der Bevölkerungsexplosion brachte die Katastrophe. Die Menschen lebten nicht mehr in der Natur und hatten keine ausreichenden Möglichkeiten, ihre Exkremente der Natur zurückzugeben. So entstanden unhygienische Zustände.

Die Menstruation als Symptom

Die Menstruation ist mit den heute immer wiederkehrenden Grippen zu vergleichen, die ich zuvor erwähnte. Ist die Menstruation demnach eine Krankheit? Nein, aber ein Symptom wie der Schnupfen. Wer sich natürlich ernährt, wird nur eine geringfügige Monatsblutung haben.

Es reicht aber nicht nur die Einnahme tierischer Produkte, sondern – wie ich an mir festgestellt habe – bereits der Konsum konzentrierter Nahrung wie Brot, Sojaprodukte oder viele Nüsse, um die Blutung wieder in Gang zu bringen.

Studien über sogenannte primitive Völker zeigen, daß hier das gleiche Phänomen auftritt wie bei den Frauen aus zivilisierten Ländern, die sich mit Rohkost ernähren – obwohl diese Naturvölker auch gekochte Nahrung zu sich nehmen. Die Giftansammlungen, die bei Frauen aus zivilisierten Ländern über die Menstruation ausgeschieden werden, halten sich bei Frauen primitiver Völker scheinbar in Grenzen, weil diese trotz gekochter Nahrung ein karges Leben führen und mit sehr wenigen Produkten auskommen. Je mehr gemischte Produkte in den Darm gelangen, desto größer ist die Vergiftungsgefahr durch neue und unnatürliche chemische Verbindungen. Außerdem dürfen wir andere

Umweltfaktoren nicht außer acht lassen, die bei Naturvölkern kaum existieren, z.B. Lärm, Streß und Luftverschmutzung.

Bei manchen Völkern, etwa den Nepalesen, wird eine menstruierende Frau als „unrein" angesehen. Sie darf während der Monatsblutung weder Töpfe noch Wäsche berühren, weil davon – so sagt man – eine Ansteckungsgefahr ausgehen könnte. Sie muß bei Wind und Wetter im Freien schlafen. Dies wurde mir in 4000 Meter Höhe im Himalaya von Eingeborenen berichtet, als ich um Material (Binden) für meine unerwartete Periode ersuchte. Man ermahnte mich, nie wieder über dieses Thema zu sprechen, es sei absolut tabu. Mit dieser kleinen Episode will ich darstellen, daß diese Völker mit Sicherheit noch den Rest eines uralten Wissens besitzen, dessen ursprünglicher Sinn von Generation zu Generation immer stärker verfälscht wurde und schließlich verlorengegangen ist.

Die Monatsblutung ist in meinen Augen genausowenig normal wie eine Grippe. Doch die Frauen, die sich unnatürlich ernähren und dabei weder eine Grippe noch Blutungen bekommen, sind direkt gefährdet. Die meisten an Krebs erkrankten Menschen sind gerade solche, die diese Möglichkeiten der Ausscheidung giftiger Stoffe nicht haben. Die Blutungen sind wohl auch der Grund, warum in den zivilisierten Ländern Frauen ein paar Jahre länger leben als Männer.

Wichtig zu erwähnen ist noch, daß entgegen bestimmten medizinischen Aussagen die Monatsblutung nicht die Voraussetzung für eine Schwangerschaft ist. Ganz im Gegenteil: Bei Frauen, deren Menstruation aufgrund einer natürlichen Ernährung beziehungsweise durch Ausschalten der giftigen Substanzen in der Nahrung ausbleibt, ist die Möglichkeit einer Schwangerschaft viel eher gegeben – um so mehr, wenn sich auch der zukünftige Vater natürlich ernährt. Dies könnte all die Frauen motivieren, die seit Jahren alle unbequemen und zum Teil kostspieligen Möglichkeiten ausprobiert haben, um schwanger zu werden. Ich brauche niemandem zu sagen, daß Medikamente, zu denen auch die Antibabypille gehört, in einem reinen Körper nichts zu suchen haben.

Bei Frauen, die sich mit Zivilisationskost ernähren, hat die Pille einen doppelt negativen Effekt. Zum einen ist die Giftzufuhr erhöht, zum anderen wird die Blutungsmenge abgesenkt und damit auch die Entgiftung.

Der Puls-Test

Viele Krankheiten sind, abgesehen von ihrer Herkunft, der Ausdruck einer Überempfindlichkeit gegen bestimmte Stoffe. Dr. med. Arthur F. Coca, dessen Buch „Der Puls-Test“[4] in den USA weit verbreitet ist, zählt selbst als Schulmediziner folgende Krankheiten dazu: Heuschnupfen, Asthma, Nesselfieber, Bluthochdruck, Zuckerkrankheit, epileptische Anfälle, Müdigkeit, Verstopfung, Schwindelanfälle, Kopfschmerzen und sogar Multiple Sklerose.

Wie kommt ein Mediziner dazu, eine solch kühne Aussage zu machen? Dr. Coca ist ein Spezialist auf dem Gebiet der Forschung, die sich mit allergieähnlichen Phänomenen beschäftigt. Seine Diagnose und Therapie beruhen auf dem einfachen Puls-Test, den im übrigen jeder ohne jeglichen Aufwand an Zeit und Geld bei sich selbst durchführen kann. Dazu ist nur eine Uhr mit einem Sekundenzeiger erforderlich.

Die Methode von Dr. Coca ist für Menschen geeignet, denen es beim besten Willen nicht gelingt, Vertrauen in die Natur zu entwikkeln, die keinen Zusammenhang zwischen ihrer Ernährung und Krankheit erkennen können oder wollen. Beim Puls-Test beobachtet der Mensch mit eigenen Augen anhand der Zahl seiner Pulsschläge, wie er auf welche Lebensmittel reagiert. Er wird sozusagen gezwungen, die Zusammenhänge zu sehen.

Leider wird nicht das Nötige getan, um eine solch einfache Methode publik zu machen. Nach Dr. Coca läuft in der Praxis alles darauf hinaus, dem Hausarzt das Recht zu nehmen, sich neue Gedanken über Ursache und Verhinderung von chronischen Krankheiten zu machen und sich ein eigenes Urteil zu bilden. Doch nicht alle Hausärzte seien glücklicherweise bereit, sich mit dieser Zensur abzufinden.

So ist auch die Diagnose „Erbkrankheit“ eine gute Ausrede, die sowohl Ärzten als auch Patienten gelegen kommt. Die Ärzte brauchen keine weiteren Anstrengungen zu unternehmen, ihren Patienten den richtigen Weg zu weisen. Ohnehin geben die Ärzte die Information einer „erbbedingten“ Krankheit, die sie wenige Minuten zuvor vom Patienten selbst erhalten haben, nur wieder an diesen zurück. „Tja, Ihre Krankheit ist eben erbbedingt, da können wir nicht viel tun!“ Aus dem Mund eines Arztes, mit ein paar Fachausdrücken garniert, nimmt diese Aussage eine ganz andere Dimension an.

Es gibt aber tatsächlich kaum erbbedingte Krankheiten, allenfalls eine gewisse Veranlagung dazu. Die Realität sieht meist so aus: Es gibt Eltern, bei denen aufgrund eines bestimmten Lebensstils bestimmte Symptome auftreten. Da viele Kinder unter anderem die Eß- und Trinkgewohnheiten der Eltern mehr oder weniger stark übernehmen, ist es beinahe zwangsläufig, daß das Kind der dritten Generation von gewissen Symptomen verstärkt betroffen ist. Würden sich aber sowohl die Eltern als auch die Kinder in ihrer Lebensweise umstellen, würde das Phänomen der „Erbkrankheiten“ entscheidend an Bedeutung verlieren und schätzungsweise bei der dritten natürlich lebenden Generation ganz verschwinden. Wenn es inzwischen Tausenden von Menschen möglich war, sich von den verschiedensten Stoffwechselkrankheiten durch eine Ernährungsumstellung zu befreien – warum sollte dies nicht auch den Kindern möglich sein? Jeder hat es in der Hand, seiner Degenerationskette ein Ende zu setzen.

Die Gesundheit beeinträchtigende Faktoren außer der Ernährung

Mit der Entdeckung beziehungsweise Benutzung des Feuers begann alles. Sie erlaubte das Überleben der Menschen in kalten Ländern. Dies führte zum Verlust des natürlichen Lebensstoffes, der Urnahrung, und bewegte den Menschen, zu denaturierter Nahrung zu greifen. So schwächte er seine Instinkte und seinen siebten Sinn. Für diesen entstandenen Verlust suchte er Ersatz und fand ihn in der Materie. So begann die Dekadenz im körperlichen, seelisch-moralischen und geistigen Bereich.

Die ersten Schädigungen der Gesundheit des Menschen beginnen bereits vor der Geburt, mit der Geburt oder unmittelbar danach. Dies kann beispielsweise geschehen durch eine nicht gewollte Schwangerschaft, künstliche Befruchtung, eine ungesunde Lebensweise (speziell Ernährung) der Mutter während der Schwangerschaft. Es kann auch geschehen durch eine künstlich eingeleitete oder ansonsten unnatürliche Geburt, das heißt, durch die zwar klassische, aber unphysiologische (Liege-) Position oder Kaiserschnitt, durch zu frühes Abnabeln, Brutkasten und die sterile Krankenhausatmosphäre, denn all dies beeinträchtigt unter anderem die Atmung des Neugeborenen und kann zu einer lebenslang unnatürlichen Atemweise führen. Schädigende Auslöser sind auch die Trennung von Mutter und Kind, fehlendes Stillen oder auch zu frühes Abstillen. Dies allein leitet bereits den Teufelskreis ein, der später die Einnahme verschiedener Mittel und Impfungen erzwingt.

Im Kindes- und Jugendalter geht die Schädigung der Gesundheit weiter, indem zum Beispiel die körperliche und seelische Zuwendung der Eltern ersetzt wird durch technische Geräte und Mittel, wie Audio- oder Videokassetten, Fernsehgeräte, Computerspiele, zu viele und nicht kindgemäße Spielsachen, kurz materielle Dinge allgemein. Sie alle lassen die Imaginationskräfte und Mobilität des Kindes verkümmern. Nicht zu vergessen ist auch der Liebesersatz durch Süßigkeiten.

Zu viel, zu wenig oder falscher Einsatz folgender wertvoller Naturelemente kann die Gesundheit beeinträchtigen: die Sonne (Energie- und Lichtquelle), Luft und Wasser sowie deren Verunreinigungen, Bewegung, Schlaf, Sexualität und auch die universale Liebe, sowohl was das Geben als auch was das Nehmen angeht. Wenn diesen Faktoren nicht genügend Beachtung geschenkt wird, entstehen Ängste, die wieder andere negative Folgen nach sich ziehen. Hauptsächlich bedingt durch den Mangel an Liebe entwickeln sich schlechte psychische Eigenschaften und Aspekte, die heute leider vielen schon zur Gewohnheit geworden sind: mangelnde Toleranz, Neid, Haß, Mißgunst, Habgier, falscher Stolz, Machtsucht, Geiz, die Neigung zu Gewalttätigkeit und vor allem sowohl das Unvermögen, Schuld anzuerkennen, als auch das, zu verzeihen. Alle diese Faktoren führen zu problematischen zwischenmenschlichen Beziehungen.

Der heutige Mensch hat schwere Verluste erlitten. Das betrifft insbesondere seine Instinkte, seine Beziehungen zu Natur, Umwelt und Menschen, seine außersinnlichen Fähigkeiten, seine körperliche und geistige Mobilität und Flexibilität und schließlich seine körperliche und seelische Liebesfähigkeit.

Von Anfang an versuchte der Mensch, diese Verluste zu kompensieren. So entwickelte sich die Technik in umgekehrter Relation zu den Einbußen. Sie brachte Erfindungen mit sich, die ebenfalls auf die Dauer schädlich sind, beispielsweise künstliches Licht, künstliche Nahrung und Getränke, künstliche Kleidung, künstliches Wohn- und Baumaterial. Sie geben den Benutzern ein Gefühl der Sicherheit, die aber eine Pseudosicherheit ist.

Es ist ebenso eine Pseudosicherheit, sich nach allen Seiten abzusichern. Sie raubt die gesunde Risikofreudigkeit, Imaginationskräfte und das Gefühl für Solidarität. Außerdem verleitet sie dazu, die Verantwortung für sich selbst an andere oder eben die versichernden Institutionen abzugeben. Auch dies treibt die Menschen letzten Endes in die Krankheit.

Der Mensch ist bereits in eine so große Abhängigkeit von diesen verschiedenen Komponenten geraten, daß es ihm sehr schwerfällt, den Weg zu seinen Wurzeln zurückzuverfolgen. Die Abhängigkeit reicht von der einfachen Glühbirne bis hin zu Atomkraftwerken. Der Mensch ist jetzt entwurzelt und das Schlimmste: Er ist sich dessen nicht bewußt. Deswegen sieht er in der Natur keine Partnerin mehr, sondern schenkt der Technik sein ganzes Vertrauen. Er ist stolz darauf, die angeblichen Vorteile eines technologisierten Systems voll auszunutzen, aber leider nimmt er kaum die Nachteile wahr. Einige bemerken sie, aber lassen sie nicht ins Bewußtsein kommen, weil sie unbequem sind. Nur die wenigsten handeln konsequent.

Besonders schädlich sind auch die verschiedenen Strahlungen, am stärksten die radioaktiven aus Atomkraftwerken, Atommüll, oberirdischen und unterirdischen Atombombenversuchen (letztere werden weiterhin unternommen), aus radioaktiv markierten Substanzen und bestrahlten Lebensmitteln. Die Lebensmittelbestrahlung dürfen wir Bürger auf keinen Fall hinnehmen. Weiterhin stehen wir unter dem Einfluß der verschiedenen Strahlungen aus Elektrogeräten (noch zusätzlich, wenn sie Leuchtanzeigen haben), von Bildschirmen (Fernseher, Computer), Mikrowellenherden, Starkstromleitungen, Sendestationen, Radaranlagen, wir setzen uns Röntgenstrahlungen aus usw. usw. Wir dürfen aber auch nicht die verschiedenen Arten der natürlichen Erdstrahlungen vergessen, gegen die die beste Nahrung nicht ankann. Leider ist nur noch den wenigsten modernen Menschen die Fähigkeit verfügbar, dieselben aufzuspüren.

Auch niedrige Schwingungen beeinflussen uns negativ. Sie sind an allen stark materialistisch ausgerichteten Orten anzutreffen, also in Großstädten allgemein, speziell in Einkaufszentren oder auf bestimmten Ausstellungen und überall, wo Sex, Alkohol und Drogen konsumiert werden. Auch Musik kann niedriger Schwingung sein und somit destruktiv wirken (vor allem Rockmusik). Zu dieser Rubrik gehören auch sonstige unnatürliche Geräusche, Lärm, Hektik und Streß.

Schädlich sind außerdem ungünstige oder unregelmäßige Arbeitszeiten entgegen dem biologischen Rhythmus, Arbeit im Akkord und Arbeit ohne Entspannung. Besonders betroffen sind die Menschen, bei denen die Arbeit auch noch mit abrupten Klima-, Zeit- und Höhenwechseln verbunden ist, beispielsweise Flugpersonal und weltreisende Menschen.

Es klingt kurios, aber während die einen sich überarbeiten, werden andere in ihrer Arbeit zu wenig gefordert – in einem ganz bestimmten Sinn: Durch monotone, einseitige Tätigkeiten und unser System der Spezialisierung werden die Lebenskräfte, die Intelligenz und der Geist des Einzelnen nicht genug herausgefordert. Der Betroffene stumpft ab, wird äußerlich und innerlich träge und geistlos.

Selbst wenn wir uns in unserer Freizeit zu erholen versuchen, können wir bestimmten schädlichen Einflüssen nicht entgehen. Wir atmen die Industrieemissionen und Autoabgase ein (Schwermetalle oder die laut Dr. Hans A. Nieper krebserregenden Ausstöße der Katalysatoren), setzen uns Schädlingsbekämpfungsmitteln, Formaldehyd, Fluorkohlenwasserstoffen und Asbestmaterial aus.

Nicht zu unterschätzen sind auch die täglichen „Kleinigkeiten", die dem Organismus zu schaffen machen. So das Tragen von Kontaktlinsen, Brillen und Sonnenbrillen (insbesondere solche mit geschlossenem Metallrahmen), weiterhin die Verwendung der verschiedenen Kosmetika, Drogerieartikel, Körperreinigungs- und Haushaltsreinigungsmittel, vor allem solche mit Chlorzusatz. Auch die Mode verleitet uns zu ungesunden Gewohnheiten, wie das Tragen von unbequemem Schuhwerk (enge und spitze Schuhe mit hohen Absätzen), zu engen Kleidern, engen Gürteln und geschlossenen Hemdkragen, Miederwaren und Nylon-Unterwäsche. Wir umgeben uns außerdem mit unphysiologischen Möbeln, beispielsweise Stühlen und Sofas, die unsere Wirbelsäule verkrümmen, was viele Krankheiten mit sich bringt (primitive Völker sitzen im Schneidersitz auf dem Boden). So wohnen wir in unseren gemütlichen Heimen mit dem künstlichen Licht, was uns dazu verleitet, viel zu spät noch zu arbeiten, zu essen, zu feiern und schlafenzugehen – zu Zeiten, in denen unsere biologische Uhr schon längst auf Ruhe eingestellt ist.

Um den Folgen unseres ungesunden Lebenswandels, der durch Genußmittel wie Kaffee, Nikotin, Alkohol und denaturierte Nahrung unterstützt wird, zu entgehen, schlucken wir Mineral-, Hormonpräparate und Vitamintabletten.

Zeigen sich dann doch die ersten Folgen, bekämpfen wir sie durch die Einnahme von allopathischen Arzneimitteln. Kommt es schlimmer, werden die Menschen wie Maschinen repariert, es werden Teile entfernt oder durch Prothesen ersetzt. Diese reichen von der gewöhnlichen Zahnfüllung über künstliche Organe bis hin zu vollen Prothesen. Hilfsmittel wie Bypass, Dialyse, ja sogar Chemotherapie sind heute eine Selbstverständlichkeit geworden. In manchen Fällen sind sie die einzige Möglichkeit zu überleben. Darüber sollte man auch nicht streiten. Wir sollten es besser gar nicht so weit kommen lassen, daß wir sie benötigen.

Diese Liste könnte beliebig fortgesetzt werden. Wir können nur staunen, daß wir noch am Leben sind.

Liebe Leserin, lieber Leser, überlege, wie lange Du noch ein sogenannt modernes Leben führen, also mit dem Feuer spielen möchtest. Laß nach und nach Deine unguten Gewohnheiten in der Reihenfolge weg, wie es Dir am leichtesten fällt.

Und jetzt kommen wir zum Ausgangspunkt allen Übels – zur Einführung des Kochtopfes. Damit beschäftigen wir uns in den nächsten Kapiteln.

Die Vorteile der Vital-Ernährung

Um Dir Mut zu machen und Dich für die langsame Umstellung auf eine lebendige Ernährung zu motivieren, erfährst Du in diesem Kapitel einiges über die Vorteile der Vital-Ernährung. Die meisten Menschen spüren: So kann mein Leben nicht weitergehen. Wir haben das Gefühl, daß wir eines Tages für unsere Sünden wider die Natur mit einer Strafe rechnen müssen. Zur Erinnerung: Eine Strafe als solche gibt es nicht. Es gibt lediglich Menschen, die die Naturgesetze verletzen und Opfer der selbstverursachten Wirkung werden. Mit Sicherheit kommt eine Veränderung in irgendeiner Form auf uns zu. Die Vital-Ernährung erreicht in diesem Zusammenhang eine andere Dimension. Die lebendige Ernährung soll Dich nämlich langsam auf etwas vorbereiten, das Dir unter Umständen eines Tages das Leben retten kann.

Von verschiedenen Medien wird es etwa so ausgedrückt: Irgendwann werden wir mit einer Art feinstofflicher Strahlung konfrontiert, die wir heute noch nicht ertragen würden, da wir selbst noch zu grobstofflich sind. Erst wenn sich Körper, Seele und Geist durch ständige Reinigung und Läuterung verfeinern, können wir diese Transformation einleiten. Eine solche Läuterung ist unter anderem durch eine rohe Ernährung möglich. Diese Aussage läßt sich selbstverständlich nicht mit den Erkenntnissen der herkömmlichen Wissenschaften belegen. Nimm sie deshalb an – oder lache einfach darüber.

Immer wieder höre ich von meinen Seminar-Teilnehmern, dies sei genau die Ernährung, nach der sie sich seit Jahren sehnten. Gleichgeartete Schwingungen von Mensch und Nahrung sind hier im Spiel, die diese Harmonie, dieses Gefühl vollkommenen Glücks bewirken.

Laß uns jetzt auf die sichtbaren und spürbaren Vorteile eingehen, die die Vital-Ernährung sofort bringen kann:

- Allgemeines Wohlbefinden, gute Laune, nervliche Entspannung, zeitweise ein nie gekanntes Glücksgefühl.
- Keine Verdauungsstörungen mehr, es verschwinden Übelkeit, Müdigkeit und Völlegefühl.
- Die Geruchs- und Geschmacksnerven werden wieder empfindlicher.
- Der Körpergeruch (Atem, Achseln, Füße, Genitalien, Stuhlgang, Urin) reduziert sich, ebenfalls das Schwitzen, die fettigen Haare und die Schuppenbildung.
- Schlafstörungen und Alpträume vergehen. Nach einem entspannten Schlaf erlebt man ein absolut unbeschwertes Erwachen.
- Durstgefühle sind kaum mehr vorhanden.
- Die Ausdauer bei physischen und intellektuellen Anstrengungen wächst. Die Konzentrationsfähigkeit und das Erinnerungsvermögen werden gesteigert, ebenso Reflexe, Sensibilität und Kreativität.

- Das Sehvermögen wird bei vielen positiv beeinflußt.
- Nervosität, Reizbarkeit, Schüchternheit, Ängste, Anspannung, Lampenfieber und Schwindelgefühle verschwinden.
- Die Sexualfunktionen normalisieren sich.
- Krampfadern bilden sich zurück, Hämorrhoiden und blaue Flecken werden zunehmend harmloser.
- Entzündungsprozesse werden gemindert.
- Auch die Sonnenempfindlichkeit läßt nach.
- Allergien wie Heuschnupfen, Ekzeme oder Asthma verschwinden.
- Die Widerstandskraft gegen Infekte wächst. Damit entfällt die Notwendigkeit, Antibiotika einzunehmen.
- Ebenso steigt die Widerstandsfähigkeit gegen Parasiten (Malariaerreger, Bandwürmer, Amöben).
- Feuchte Hände und Füße ebenso wie die Kälteempfindlichkeit vergehen. Das Dauerleiden von Frauen, kalte Hände und Füße, tritt möglicherweise in den ersten Monaten verstärkt auf, legt sich dann aber wieder.
- Der Blutdruck stabilisiert sich.
- Zahlreiche Krankheiten gehen zurück oder heilen sogar.
- Zunehmend werden fremde Stoffe (denaturierte Nahrungsmittel und Getränke) instinktiv abgelehnt.
- Die sogenannten Kinderkrankheiten nehmen einen wesentlich harmloseren Verlauf (ähnlich wie eine schwache Grippe).
- Die Pubertätszeit wird hinausgezögert. Es verschwinden die typischen Pubertätsprobleme wie Pickel, Akne, Aggressivität, Ungeduld, übertriebene Triebhaftigkeit usw.
- Die Menstruationsbeschwerden nehmen ab, später lassen, bei konsequenter Einhaltung der Rohkost, die Blutungen nach. Aber Vorsicht, trotz eines möglichen Ausbleibens der Monatsblutung ist die Empfängnisfähigkeit der Frau nicht geschmälert.
- Die typischen Schwangerschaftsprobleme entfallen.
- Der Übergang zum Klimakterium ist kaum wahrnehmbar.
- Allgemein eine längere Lebensdauer in einem guten gesundheitlichen Zustand.

Man sollte meinen, daß intelligente Wesen länger leben, denn sie müßten am besten wissen, wie sie sich zu ernähren haben, um dies zu erreichen. Wissenschaftler und Vertreter der verschiedensten Ernährungslehren sterben jedoch genauso früh wie die Menschen, die sie mit ihrer Lehre in die Irre geführt haben.

Wie ist das bei den Menschen, die ausschließlich Rohkost zu sich nehmen? Es fehlen natürlich eindeutige Beweise, weil sich noch zu wenige Menschen auf diese Weise ernähren. Doch sollte ich vielleicht den deutschen Rohkost-Pionier Walter Sommer erwähnen, der im Jahre 1987 mit knapp 99 Jahren starb. Dr. Shelton wurde ebenfalls 99, Dr. Walker 116 Jahre alt. Dr. Bruker ist heute 80 Jahre alt, er ernährt sich speziell in den letzten Jahren vorwiegend von Rohkost. Dr. Fritz Becker hält heute noch Kurse ab, mit 91 Jahren. „Nur" 75 Jahre alt wurde die berühmte Rohköstlerin Dr. Nolfi[5)] aus Kopenhagen. Sie kurierte bereits 1946 ihren Brustkrebs mit roher Nahrung, doch hatte ihre Ernährungsweise eine entscheidende Schwäche: Sie nahm noch Milchprodukte zu sich, deren Schädlichkeit damals noch nicht bekannt war.

Nochmals möchte ich daran erinnern, daß Du nicht alle Deine Probleme mit der Ernährung, ob roh oder nicht roh, kurieren kannst – wohl aber die meisten. Der Körper wird sich das aussuchen, was für seine Gesundheit notwendig ist. Bei Dir kann sich beispielsweise das Sehvermögen soweit bessern, daß Du bald keine Brille mehr benötigst – während Dein Partner seine Brille bis zum Ende des Lebens tragen muß. Andererseits aber wird er möglicherweise trotz rötlicher Haarfarbe und heller, empfindlicher Haut keinerlei Sonnenbrand mehr bekommen – während Du weiterhin unter einer relativen Sonnenempfindlichkeit leidest.

Welche Nahrung ist die Richtige?

Wir müssen nicht unbedingt entdecken, welche Nahrung uns vorbestimmt war – aber wir müssen erkennen, was für uns heute die richtige ist. Kann die Nahrung, die den Vorfahren des Homo sapiens und dem Homo sapiens selbst vor Jahrtausenden zu ihrer Entwicklung verholfen hat, die falsche sein? Dem Menschen wurde und wird diese Nahrung von der Natur zur Verfügung gestellt. Sie bietet die reichhaltigste Auswahl an Frischkost und Obst.

Die Natur offeriert uns das umfangreichste Nahrungsangebot. Sie ist der größte und gesündeste Selbstbedienungsladen, den es gibt, und ist nicht zu überbieten in ihrer Reichhaltigkeit, ihrem natürlichen Geruch und Geschmack und ihren Farben. Diese Vollkommenheit vermag auch der begabteste Wissenschaftler nicht nachzuahmen. Leider ist es uns nicht mehr gegeben, uns aus dem Urwald zu versorgen – aber es ist wichtig zu erfahren, daß die Natur unsere ursprüngliche grobstoffliche Versorgung nur in diesem Sinne gemeint haben kann.

Von den lebendigen, rohen Lebensmitteln existiert eine solche Vielfalt, daß sich die Frage stellt: Woher soll der Mensch wissen, was er davon essen soll? Die Natur ist so klug, daß sie das, was wir für unsere Entwicklung und unser Wohlbefinden benötigen, in so attraktiver Form anbietet, daß wir dem nicht widersprechen sollten. Sie versorgt uns mit allen Vitalstoffen, wie Vitaminen, Spurenelementen, Mineralien, Enzymen und Lebensenergie. Die meisten Menschen bevorzugen Früchte, manche mögen ein wenig Gemüse und Salat dazu. Menschen, die in kalte Länder „gezogen" sind, scheinen zusätzlich eine gewisse Menge an konzentrierten Proteinen und Fetten zu benötigen. Diese finden sich in Nüssen, Keimen, Samen und Getreide.

Diese Art der schlichten, rohen Ernährung setzte sich durch bis zum Gebrauch des Feuers, der – so scheint es – einen wichtigen Abschnitt in der Evolution darstellt. Erst die Nutzung des Feuers erlaubte es dem Menschen, höherwertige Werkzeuge anzufertigen, um effektiver jagen zu können. Dies geschah – gemessen an der Menschheitsgeschichte – vor relativ kurzer Zeit. Durch andere Entdeckungen, wie das Bauen von Höhlen, das Anfertigen von Kleidung oder das Nutzen des Feuers als Wärmequelle, konnten sich die Menschen aus den warmen Regionen entfernen sowie Kälteeinbrüche und Winterperioden überstehen.

Die ersten Menschen, die vor Jahrtausenden ihre Nahrung mit dem Feuer erhitzten, haben nicht geahnt, welche Entwicklung sie damit in Gang setzten. Das Resultat ist heute ein Sortiment von unzähligen verschiedenen Produkten, deren Umfang die Regale in den Lebensmittelläden überquellen läßt. Es ist dies ein stolzes Nebenprodukt unseres menschlichen Verstandes, aber auch ein beschämendes Zeichen der Dekadenz.

Wozu braucht der Mensch eine derartige Vielfalt, wo ihm doch ein winziger Bruchteil davon ausreichen würde? Dabei denke ich an die Worte Jesu aus dem Friedensevangelium[6)]: „Ein, höchstens drei Produkte sollt Ihr essen, im Januar dies, im Juli jenes." Es ist nicht mein Bestreben, Dich auf diese uns als streng erscheinende Regel festzulegen – aber zwischen der Lehre Jesu und dem, wie der Mensch heute mit seiner Ernährung umgeht, besteht eine riesige Kluft. Ich bezeichne das, was sich die Menschen heute auf ihren Teller tun, als ein undefinierbares Durcheinander.

Essen ist das Thema, das beim Menschen die meisten Emotionen hervorruft, wenn es darum geht, auf die geliebte Kost zu verzichten. Und dies, obwohl ein derartiger Verzicht die beste Chance der Genesung darstellt. Zur Rechtfertigung seiner falschen Ernährungsweise sagt er lieber: „Ach was, alles Quatsch. Es nützt doch nichts. Schau, mein Bruder hat nicht geraucht und nicht getrunken und ist doch früh gestorben." Er hat mit seinem Einwand insofern recht, als sein Bruder tatsächlich disziplinierter lebte als der Durchschnittsbürger. Warum ist er dann dennoch so früh gestorben? Weil die Natur von ihm eine noch größere Disziplin verlangte, da er von Geburt an eine schwächere Konstitution hatte. „Besser handeln" heißt also noch lange nicht „richtig handeln."

Millionen, ja Milliarden Menschen leiden an ernährungsbedingten Krankheiten, ausgelöst von einer Nahrung, die in der Qualität zu arm und in der Quantität, zumindest in den zivilisierten Ländern, viel zu reichlich ist. Es gibt heute kaum eine Zeitschrift oder Zeitung, die nicht über Gesundheit und Krankheit im Zusammenhang mit der Ernährung berichtet. Der Mensch muß wirklich sehr viel verdrängen, um all dies zu übersehen. Man kann andererseits nicht alles mit Ignoranz entschuldigen, viel eher spielen mangelnde Offenheit und Flexibilität eine Rolle.

Ohne Neugierde, ohne Forschergeist gab und gibt es keine Möglichkeiten der Entwicklung. Die Frage aber lautet: Ist denn eine Entwicklung oder Evolution in diesem Bereich überhaupt notwendig? Anscheinend ist dieses Phänomen in der Evolution unumgänglich – wir müssen wohl zuerst Fehler begehen, um dann zu erkennen, wie lebenswichtig es für uns ist, wieder zum Ursprung zurückkehren zu können.

Viele Erfindungen und Entdeckungen sind durch „Zufall" entstanden. Wie kam beispielsweise der Unsinn des Kochens auf? Guy Claude Burger beschreibt das in Form eines Märchens sinngemäß etwa so (ich habe es selbst etwas abgerundet): Eines Tages schlug ein Blitz über einem Kartoffelacker ein. Viele Kartoffeln verbrannten zu Kohle, andere wurden nur gar, und wieder andere wurden gerade so gar, als hätte sie jemand absichtlich mund- und gaumengerecht geröstet. „Hmm, lekker", wird ein Neugieriger gedacht haben, der davon kostete. Wer die Funktion des Ernährungsinstinktes kennt, weiß, daß man sich bei denaturierter und wohlschmeckender Nahrung mengenmäßig kaum Beschränkungen auferlegt. Warum also sollte der Neugierige aufhören zu essen? Ihm schmeckte es, denn es war etwas ganz Neues. Gefühle der Sättigung werden bei denaturierter Kost kaum beachtet, es existiert keine instinktive Sperre. Also ißt er weiter – dies ist der Beginn der Eßsucht.

Am nächsten Tag kehrt der Mann zu seinem Feld zurück, er hat ein paar Freunde mitgebracht, um mit ihnen zu feiern. Sie verspeisen die durch den Blitz gebratenen Kartoffeln, wie Kinder (und Erwachsene) eine Packung Kekse auf einmal aufessen. Irgendwie spüren sie zwar, daß sie es nicht dürften – aber da sie es schon zur Hälfte geschafft haben, ignorieren sie diese Bedenken und essen alles auf. Nun, nach dem Verzehr der gebratenen Kartoffeln, glauben sie zu wissen, zu welchem Zweck ihre Vorfahren den Gebrauch des Feuers entdeckt haben.

Diese Episode zeigt, daß der Mensch, dessen Gehirn heute „wesentlich höher" entwickelt ist als vor Jahrtausenden, noch immer nicht genügend Verstand besitzt, die beginnende Selbstvernichtung der menschlichen Rasse und des Planeten Erde zu verhindern. Das Gegenteil ist der Fall. Das Intelligenzpotential scheint gerade auszureichen, um auf der Stufe der schleichenden Selbstzerstörung zu verharren.

In unserer technologisierten Welt trainiert der Mensch immer mehr die linke Gehirnhälfte, die für den verbalen Intellekt, die Ratio, zuständig ist. Die rechte Hälfte, die für die affektiven Empfindungen, Gefühle zuständig ist, vernachlässigt er leider.

Diese Dis-Harmonie ist Ursache der Entfremdung von der Natur und für die Entstehung unserer Krankheiten.

Natürliche Lebensmittel

Die Mehrzahl der Leser hat, so nehme ich an, wie ich selbst bereits verschiedene Ernährungsformen ausprobiert – das versprochene gesundheitliche Ziel dabei aber nicht erreicht. Aus diesem Grunde dürfte bei vielen die Bereitschaft bestehen, zu einer nächsten Stufe überzugehen und sich mit der Vital-Ernährung auseinanderzusetzen.

Bei all den verschiedenen Methoden hast Du mit Sicherheit immer wieder gehört: „Iß Deine Nahrung so natürlich wie möglich." Das ist ein nicht ungefährlicher Rat, weil er den Menschen dazu verleitet, alles zu kochen, was er meint, nicht roh essen zu können. Das Gegenteil ist richtig. Was der Mensch nicht roh essen kann, weil es ihm nicht schmeckt, soll er überhaupt nicht essen. Dies ist die Sprache der Natur. Sie sagt Dir: Wenn etwas nicht roh eßbar ist, ist es für Dich gefährlich. Wenn Dir also eine rohe Nahrung nicht schmeckt, dann ist das kein Zufall, Du wirst gewarnt, sie liegen zu lassen.

Ein Lebensmittel kann nur dann als „natürlich" gelten, wenn wir uns vergewissert haben, daß es ohne den Einfluß des Menschen und ohne seine Beeinträchtigung in unveränderter Form aus der Natur gewonnen wurde. Können wir dies etwa von Mandel-, Soja- oder Kuhmilch, von Quark, Sauerkraut oder Vollkornbrot behaupten? Diese Erzeugnisse sind das Ergebnis menschlicher Eingriffe, beispielsweise mit Hilfe der Technik oder der industriellen Bearbeitung.

Dagegen sind folgende natürlichen Lebensmittel Bestandteile der Vital-Ernährung:

- In winzigen Mengen: Honig (für die Zeit der Umstellung).
- Frisches Obst, frisches Gemüse und Salate.
- In kleineren Mengen können, müssen aber nicht verwendet werden: Samen, Nüsse, gekeimtes oder eingeweichtes Getreide.
- Gelegentlich und in sehr kleinen Mengen: getrocknete Früchte, frische oder getrocknete Datteln.

Die erstgenannten Lebensmittel – Obst, Gemüse und Salate – sind die wichtigsten.

Welcher Unterschied besteht zwischen den Früchten und dem Gemüse? Unter Gemüse versteht man Pflanzen, die jedes Jahr neu ausgesät oder angepflanzt werden müssen. Sie binden den Menschen örtlich und zeitlich, ihre Anzucht erfordert einen gewissen Arbeitsaufwand. Obst dagegen ist die Frucht der Freiheit. Ob sie gepflückt wird oder nicht – die Natur sorgt dafür, daß sie im nächsten Jahr wieder wächst. Früchte enthalten im allgemeinen mehr Wasser als Gemüse und sind daher hochwertiger. Denn das Wasser ist feinstofflicher als jede andere Ernährungsmaterie und dringt entsprechend besser in die verschiedenen Teile unseres Körpers, sogar in die kleinsten Windungen, ein.

Die Vital-Ernährung ist eine von mehreren Stufen, zu denen sich ein Mensch vorarbeiten kann, wenn er sich in seiner Ganzheit von Körper, Seele und Geist verfeinern möchte. Sie ist mehr ein Ziel als eine Lebenslösung. Zu einem bestimmten Zeitpunkt, meistens nach einer mehrjährigen Vorbereitung, wird der Mensch die Zwischenstufe des „Frugivors“, des Früchte-Essers, erreichen.

Nüsse und Trockenobst

Wegen ihres hohen Fettgehaltes werden Nüsse leicht ranzig, insbesondere wenn sie aus ihrer Schale herausgenommen werden. Wer sich mit reinen Lebensmitteln ernähren will, sollte sich folglich Nüsse immer in ihrem natürlichen Zustand, mit Schale, besorgen. Leider bietet jedoch auch die Schale keine absolute Garantie dafür, daß die Nüsse nicht bestrahlt oder mit Hitze behandelt wurden. (Beim Verzehr konzentrierter Produkte, wie Nüsse, auch Kokosnüsse, Avocados, Bananen und getrocknete Früchte, ist ohnehin Zurückhaltung geboten. Je länger wir uns roh ernähren, desto geringer ist das Bedürfnis des Körpers nach diesen Produkten.)

Bei Erdnüssen ist zu beachten: Sie werden mit Schale leider auch in Naturkostläden als lebendige Lebensmittel verkauft. Rohe Erdnüsse sind an dem hellroten Häutchen erkennbar, das noch direkt an der Nuß hängt. Bei gerösteten Erdnüssen hingegen löst sich die Haut leicht, die Nuß ist bräunlich. Diese Nüsse sind aber auch in rohem Zustand nicht besonders zu empfehlen, unter anderem da sie häufig mit Schimmelpilzgiften, den Aflatoxinen, belastet sind. Der Verschimmelungsvorgang wird durch die Röstung abgebrochen, aber die schon gebildeten Gifte bleiben erhalten. Die Röststoffe selbst sind wiederum bekanntlich auch krebsfördernd.

Trockenfrüchte sind ebenfalls häufig behandelt. Bei Hellen wurde eine Lösung der Salze von schwefliger Säure verwendet. Die Dunklen können, müssen aber nicht hitzebehandelt sein. Getrocknete Pflaumen sind oft hocherhitzt und haben deshalb nichts mit lebendigen Lebensmitteln zu tun.

Lauchgewächse

Lebensmittel wie Zwiebeln, Knoblauch, Lauch und Petersilie können unter Umständen als „pseudoheilende“ Produkte wirken. Hier befindet sich die Naturheilkunde teilweise im Irrtum. Immer wieder werde ich den Leser daran erinnern, daß er von einem Produkt, das Vorteile bietet, keine Wunder erwarten darf. Wenn eine Pflanze einerseits

Vorteile hat, kann sie andererseits dennoch auch Nachteile aufweisen. Wie soll der Mensch unterscheiden, welche der sogenannten heilenden Produkte ungefährlich sind? Ganz einfach: Indem er sie so ißt, wie es die Tiere auch tun – nämlich roh und nicht mit anderen Nahrungsmitteln vermischt, und dabei beobachtet, wie sie ihm schmecken und bekommen.

Besonders Knoblauch, Petersilie und Zwiebeln sind Produkte, die wir zur Geschmacksverbesserung anderer Speisen verwenden. Sie bringen alle den gleichen Nachteil mit sich: sie machen uns abhängig. Die alten Yogalehrer raten von diesen Produkten ab, weil sie nach ihrer Auffassung die Eigenschaft besitzen, die Energie in den unteren Körperbereich abzuleiten. Das bedeutet, daß wir geistig verkümmern, weil die Energie dem oberen Bereich entzogen wird und den unteren Bereich (Sexualorgane) reizt. Dies kann jedoch nur ein bewußt lebender und sensibler Mensch wahrnehmen.

Dem Knoblauch wird nachgesagt, vielseitige Heilkräfte zu besitzen. Sobald wir ihn roh essen, wirkt sein Inhaltsstoff auf die Zunge aggressiv. Je länger man sich ursprünglich ernährt, desto sensibler reagiert man. Doch ist nicht auszuschließen, daß es Menschen gibt, die ihn dann und wann essen sollten. Solange sie den Verzehr als angenehm empfinden, wird vermutlich ein entsprechendes physiologisches Bedürfnis vorhanden sein.

Die Menschen finden immer wieder ein Hintertürchen, um von der rohen Kost abzuweichen und ihre Geschmacksnerven zu befriedigen. „So natürlich wie möglich", heißt es bei vielen Ernährungsarten – und das „wie möglich" gibt den Ausschlag. Da die Wissenschaft die rohe Kartoffel ein für allemal als „nicht zum Verzehr geeignet" klassifiziert hat, bleibt einem scheinbar nichts anderes übrig, als sie in gekochtem Zustand zu essen. Man kommt nicht auf die Idee, die Notwendigkeit dieses Produktes für ein gesundes Leben generell infrage zu stellen. Wie sich aber herausgestellt hat, sind gekochte Kartoffeln – genauso wie Reis und sämtliche denaturierten kohlenhydrathaltigen Lebensmittel – schleimbildend. Ihr Verzehr begünstigt demnach Krankheiten, wie chronische Bronchitis oder allergisches Asthma.

Natürliche Gifte

Ein weiterer Punkt, der angeblich davon abhält, rohe Nahrung zu sich zu nehmen, ist das Vorhandensein mancher Giftstoffe. Wenn ein Lebensmittel Substanzen enthält, die für Dich – und nur für Dich – in Geruch oder Geschmack unangenehm sind, dann verlaß Dich auf Deinen Instinkt und laß es links liegen. Wer zum Beispiel mag schon rohe grüne Bohnen? Doch wer sich zwingt, unangenehm schmeckende Lebensmittel zu essen, ist weit von der Wahrheit entfernt. So grausam ist die Natur nicht zu uns. Sie schenkt uns eher wohl echte Gaumenfreuden bei dem, was wir essen sollen.

Allerdings mußt Du Dich mindestens ein Jahr lang roh ernähren, um Dich auf dieses Experiment und Deinen Instinkt verlassen zu können, denn die Geschmacksnerven eines „Anfängers“ haben bei weitem nicht die Sensibilität eines Vitalisten, der sich seit Jahren roh ernährt.

Die entscheidende Frage lautet: Ist der Verzehr solcher Produkte, z. B. grüne Bohnen, überhaupt wichtig? Ist es sinnvoll, die Ernährungsmethode an sich abzulehnen, weil ich einige wenige Nahrungsmittel nicht roh essen kann? Solche Gedanken über bestimmte Lebensmittel lenken immer wieder vom Wesentlichen ab. Statt dessen sollte man sich vielmehr fragen, ob man auch ohne rohe Kartoffeln und ohne rohe Bohnen ein gesundes Leben führen kann. Die Antwort ist: mit Sicherheit. Was Dir bis jetzt an den gekochten Kartoffeln geschmeckt hat, sind wahrscheinlich nicht ihre Nährstoffe gewesen, sondern ihre weiche Konsistenz und die Wärme, die geballte Energiezufuhr, der Geschmack der zerlaufenden Butter oder der darübergegossenen Soße zu den Kartoffeln. Mit anderen Worten: etwas, was unseren Geschmacksnerven schmeichelt und Wärme abgibt. Es war also schlicht eine sinnliche Befriedigung.

Wer die Vital-Ernährung ernsthaft praktizieren möchte, dem rate ich eindringlich, auf bestimmte Erzeugnisse zu verzichten – und nicht pausenlos zu fragen, ob etwa Nußmus, Sojaprodukte, kaltgeschlagenes Öl oder Sahne verboten seien. Meine Antwort darauf ist ein eindeutiges Nein. Verboten ist gar nichts, nur gehören diese eben genannten Lebensmittel nicht zu der Methode, die ich vertrete, weil sie für den Menschen nicht natürlich sind. Das einzige, was Du erkennen mußt, ist der Unterschied zwischen einem natürlichen und einem nicht mehr natürlichen Lebensmittel. Dann bist Du allein Dein Richter. Die Entscheidung liegt immer bei Dir.

Wenn Du Dich nicht von den genannten oder anderen Produkten trennen kannst, frage Dich: Warum? Öffne Dich, dann wird meine Botschaft auch Dich erreichen – und Deine Befürchtung „Ich kann doch nicht alles aufgeben!“ wird dahinschwinden. Allem zu entsagen, fordert niemand von Dir. Es steht Dir frei zu wählen, wieviel Du wann aufgeben möchtest.

Die Milch und sämtliche Milchprodukte sind das erste, worauf Du verzichten solltest. Es ist weniger wichtig, frische Birnen und Karotten zu sich zu nehmen, als vielmehr die Zufuhr giftiger Substanzen durch zum Beispiel Milch und deren Produkte (Quark, Käse, Joghurt, Butter,

Sahne) so bald wie möglich einzuschränken und später ganz zu stoppen. Du hättest wahrscheinlich keine große Freude daran, Milchprodukte ohne das geliebte Brot zu essen. Wenn Du aber auch am Brot weiterhin festhalten willst, darfst Du von den Vorteilen, die die rohe, lebendige Ernährung bietet, nicht allzuviel erwarten.

Noch etwas sehr Wichtiges: Verwechsle nicht Gelüste mit körperlichen Bedürfnissen. Und denke immer daran: Der Ernährungsinstinkt funktioniert ausschließlich bei naturbelassenen Lebensmitteln. Deine Aufgabe besteht darin, zu identifizieren, was natürlich und was denaturiert ist. Betrüge Dich nicht selbst, nur wirkliche Ehrlichkeit kann Dir helfen.

Honig

Ist der Honig ein natürliches Lebensmittel? Selbstverständlich, aber nur solange der Mensch nicht das Werk der Bienen beeinträchtigt. Der Honig ist die natürliche Nahrung der Bienen und nicht der Menschen. Dann und wann ein wenig Honig oder trockene Früchte zu essen, um das Gefühl des so beliebten Nachtisches zu vermitteln, ist akzeptabel und für die Psyche manchmal notwendig. Aber: Der Honig ist kein Produkt, das der Mensch regelmäßig braucht, um gesund zu leben oder zu werden. Im Gegenteil, er schadet mehr, als daß er hilft. Dies gilt insbesondere für die Bauchspeicheldrüse. Der Honig hat leider einen festen Platz in der Ernährung der Naturisten eingenommen. Er enthält jedoch Mannit, das sich nach der Lehre der „Natural Hygiene" mit nichts kombinieren läßt und sogar noch gefährlicher als der raffinierte Zucker sein soll.

Ich glaubte schon früher, daß es nicht gut und gesund sein kann, Honig zum Backen zu verwenden, da er durch den Prozeß der Erhitzung zu einem wertlosen Süßungsmittel degradiert wird.

Bezüglich des Honigs urteile ich wie bei der Milch. Auch wenn der Honig für uns gesund wäre, berechtigte uns das noch lange nicht, den Bienen ihren Wintervorrat zu stehlen. Die Bienen haben ihre spezielle Aufgabe im Kreislauf der Ökologie. Wenn wir sie daran hindern, diese Aufgabe zu erfüllen, richtet sich das gegen uns selbst. Die heute mit Fabrikzucker ernährten Bienen leiden – nicht anders als der Mensch – an Stoffwechselkrankheiten. Bei den wenigen Bienen dagegen, die sich mit natürlicher Nahrung versorgen, treten diese Krankheiten nicht auf.

Getränke

Ist der Wein ein natürliches Lebensmittel? Einige seiner Bestandteile entstammen der Natur, das gilt aber gleichfalls für Brot und andere denaturierte Produkte und reicht somit nicht aus, ihn als ein natürliches Lebensmittel zu charakterisieren. Selbst in reiner Form kommen Säfte in der Natur nicht vor, und der Wein ist vergorener Traubensaft, der außerdem mit Substanzen wie beispielsweise Zucker, Schwefliger Säure etc. versetzt werden darf.

Frisch gepreßte Säfte erfreuen sich immer größerer Beliebtheit. Ich akzeptiere sie als Nahrungsmittel, wenn einige wichtige Bedingungen erfüllt sind. Säfte sollen demnach nicht als ein Getränk angesehen werden, sondern als eine vollwertige Mahlzeit. Das heißt: Sie sollen langsam und gründlich gekaut werden wie eine Speise. In Verbindung mit dem Speichel werden sie bekömmlicher. Ein Saft-Tag in der Woche wäre für viele von uns eine gute Lösung, um immer wieder – ohne zu hungern – zu entschlacken. Die Früchte hierfür sollten allerdings aus biologischem Anbau stammen. Und: Die Säfte niemals auf Vorrat pressen. Denn die Einwirkungen der Luft und des Lichts leiten einen Oxidationsprozeß ein. Das können wir besonders bei Apfelsaft beobachten, der sich binnen kürzester Zeit dunkelbraun färbt.

Das Thema Trinken allgemein habe ich noch nicht abgeschlossen. Auf jeden Fall scheint mineralstoffarmes Wasser günstiger zu sein als mineralstoffreiches. Gut sind beispielsweise Haderheck[7)] aus Königstein, Volvic aus Frankreich und Spa aus Belgien.

Der Rohköstler deckt durch die frischen Früchte und Gemüse schon einen hohen Anteil seines Flüssigkeitsbedarfes. Außerdem nimmt er keine Gewürze, Salz oder gekochte, konzentrierte Nahrung zu sich, die stärkeren Durst auslösen. Es bleibt die Frage, welche Menge der Rohköstler trinken sollte, ob es ausreicht, wenn er bei Durst trinkt. Mir erscheint dies logisch, es ist aber noch keine erwiesene Tatsache.

Der Mythos Milch

Dieses Kapitel über die Milch kann in drei Hauptabschnitte unterteilt werden: Gesundheit, Wirtschaft und Ethik.

Darüber hinaus sollte der Leser einen Unterschied zwischen der Muttermilch und der Tiermilch machen. In den folgenden Ausführungen geht es hauptsächlich um die Tiermilch.

Dagegen nehme ich keine Trennung zwischen den einzelnen Milchprodukten vor – gleichgültig, ob sie als verträglich gelten oder nicht, ob sie aus biologischer Quelle stammen oder nicht –, weil sie alle aus dem gleichen Ausgangsstoff „Tiermilch“ gewonnen werden. Hierzu gehören auch die Butter und die Sahne. Dies zum besseren Verständnis für sämtliche Rheumatiker oder sonstige Milchallergiker, die sich an die Theorie halten, tierisches Eiweiß sei an ihrer Krankheit schuld, und sich wundern, daß sie keine Linderung und Rückbildung ihrer Symptome erfahren, wenn sie noch Butter und Sahne zu sich nehmen.

Die Milch ist die Quelle des Wachstums der neugeborenen Säugetiere. Zu diesen zählt auch der Mensch. Seit Millionen von Jahren hat die Milch ausschließlich diesem Zweck gedient, niemand brauchte die Qualität dieses Naturproduktes wissenschaftlich zu betrachten. Nur der Mensch mit seinem Verstand machte die Milch zu einem hochkomplizierten Thema. Erst am Ende des zwanzigsten Jahrhunderts kommen wir langsam dahinter, daß die Tiermilch kein gesundes, sondern für viele von uns sogar ein krankmachendes Nahrungsmittel darstellt.

Die Milch und ihre Produkte sind ein sehr heikles Thema, da sie zu den Genußmitteln unseres Ernährungssystems gehören und deshalb im Menschen Emotionen hervorrufen. Sobald es an seine sinnliche Lebensfreude geht, verliert der Mensch den Blick für die Wirkungszusammenhänge. Das Thema wird der Einfachheit und Bequemlichkeit halber tabuisiert. Hier wollen wir jedoch versuchen, diesen Komplex emotionslos und unvoreingenommen zu betrachten.

Vielleicht klagst Du an dieser Stelle: „Wie bitte? Milchprodukte darf ich auch nicht mehr essen? Ich lasse mir nicht so schnell meinen 'guten' Quark nehmen.“ Im Grunde müßtest Du Dich fragen: „Darf ich mir weiterhin die Freiheit nehmen, mein Immunsystem zu schädigen?“

Sei beruhigt, niemand will Dir irgendetwas nehmen. Du kannst gleich selbst entscheiden, ob Du weiterhin Milch verzehren willst – oder ob Du gesund bleiben möchtest. Ich werde Dir die Milch auf keinen Fall verbieten. Meine Aufgabe besteht lediglich darin, den Mythos „Milch“ zu entlarven und die negativen Wirkungen, die durch den Verzehr von Milch entstehen können, aufzuzeigen.

Mit ein wenig Aufmerksamkeit wirst Du das Thema auf andere Weise begreifen, als Du es bis heute vermochtest. Wenn Du „wissenschaftliche“ Beweise brauchst, betreibe Deine eigene Wissenschaft, nämlich die „Erfahrungswissenschaft“. Um diesen Komplex besser zu verstehen, sollten wir gänzlich auf die Aussagen der etablierten Wissenschaft verzichten.

Andere Leser werden als Argument vorbringen: „Ach, was? Wieder etwas Neues. Auf der einen Seite sagen sie, die Milch wäre gesund, auf der anderen Seite soll sie uns krank machen! Wer hat nun recht?“ Dies sind verständliche Gedanken. Ich will Dir helfen, ein wenig Klarheit zu bekommen. Wen meinst Du mit „sie“ – die Milchproduzenten, die Politiker und/oder die für die Gesundheit Verantwortlichen? Diese Menschen haben sich, zuerst wahrscheinlich unbewußt, alle im gleichen Wirtschaftsnetz verstrickt. Die einen wollen das große Geld, die anderen die politische Macht, die Dritten machen alles, was man ihnen sagt. Also passiert meiner Meinung nach das, was auf der ganzen Welt geschieht: Diese Personen werden korrupt und preisen das an, was ihr wirtschaftliches oder politisches System nicht gefährdet. Ob die Gesundheit der Menschen dabei bedroht wird, scheint letzten Endes niemanden zu interessieren.

Du darfst also nicht verallgemeinernd „sie“ sagen und alle Menschen gleichsetzen. Die einen sind machtgierig und ziehen einen beträchtlichen Gewinn aus den Aktivitäten der Milchindustrie – die anderen sind eher Idealisten und geben nur ihr Wissen weiter.

Wenn ich gegen die Milch sprechen würde und gleichzeitig ein „Wundermittel“ als Ersatzprodukt anböte, dürftest Du zumindest annehmen, daß das alles reine Geschäftemacherei sei. Doch ob Du weiterhin Milch trinkst oder nicht, ändert in meinem Leben nichts.

Der Mythos „Milch“ ist in unseren Köpfen derart fest verankert, daß ich es nicht wagen würde, Dich überreden zu wollen, auf Milch und Milchprodukte zu verzichten. Dieses Gefühl muß sich ganz alleine in Dir entwickeln.

Ist die Tiermilch ein toxisches Produkt?

Ich empfinde eine solche Frage als Gotteslästerung, denn Gott (oder Mutter Natur) hat die Milch als optimalste Versorgung für den Nachwuchs eines jeden Säugetiers zur Verfügung gestellt. Durch sie erhält jedes Wesen genau die auf seine Art zugeschnittenen Vitalstoffe – und zwar im optimalen Verhältnis und in optimaler Menge. Die Milch ist der wunderbarste Einfall der Natur. Neben der körperlichen Versorgung ist die ebenso wichtige seelische Zuwendung durch den engen Kontakt beim Stillen gewährleistet. Dieser Hautkontakt sorgt von der ersten Stunde an für eine starke Beziehung zwischen Mutter und Kind und vermittelt dem Baby Gefühle der Sicherheit und Geborgenheit. Die flüssige Konsistenz dieser Nahrung ist außerdem eine technisch ideale Form der Übertragung auf das Kind.

Die Natur versorgt auf diese Weise den jeweiligen Säugling, ob Menschenkind oder Tierbaby, solange er seine Zähne noch nicht benutzen kann. Dann stillt sich das Baby von ganz alleine ab, die Tiere tun das instinktiv, ohne ihren Verstand zu gebrauchen.

Wie aber verhält es sich bei unseren Babys? „Wissenschaftliche" Erkenntnisse haben im Laufe der Jahre dazu geführt, den Müttern das Urvertrauen und Urwissen langsam zu rauben. Würden alle Mütter ihre Babys heute noch stillen, sähe die Welt für sie und ihre Sprößlinge anders aus, und damit für die ganze Menschheit. Die echten Versorgungsschwierigkeiten traten erst auf, als manche Frauen so degeneriert waren, daß sie ihre Kinder nicht mehr selbst versorgen konnten – oder als sie es aus verschiedenen Gründen vorzogen, ihnen industriell produzierte Milch zu geben.

So werden sie mit Problemen konfrontiert, die mit dem Verzehr von Kuhmilch zusammenhängen, statt ermuntert zu werden, ihr Kind selbst zu stillen. Im letzteren Fall wären kaum Probleme entstanden. (Hierzu kann jede werdende Mutter bei einer La-Leche-Liga[8)] Auskünfte einholen.)

Die Milch ist also nicht toxisch, sondern im Gegenteil das optimalste Versorgungsmittel für unsere Sprößlinge und für den Nachwuchs der Tiere. Aber Vorsicht: nur diejenige Milch, die für das jeweilige Baby von der Natur vorgesehen wurde. Um Mißverständnisse auszuschließen, möchte ich eindeutig feststellen: die Tiermilch für das betreffende Tierkind und die Muttermilch für unsere Babys.

Dazu ein Auszug aus „Welche Milch für den Säugling" von H. Lestradet in „Cahiers de nutrition et de diététique" vom März 1982, der von G.C. Burger in „Die Rohkosttherapie"[9)] wiedergegeben wird:

„»Wenn man, ohne spezielle Vorsichtsmaßnahmen zu treffen, eine andere als Muttermilch nimmt, kommt es zu schweren Ernährungsstörungen. Zwischen diesen beiden Milcharten bestehen grundlegende Unterschiede. Der Lactoseanteil der Muttermilch ist zweimal höher als der der Kuhmilch.« Lactose aber ist wichtig für das Wachstum des Gehirns, das beim Kind doppelt so schnell erfolgt wie beim Kalb.

»Romulus und Remus werden nicht von einer Wölfin aufgezogen worden sein, denn deren Milch enthält neunmal soviel Protein wie Frauenmilch.« Eine solche Überdosis an Protein hätte in Anbetracht der Überlastung von Leber und Nieren, zu deren Aufgabe die Ausscheidung von Harnsäure gehört, schnell tödlich gewirkt. Yamata und Kamala, die Wolfskinder, sind sehr jung an Gelenkschäden gestorben. Eine solche Überlastung wird schon bei Kuhmilch spürbar, die dreimal mehr Proteine enthält als Muttermilch."

Wir sehen, daß uns ein reichhaltiges Produkt nichts nützt, wenn die Zusammensetzung nicht für den Menschen geeignet ist. Die Kuhmilch enthält dreimal soviel Mineralstoffe wie die Muttermilch. Das hat seinen Grund: Das Kälbchen wächst dreimal so schnell wie das menschliche Baby, es verdoppelt sein Gewicht in nur 45 Tagen, während der Mensch dafür 150 Tage benötigt. Es ist also kein Zufall, wenn die Angehörigen jüngerer Generationen aus den zivilisierten Ländern immer länger werden. Leider heißt „lang sein" aber nicht gesund sein. 65 Prozent der Schulkinder leiden bereits an Haltungsschäden. Die Knochen wurden länger – aber auf Kosten ihrer Dichte und Beschaffenheit. Sie sind zunächst weich und dehnen sich auf unnatürliche Weise, später werden sie porös und brechen leicht.

Milchtrinkende Kinder wachsen im allgemeinen schneller und ich vermute, daß sie dementsprechend dem Alterungsprozeß ebenfalls früher unterliegen als Menschen, die ohne Milch aufgewachsen sind.

Die Annahme, der Mensch würde all das wieder ausscheiden, was überflüssig ist, trifft nicht zu. Wenn dem so wäre, gäbe es praktisch keine Krankheiten. Der Mensch erkrankt aber unter anderem deshalb, weil sein enzymatisches System nicht für fremde Stoffe ausgerüstet ist. Ohne entsprechende Enzyme kann weder eine einwandfreie Verdauung der verzehrten Substanzen noch ein funktionierender Stoffwechsel stattfinden. Solche Stoffe können dementsprechend nicht vollständig ausgeschieden werden. Es kommt zu Ablagerungen und Ansammlungen an den Gelenken, in den Artherien und im Fettgewebe, die entsprechende Krankheiten hervorrufen.

Schließlich äußert sich Walter Sommer in „Das Urgesetz der natürlichen Ernährung"[10] noch zu sexuellen Auswirkungen: „Eine mit einem Bullenkalb trächtige Kuh wird in der Milch kräftigere männliche Hormone und bei einem Kuhkalb entsprechend in der Milch mehr weibliche Hormone entwickeln. [...] Wenn nun die Säuglinge mit solchem indifferenten Milch-Mischmasch in der Flasche ernährt werden, und später die Kinder mit solcher Milch groß werden, dann ist es kein Wunder, wenn die jungen Leute sich nicht mehr normal entwickeln können."

Warum treten zunehmend so viele Unverträglichkeiten beziehungsweise Krankheiten infolge des Milchverzehrs auf? Es kommt erst zu toxischen Reaktionen, wenn die Tiermilch in den menschlichen Körper gelangt und mit anderen Bestandteilen der Zivilisationskost vernichtet wird. Daraus entstehen chemische Verbindungen, die es in der Natur nicht gibt. Man kann davon ausgehen, daß die Milch in Zukunft zunehmend gefährlicher wirkt, weil die Verdauungsorgane der Menschen immer stärker geschädigt sind. Dr. med. Jaques Fradin, ein ehemaliger Mitarbeiter von Guy Claude Burger und ein Vertreter der instinktiven und hypotoxischen Ernährung, hat sich in seiner Praxis eingehend mit Hunderten von Rohköstlern beschäftigt, speziell im Hinblick auf das Milchproblem. Seine These ist: Je toxischere Substanzen sich bereits im Darm befinden, desto gefährlicher sind die chemischen Reaktionen mit der frisch zugeführten Tiermilch. Zu ersteren zählen beispielsweise die Röststoffe sowie alle anderen konzentrierten und denaturierten Lebensmittelbestandteile. Die resultierende Toxizität beeinträchtigt die allgemeinen Stoffwechselfunktionen und gleichermaßen das Immunsystem negativ.

Eine Bemerkung am Rande: Ist Kuhmilch gefährlicher als Ziegenmilch? Es wird gesagt, Ziegenmilch würde weniger Allergien auslösen. Dies hängt damit zusammen, daß sie speziell in Mitteleuropa noch nicht lange genug verzehrt wurde, um entsprechende Auswirkungen zu erfahren. Nach zwei oder drei Generationen des regelmäßigen Ziegenmilchkonsums würden die gleichen Symptome beobachtet werden können, die schon heute beim Verzehr von Kuhmilch auftreten. So verhält es sich mit allen Produkten, die ursprünglich nicht für uns vorgesehen waren und von denen wir mittlerweile übermäßig viel konsumieren (beispielsweise Industriezucker und Weißmehl).

Vielen Lesern ist tierisches Eiweiß als krankmachender Stoff bekannt. Die schädliche Auswirkung des tierischen, meist denaturierten Eiweisses möchte ich keineswegs verharmlosen. Das Problem ist wichtig, steht aber bei der Tiermilch – weder in denaturiertem noch in rohem Zustand – nicht im Vordergrund. Hier geht es allgemein um die Frage: Ist Tiermilch für den menschlichen Organismus geeignet und notwendig?

Der Mensch sieht in seiner Nahrung nur noch eine Quelle der Sättigung und des Genusses. Er vergißt dabei, daß die Lebensmittel in erster Linie seinen körperlichen Bedürfnissen zu entsprechen haben.

Die Natur hat in den rohen pflanzlichen Nahrungsmitteln genügend Vitalstoffe jeder Art vorgesehen, um den menschlichen Organismus richtig und ausreichend zu versorgen – zu diesen Substanzen zählen sowohl Eiweiß als auch Calcium. Durch die Erhitzung seiner Lebensmittel macht der Mensch diese wichtigen und hochwertigen Stoffe zunichte. Insofern hat die Wissenschaft teilweise recht, wenn sie von einem Mangel spricht – bezogen auf alle die nicht Rohkost-Vegetarier sind. Aber sie ist weit davon entfernt, das Problem zu lösen, wenn sie dem Menschen zum Verzehr tierischer Produkte rät. Im Gegenteil, dadurch kommen die meisten Betroffenen vom Regen in die Traufe. Die Lösung liegt in der Lebendigkeit der Produkte.

Der Mensch ist heute zu einem auf tierisches Eiweiß und Calcium konditionierten Wesen geworden. Er hat sich zum Sklaven seiner von ihm aufgestellten Theorien gemacht – als hätte die Natur das seit Millionen von Jahren nicht viel besser für ihn eingerichtet!

Wie reagiert unser Instinkt auf Tiermilch?

Wie ich es in einem späteren Kapitel näher erläutern werde, funktioniert der Ernährungsinstinkt nur bei den Lebensmitteln, die unserem genetischen Code entsprechen.

Manche mögen sagen: Ich finde Milch nicht abstoßend, mir schmeckt sie sogar sehr gut. Aussagen über Empfindungen, die mit dem Geruchs- und Geschmackssinn zusammenhängen, gelten für mich nur, wenn sie von Menschen stammen, die sich seit mindestens einem Jahr konsequent von rein pflanzlichen Lebensmitteln ernähren und dadurch die Mindestfunktion des Ernährungsinstinktes zurückgewonnen haben. Unter diesen Voraussetzungen ist mir eine derartige positive Einschätzung bezüglich der Milch noch nicht begegnet.

Wer behauptet, er würde neben Früchten und rohem Gemüse auch regelmäßig Milch verzehren, nimmt mit hoher Wahrscheinlichkeit gleichzeitig noch ein anderes unnatürliches Produkt zu sich – und wenn es sich „nur" um ein Stück Brot oder ab und zu ein paar Kartoffeln handelt. Oder er läßt sich von seinem Intellekt leiten und verzehrt Milch, damit er – wie er meint – rundherum versorgt ist. Von Instinkt kann hier also nicht die Rede sein.

Die in der Regel noch weniger degenerierten Kinder verhalten sich anders als die Erwachsenen. Wieviele Eltern bemühen sich vergebens darum, sie an die Kuhmilch anzupassen – und das in einem Alter, in dem die Natur sie längst „instinktiv" entwöhnt hat. Die meisten Kinder spucken die Milch beim erstmaligen Verzehr wieder aus. Hier geschieht das, was jedem Menschen widerfährt, der zum ersten Mal raucht.

Manchen Eltern gelingt es tatsächlich, mit einer Mischung aus Drohungen und Lockmitteln bei ihren Kindern eine Anpassung zu erzwingen. Wenn sie keine äußerlichen Anzeichen (mehr) wahrnehmen, glauben sie, dieses Nahrungsmittel sei für das Kind nicht schädlich. Aber in Wirklichkeit toleriert der junge Körper die Tiermilch lediglich.

Zu dieser Duldung trägt beispielsweise das mehr oder weniger stark vorhandene Enzym Lactase bei, das die Aufgabe hat, die Lactose

(Milchzucker) zu verdauen. Über dieses Enzym verfügt der menschliche Körper in der Regel nur bis zum dritten Lebensjahr. Neueste Studien, die Dr. med. Fradin in einem Vortrag in Paris darlegte, besagen, daß die Menschen umso länger die Fähigkeit besitzen, diese Lactase zu produzieren, je „zivilisierter" sie sind. So weisen beispielsweise in Ländern wie Amerika, Australien oder Schweden 95 Prozent der Bewohner dieses Enzym ihr Leben lang auf. Bei den Nordfranzosen sind es 80, bei den Südfranzosen dagegen nur 40 Prozent, bei den Afrikanern 20 und bei den Japanern, die praktisch keinen Milchkonsum kennen, nur fünf Prozent.

Dieses Phänomen bezeichne ich als „erzwungene Anpassung". Das Enzym Lactase verdaut zwar Milchzucker und bewirkt eine Magenverträglichkeit – aber es verhindert nicht all die anderen Symptome und Krankheiten, die die Tiermilch als körperfremde Substanz verursacht.

Die Menschen tendieren dazu, von Verträglichkeit zu sprechen, wenn sie das Produkt einwandfrei, das heißt schmerzlos, verdauen. Das ist falsch. Ein Ekzem-Ausschlag beispielsweise entsteht durch eine Unverträglichkeit. Diese Art von Unverträglichkeit finde ich persönlich sehr positiv für den Betroffenen. Er kann so immer wieder selbst prüfen, wie weit die Milch (oder allgemein krankmachende Lebensmittel) seinen Ausschlag beeinflussen.

Viel schlimmer ist es dagegen, wenn die Milch nach außen hin scheinbar vertragen wird, die Unverträglichkeit sich aber im Körperinneren auswirkt, beispielsweise in Form von Gallensteinen oder Metastasen.

Warum kaum jemand diesen Zusammenhang sieht? Weil die meisten Menschen den Fehler begehen, sich stets mit anderen zu vergleichen. Sie meinen, wenn die Milch an ihren Gallensteinen schuld wäre, müßten schließlich alle Milchtrinker welche haben.

Walter Sommer[10)] schreibt über die Verträglichkeit der Milch: „Die Eiweißstoffe [...] der Milch, die Kaseine, können von den Magensäften des Erwachsenen kaum gelöst und aufgespalten werden. Das können nur die Verdauungssäfte des Säuglingsmagens, nämlich die Labsäfte. [...] Mit dem allmählichen Versiegen der Lababsonderung, der Zustandsänderung der Magensaftdrüsen und der fortschreitenden Entwöhnung hört die Milch nach dem ersten Lebensjahr auf, natürliche Nahrung für das Kind zu sein. [...] Es lehnt die Mutterbrust mehr und mehr ab und verlangt nach fester Nahrung. [...] In den Magen des Erwachsenen gehört die Milch auf keinen Fall. [...] Wer sie trotzdem in seiner Ernährung verwendet, vergeht sich damit gegen das Gesetz der Erhaltung des Lebens.

Die Folgeerscheinungen bleiben nicht aus. Leider machen sie sich selten sofort bemerkbar, da die ersten krankhaften Erscheinungen und Mißbildungen in der Kindheit als nicht zu vermeidende Kinderkrankheiten betitelt werden. Es sind dies Milchschorf im Säuglingsalter, später Masern, Windpocken, Scharlach, Diphterie, echte Blattern und verwandte Krankheiten mit starker Hautausscheidung. Auch die Furunkulose bei Kindern und Erwachsenen gehört z.T. zu den durch Milchgenuß erzeugten Krankheitszuständen. Die Überwindung dieser Krankheiten bewirkt eine Gewöhnung an die schädlichen Einwirkungen im wachsenden Menschenkinde durch die große Anpassungsfähigkeit des Körpers und seine Fähigkeit, sich durch Erzeugung von Abwehrstoffen der offensichtlichen Schäden zu erwehren. Diese schädlichen Einflüsse beginnen sich auszuwirken, wenn die Ansammlung durch dauernde Zuführung zu groß wird. [...]

Aus der irrigen Ansicht, die Milch als lebendige Nahrung anzusehen, entsteht auch die große Täuschung von dem für den Menschen so zuträglichen Kalkgehalt der Milch. [...] Sobald nämlich die Milch vom Milchsäurebazillus angegriffen wird oder mit der Magensäure in Berührung kommt, lösen sich die phosphorhaltigen Gebilde in der Milch und ihrem Eiweißgehalt in ihre Bestandteile auf. Es ist derselbe Vorgang, der auch bei den eiweißhaltigen Bestandteilen des Vollkornbrotes schon beschrieben wurde. Die freiwerdende Phosphorsäure verbindet sich nun unter der Einwirkung des Milchsäureerregers oder irgend einem anderen Säureeinfluß mit dem Kalkgehalt in der Milch, um sich abzubinden und bildet zusammen mit dem Albumin in der Milch den Käsestoff. [...] Ist nicht genügend Kalk in der Milch vorhanden, um die Phosphorsäure abzubinden, dann greift diese die menschlichen Gewebe an und entzieht diesen den benötigten Kalk zu ihrer Neutralisierung. So kann es vorkommen, daß die sehr kalkhaltige Milch dem Körper und damit auch den Knochen des Milchtrinkenden noch Kalk entzieht, um die übergroßen Mengen durch Säurewirkung freiwerdender Phosphorsäure zu neutralisieren und für die Lebensvorgänge unschädlich zu machen. [...]

Gekochte Milch ist noch viel gefährlicher in der Auswirkung. Durch den Kochprozeß werden alle Mineralstoffe in der Milch aus ihren organischen Bindungen ausgefällt und in unbrauchbare mineralische Verbindungen gebracht [...]."

Warum sollte der Mensch auf Milchprodukte verzichten?

Weil der Verzehr von Milch eine Menge gesundheitlicher Probleme mit sich bringt, die sich von der „einfachsten", aber chronischen Grippe bis hin zum Krebs bewegen. Die Milch verursacht, beeinflußt oder verstärkt folgende Symptome und Krankheiten:

Jegliche Art von Infektionskrankheiten, von der Grippe bis zu Aids, Herpes-Ausbrüche, Halsschmerzen, Schnarchen, geschwollene Lymphknoten, belegte Zunge, Mundgeruch, Verdauungsstörungen, entsetzliche Fäkaliengerüche, Aufstoßen, Lymphatismus (vergrößerte Mandeln), geschwollene Gesichtspartien (speziell die untere Gesichtshälfte), Blässe im Gesicht, Sinusitis (Nebenhöhlenentzündung), Heuschnupfen, Asthma, Eiterungsprozesse (wie beispielsweise offene Beine), jegliche Hautstörungen wie Ausschlag, Pickel, Akne, Hautallergien wie Neurodermitis, Psoriasis (Schuppenflechte), Ekzeme, Ringe unter den Augen, beeinträchtigtes Sehvermögen, Ohrensausen und Ohrenschmerzen (besonders bei Kindern), verstopfte Nase, verschlechterter Zustand der Knochen und des Gebisses, Störungen der sexuellen Funktion.

Die Milch begünstigt ein saures Milieu und dessen Folgen wie Steinbildungen aller Arten, Bluthochdruck, eine um eine bis drei Stunden längere Schlafdauer, des weiteren fettige Haare – und natürlich, was mittlerweile von vielen anerkannt ist, alle rheumatischen Krankheiten.

Schließlich ist noch auf die Verbindung von Milchkonsum und dem Auftreten von Krebs hinzuweisen. Guy Claude Burger sieht insbesondere einen Zusammenhang zwischen Leukämie und dem Verzehr von Milch.

Dr. Fradin macht die Milch für die Entstehung von Verdauungsstörungen, für Migräne, nervöse Störungen, Reizbarkeit, Spasmophilie, Hypercholesterinämie und für viele andere der bereits erwähnten Symptome und Krankheiten verantwortlich.

Das Wichtigste scheint mir jedoch die Beziehung zwischen dem Milchkonsum und der eingeschränkten Funktionsfähigkeit des Immunsystems zu sein. Sobald dieses geschwächt wird, ist die Tür für zahlreiche Zivilisationskrankheiten geöffnet.

Dr. J. Fradin meint, daß mindestens ein Drittel der Krankheiten auf den Verzehr von Milchprodukten zurückzuführen ist – und ein weiteres Drittel auf den Konsum denaturierten Getreides (Brot, Nudeln, Reis).

Erhitzte Produkte sind säurebildend, egal ob technisch bearbeitet oder sogenannt vollwertig. Das gilt auch für die Milch. Der Körper versucht, sich gegen den schädlichen Einfluß dieser Stoffe zu wehren und das saure Milieu durch Calcium, das dabei verbraucht wird, zu neutralisieren. Der Organismus versorgt sich dort mit Calcium, wo es am leichtesten zu gewinnen ist – dies scheinen die Zähne und die Wirbelsäule zu sein. Die zunehmende Entstehung von Karies und die immer häufiger auftretenden Rückenschmerzen bei zivilisierten Menschen dürften hier teilweise ihre Ursache haben.

Dieser Calciumabbau bei Zähnen und Knochen zeigt, daß der Körper mit dem Calcium aus der gerade verzehrten Milch nichts anzufangen weiß. Warum sonst greift er auf anderweitige Depots zurück? Offensichtlich wirkt fremdes Calcium höchstens als Pseudohilfe, aber erfüllt nicht die Aufgabe, die die Wissenschaft ihm zuschreibt. Hinzu kommt, daß die Milch fast immer in denaturiertem Zustand genossen wird. Unter diesen Umständen ist eine Neutralisierung der Säure durch das fremde Calcium erst recht nicht gewährleistet.

Es gibt wohl kaum einen Leser, der nicht unter irgendeinem der zuvor aufgeführten Symptome leidet. Auf die Frage, die mir häufig gestellt wird: „Könnte ich durch den Verzicht auf Milch mein Asthma (oder ein anderes Leiden) heilen?" antworte ich: „Wer besser als Sie selbst kann diese Frage beantworten? Versuchen Sie es einfach." Asthma ist erfahrungsgemäß durch den Verzicht auf Milch und denaturiertes Getreide sehr gut in den Griff zu bekommen. Allerdings genügt bei manchen Allergikern bereits ein Gramm Milch in versteckter Form, um einen neuen Anfall zu verursachen.

Welche Risiken geht ein Mensch ein, wenn er probeweise drei Wochen lang keine Milchprodukte mehr zu sich nimmt? Gar keine. Der Körper leidet ohnehin unter dem überhöhten Konsum dieser Substanzen und fühlt sich erleichtert, wenn er für eine Weile Überreste davon aus seinen Depots ausscheiden kann.

Im Grunde werden unsere Krankheiten hauptsächlich durch den Verzehr von tierischen Produkten verursacht – ein Teil selbstverständlich auch durch das Essen denaturierter Kost. In diesem Buch ist der Akzent besonders auf Milch- und Getreideprodukte gelegt, weil viele Menschen, die alle anderen tierischen Nahrungsmittel abgesetzt haben, aus Angst vor Eiweiß- und Calciummangel den Konsum beider Produkte erhöht haben.

Aber: Der Verzehr dieser Lebensmittel ist gerade das, was bei manchen Menschen die Verbesserung ihres Gesundheitszustandes oder gar eine Heilung verhindert. Für sie ist es wichtig, derartige Produkte gänzlich zu meiden – und sei es auch das klein wenig Sahne über dem Obst.

Ich möchte allerdings betonen: Ich trete nicht mehr für ein abruptes Absetzen solcher Nahrungsmittel ein, die die Menschen jahrelang in Abhängigkeit gehalten haben, sondern für ein graduelles, das sich über einen längeren Zeitraum von mehreren Monaten oder Jahren erstreckt. Allein der Verzicht auf Milch und ihre Produkte kann schon eine Gewichtsabnahme mit sich bringen.

In manchen schwerwiegenden Fällen (wie beispielsweise bei einem Krebstumor) sollten Vor- und Nachteile einer abrupten Umstellung abgewogen werden. Ich empfehle, sich auf die Suche nach einem Mediziner zu machen, der um die genannten Zusammenhänge weiß und sachkundige Empfehlungen geben kann. Eine solche Unterstützung stellt eine große Hilfe dar.

Wer sich anmaßt, objektiv die tatsächlich benötigte Menge Calcium angeben zu können, überschätzt seine Fähigkeiten. Lassen wir die Natur sprechen – und alles kommt in Ordnung. Allerdings kann es bei manchen Menschen Jahre dauern, bis der Organismus durch die Stoffe aus dem Pflanzenreich sein Gleichgewicht wiederfindet.

Wie kann die Kuh, die so viel Calcium in ihrer Milch speichert, diesen Stoff – ohne Milchzufuhr – überhaupt produzieren? Allein diese Frage müßte für die Wissenschaft Anlaß genug sein, ihre Theorie über die Notwendigkeit der Milch zu überdenken. Ein Calcium-Bedarf muß noch lange nicht eine Calcium-Zufuhr bedeuten, wie wir Menschen sie praktizieren. Wenn die Natur die Tiermilch als Calciumspender für den Menschen vorgesehen hätte – wieso dann nur für die Bewohner zivilisierter Länder? Welche Art von Calcium nehmen all die Menschen zu sich, denen die Religion, die Kultur, die Lebensbedingungen oder eine Allergie keinen Milchverzehr erlauben? Leiden sie denn alle an Hypocalciämie und deren Folgen?

Kein Lebewesen der Welt ist auf fremde Milch angewiesen, um selbst Milch zu erzeugen. Dennoch rät fast jeder Arzt der werdenden Mutter zu erhöhtem Milchverzehr. Die Erfahrung zeigt aber, daß eine schwangere Frau eher Muttermilch erzeugt, wenn sie während der Schwangerschaft weitgehend auf Tiermilch verzichtet. Haben nicht auch die Frauen, die vor, während und kurz nach dem letzten Krieg schwanger waren, ohne besonderen Milchverzehr ihre Kinder bestens versorgen können?

Wenn Du, liebe Leserin, schwanger bist, solltest Du jetzt nicht in Panik geraten, bleibe ganz ruhig. Sicher, sich vor der Zeugung des Kindes zu entgiften, wäre ideal, wenn dies aber nicht gegeben ist, mache nun das Beste aus Deiner Situation.

Ich könnte einer werdenden Mutter nicht prinzipiell die Umstellung auf totale Rohkost empfehlen, da ich gar nicht weiß, um welche Menschen es sich handelt – um eine einigermaßen gesund lebende Frau, um eine langjährige Raucherin, um eine, die täglich Alkohol und Kaffee konsumiert etc. Je höher nämlich der Rohkostanteil der Nahrung ist, desto stärker ist am Anfang der Umstellung die Mobilisierung der gelösten Giftstoffe im Körper. Mir erscheint es logisch, daß gerade die Plazenta davon nicht verschont wird. Später hat die Muttermilch die Aufgabe, den Säugling zu versorgen. Die Qualität dieser Versorgung hängt hauptsächlich von der Qualität der Lebensmittel ab, die die Mutter zu sich nimmt. Im günstigsten Fall ernährt sich die Mutter natürlich und gibt mit der Milch hochwertige Stoffe an ihr Baby weiter. Wenn sie sich aber unnatürlich ernährt oder sich während des Stillens ganz auf Rohkost umstellt, gibt sie die gelösten Giftstoffe in die Milch ab. Hauptsächlich aus diesem Grund halte ich eine völlige Umstellung in dieser Zeit nicht für ratsam.

Eine letzte Frage, die Dir auf der Zunge liegen mag, will ich gerne kurz und bündig beantworten. Die Frage lautet: „Durch welches Produkt sollen wir nun die Milch ersetzen?“ Wenn Du sagst „wir“, meinst Du damit möglicherweise Deine ganze Familie? Möchtest Du am liebsten alle Familienmitglieder sofort beeinflussen und zu einer Ernährungsumstellung auffordern? Das wird Dir kaum gelingen, ohne unliebsame Auseinandersetzungen heraufzubeschwören. Folglich solltest Du zunächst bei Dir beginnen und in der ersten Phase auf fünfzig Prozent der Milch und aller tierischen Produkte verzichten.

Wenn wir verstanden haben, wie schädlich diese Lebensmittel auf Dauer für uns sind, brauchen wir uns nicht den Kopf darüber zu zerbrechen, welchen Ersatz wir für sie benötigen. Die Milch soll nur in einem von der Natur vorgesehenen begrenzten Zeitraum als Säuglingsnahrung verzehrt werden, in dem sie die Funktion eines vollkommenen Lebensmittel übernimmt. Später tritt an ihre Stelle die feste Nahrung.

Eigene Erfahrungen

Von Kind an litt ich unter ständigen Halsschmerzen. Die Veranlagung zu diesem Symptom ist nach wie vor vorhanden, doch die Schmerzen treten nur auf, wenn ich die Naturgesetze nicht vollkommen respektiere und wenn neben falscher Ernährung andere Faktoren wie Streß, Überarbeitung oder Schlafmangel dazu kommen.

Insbesondere seitdem ich mich roh ernähre, konnte ich bei verschiedenen Experimenten einen klaren Zusammenhang zwischen dem Genuß von Butter- oder Käsebrot und den Halsschmerzen erkennen. Natürlich kann auch die sehr ungünstige Kombination von stark eiweiß- oder fetthaltigen Milchprodukten (Quark, Butter, Käse) und stark kohlenhydrathaltigem Brot für dieses Symptom verantwortlich sein. Aber wer will schon diese Produkte unkombiniert zu sich nehmen?

Nun magst Du denken: Halsschmerzen sind doch nichts Schlimmes. In der Tat sind sie eher unangenehm als schmerzhaft, mir vermitteln sie aber eindeutig die Botschaft: Dein Immunsystem ist heute nicht in Ordnung. Dies wiederum belastete früher automatisch meine Psyche und gab mir ein Gefühl der Minderwertigkeit anderen „robusteren" Menschen gegenüber. Ich trug im Sommer wie im Winter ein Halstuch oder Rollkragenpullis und beneidete jede Frau, die ein offenes Kleid anziehen konnte, ohne zu leiden.

Wegen dieser Halsschmerzen nahm man mir mit 23 Jahren die Mandeln heraus. Die Mühe war aber vergeblich, sie führte lediglich zu einer Verlagerung der Schmerzen, die weiterhin anhielten.

Ich hatte keine Ruhe, bis ich ganz und gar auf Milchprodukte verzichtete. Man kann denken, daß dies ein hoher Preis für jemanden ist, der – wie ich – sein Leben lang gerne Milcherzeugnisse aß. Aber dies ist für manche von uns der Beitrag, den wir für unser Wohlbefinden leisten müssen. Das können allerdings die wenigsten einsehen, weil noch zu viele Menschen das Gefühl haben, die Milch hervorragend zu vertragen. Für ihre verschiedenen Symptome machen sie andere Faktoren verantwortlich.

Um die Ursache für die Halsschmerzen zu entfernen, ist zeitweiliges Fasten eine große Hilfe, ebenfalls eine gut durchgeführte Ableitung der verschiedenen Gifte aus dem Körper[11)]. Neben der Ernährung sind noch der Schlafplatz und die Psyche beeinträchtigende Faktoren, die das Immunsystem anfällig machen und so u.a. schuld an den Halsschmerzen sein können.

Wer eine Weile auf Milchprodukte verzichtet, wird staunen, welche neuen Kräfte ihm dadurch zur Verfügung stehen und welche Symptome, die er mittlerweile als gegeben hinnahm, auf diese Weise ebenfalls zurückgehen.

Jahrelang wehrte ich mich gegen diese These, bis mir eines Tages alles zuviel wurde. Vorher griff ich bei jeder Erkältung, die in regelmäßigen Abständen auftraten, zur Milchflasche. Tatsächlich tat mir die warme Milch gut. Aber danach war ich um so verschleimter. In meiner Ignoranz dachte ich: Gut, daß ich zumindest Milch trinke, sonst würde es mir noch schlechter gehen.

Ein Blick in die Vergangenheit

Bis zurück zum Beginn der Menschheitsentwicklung stellte der Verzehr von Tiermilch wohl eine situationsbedingte Maßnahme dar, vergleichbar dem Konsum von Fleisch. Milch wurde wahrscheinlich nur getrunken, wenn das Baby keine Muttermilch bekommen konnte oder wenn den Menschen kaum andere Nahrung zur Verfügung stand.

Wenn die Menschen früher Milch tranken, geschah das nur periodisch, nämlich zu den Zeiten, da die Kuh gerade ihr Kälbchen säugte – also einmal im Jahr eine begrenzte Zeit.

Vor Jahrtausenden fraßen die Kühe reines Gras, das mit Sicherheit nicht von Autoabgasen, saurem Regen und chemischen Mitteln verseucht war. Die Tiere wurden überdies nicht hormonell behandelt. Das Fehlen solcher gesundheitsschädlichen Faktoren spielt eine nicht zu unterschätzende Rolle.

In früheren Epochen wurden die Menschen mit harten Lebensbedingungen konfrontiert und mußten nicht selten ums Überleben kämpfen. Zu welch anderen Zeiten als zu diesen brauchten sie folglich eine hohe Vitalstoffzufuhr?

Der moderne Mensch dagegen fährt heute bequem zur Arbeit, benutzt Aufzug und Rolltreppe, um sich dann für den Rest des Tages in einem „gesunden" Sessel niederzulassen. Er gibt dem Körper keine Chance, die zugeführten Stoffe zu verbrennen. Sein Milchkonsum aber läßt vermuten, daß er viel mehr Eiweiß und Calcium benötigt als seine Vorfahren. Wo bleibt da die Logik? Auch der Schwerarbeiter von heute verbraucht in den seltensten Fällen soviel Energie wie der Urmensch.

Soweit es sich zurückverfolgen läßt, gab es in der Menschheitsgeschichte keine Zeit, in der so viel Milch und Milchprodukte verzehrt wurden, wie dies heute geschieht. Parallel dazu hat es ebenfalls nie einen Zeitabschnitt gegeben, in dem sich die oben beschriebenen Krankheiten in einem derartigen Ausmaß entwickelten. Ist dies ein Zufall?

Dies wäre leicht nachprüfbar – aber offensichtlich haben die Verantwortlichen aus vielerlei Gründen kein Interesse an einer Untersuchung, die die wahren Zusammenhänge aufdecken würde.

Warum also ein Produkt ersetzen wollen, das Krankheiten verursacht? Damit wir durch einen solchen Ersatz mit neuen Problemen konfrontiert werden? Daß das auf uns zukommen würde, sehen wir beispielsweise an den Konsumenten, die tierische Produkte durch solche aus Soja zu ersetzen versuchen.

Wirtschaft

Seit etwa zehntausend Jahren verzehrt der Mensch Tiermilch – seit er begann, die Tiere zur Bewirtschaftung des Bodens zu nutzen. Zuvor war die Kuh ein wildes Tier. Von diesem Zeitpunkt an wurde sie jedoch auf begrenztem Raum gehalten, gezähmt und konnte so allmählich für die Milchproduktion ausgenutzt werden.

Eine einzige aufklärende Fernsehsendung zu diesem Thema könnte den Verzehr von Milch reduzieren – und damit auch die entsprechenden Krankheiten und die zu ihrer Bekämpfung notwendigen Ausgaben. Diese belaufen sich mittlerweile auf 250 Milliarden DM im Jahr. Ein stolzer Preis für ein Volk, das Wert auf seine Kultur legt, auf eine Eßkultur, die sich heute in eine Krankheitskultur verwandelt hat.

Der Durchschnittsbürger mag sich fragen: Wozu wird eine so große Zahl von Kühen gehalten, wenn wir weder ihre Milch noch ihr Fleisch verzehren dürfen? Mit diesen Produkten verhält es sich wie mit dem Getreide. Es gäbe sowohl viel weniger Kühe als auch viel weniger Getreide, wenn wir nicht beides hochgezüchtet hätten. Die Natur hat auf keinen Fall solche Mengen vorgesehen.

Die Milch ist mittlerweile zu einem gewinnbringenden Erzeugnis degradiert worden. Sie wird von der Milchindustrie als ein „normales" Konsumgut angesehen. Hauptsache, die Produktion und der Absatz florieren. Gleichzeitig wachsen der Milchsee und der Butterberg und die entsprechenden Lagerkosten – für derartige Verschwendungen werden unsere Steuergelder verwendet.

Würden wir alle aufhören, Milch zu trinken, bräche die betreffende Industrie zusammen. Den Menschen aber würde es wieder viel besser gehen, und das ist doch das allein Entscheidende.

Die Befürworter haben leichte Hand, die Notwendigkeit eines Produktes anzupreisen, das so viel Sinnenfreude vermittelt. Die geschäftstüchtigen Unternehmer sind erfinderisch genug, diese Erzeugnisse so anzubieten und zu präsentieren, daß man Mühe hat, ihnen zu widerstehen.

Dir sollte es gleichgültig sein, wie sich andere entscheiden – die Hauptsache ist doch, daß Du selbst über Deine Gesundheit bestimmen kannst.

Ethik

Wie ich es später im Kapitel „Vegan-Ernährung" erwähne, wagen wir es aus Mangel an ethischen Gefühlen, in die natürlichen Prozesse einzugreifen. Dieses unverantwortliche Verhalten müssen wir mit der Gesundheit bezahlen. Wenn wir uns eines Besseren besinnen und das Leben der Tiere respektieren, werden sie uns auch nicht mehr schaden.

Wer den Tieren die Freiheit zugesteht, die er sich selbst wünscht, verhält sich ethisch. Zur Freiheit der Kuh gehört, daß sie sich auf der Weide bewegen und solange ihr Junges säugen kann, wie das Kalb diese Versorgung braucht. Wir lassen sie in engen Kästen unter unzumutbaren hygienischen Bedingungen dahinvegetieren und unterwerfen sie täglich dem manchmal schmerzhaften Melken. Es ist nicht natürlich, daß ein Mensch ein anderes Lebewesen jahrelang zu künstlicher „Milchproduktion“ zwingt. Jeder, der Milchprodukte verzehrt, trägt zu diesem Zustand bei. Dies ist ein unbewußtes, unethisches Verhalten.

Erst heute, da der Mensch meint, alles im Griff zu haben, ja die Natur zu beherrschen und zu besitzen, erst heute merkt er, daß ihm das Wesentliche verlorengegangen ist – nämlich seine Gesundheit und das Urwissen, sie zu erhalten beziehungsweise wiederzuerlangen. Aus diesem Grund besinnen sich immer mehr Menschen und stellen ihr Verhalten in Frage. Die uns abhandengekommenen ethischen Gefühle haben uns Plage gebracht. Durch Besinnung auf die ethischen Grundsätze wird die Welt wieder zur Ordnung zurückfinden.

Wer nach diesem Kapitel immer noch meint: „Alles Quatsch, Milch muß sein“, hat wahrscheinlich bis heute noch keine Schwierigkeiten, weil er zu denen gehört, deren Körper die Milch noch toleriert. Wie lange dieser Zustand anhält, ist eine andere Sache. Solange sieht man aber meist keinen Grund, sich von der Milch zu trennen. Ich habe für dieses Verhalten schon Verständnis – aber nicht für den Mangel an Offenheit. Jeder kann tun und lassen, was ihm Spaß macht, aber er darf dann später keinen anderen für seine angeschlagene Gesundheit verantwortlich machen. Ich kann nur sagen: Steh zu Deiner Schwäche, aber sei realistisch genug einzusehen, daß Du mit dem Feuer spielst.

Getreide

Jeder neue Gedanke muß drei Stadien durchlaufen:
das der Lächerlichkeit,
das des Kampfes
und das der Selbstverständlichkeit.

Schopenhauer

Auch beim Getreide ist es wichtig, daß wir zwischen naturbelassenem und denaturiertem unterscheiden. Naturbelassene Produkte sind frische Körner, die im günstigsten Fall halbreif, unbehandelt gegessen werden, oder die vollreifen, trockenen Körner, die eingeweicht oder gekeimt werden können. Diese sind Bestandteil der Vital-Ernährung, was nicht heißt, daß sie verzehrt werden müssen, bei Bedarf dürfen sie es aber. Für einen Anfänger können sie durchaus noch wichtig sein. Erhitztes Getreide ist auf jeden Fall säurebildend, egal ob in ursprünglicher (Vollkorn) oder raffinierter Form (niedrig ausgemahlenes Haushaltsmehl).

Getreide wird als konzentriertes Lebensmittel bezeichnet, weil es kaum Wasser enthält. Alle Brotesser, egal ob Normal- oder Vollwertköstler, haben schon einmal seine angenehme, fast beruhigende Wirkung erfahren, wenn sie es sehr hungrig zu sich nahmen. Es gibt dieses Sprichwort: „In der Ruhe liegt die Kraft!“ Auch aus dieser beruhigenden Wirkung schöpfen wir eine aufputschende Pseudoenergie. Diese Reaktion aber zeigt ein Körper, dessen Funktionen schon längst verfälscht sind und der deshalb falsche Informationen wiedergibt. Wir leben in dem Glauben, daß uns Brot und andere konzentrierte Lebensmittel stark machen – in Wirklichkeit rauben sie uns die Kräfte. Da sofort nach dem Verzehr eine aufputschende Wirkung zu spüren ist, sehen wir keinen Zusammenhang mehr zwischen der Brotaufnahme und der sich bis zu zwölf Stunden später zeigenden Müdigkeit. Für diese machen wir die allgemeinen Lebensbedingungen verantwortlich.

Es mag paradox klingen, daß Getreide gleichzeitig einen Reizeffekt haben und müdigkeitsauslösend sein soll. Wir kennen dieses Phänomen aber auch vom Alkohol. Von ihm werden einige Menschen lustig und fidel, manche müde, manche gereizt und wieder andere empfinden verschiedenes zur gleichen Zeit. Darüberhinaus gibt es welche, die durch ihre starke Konstitution keine Auswirkung spüren. Ihr Körper toleriert den Alkohol (noch).

Wer anfängt, sich um seine Gesundheit und vor allem eine gesunde Ernährung zu bemühen, wird schnell belehrt, daß Getreide hierfür nötig sei. Über Obst und Gemüse wird nur am Rande gesprochen.

Wir brauchen keine historischen Bücher, um festzustellen, ob die Natur das Getreide für uns als lebenswichtig erachtet hat oder nicht. Chrysostomos schreibt in seinem Buch „So heilst Du Dich von Krebs, Aids und Suchtkrankheiten“[12]: „Die Urzeitmenschen kannten kein Getreide! Die aßen zwischendurch höchstens mal etwas frischen Grassamen, wie das aus den Eßgewohnheiten freilebender Gorillas zu schließen ist. Die Menschen in einigen früh kultivierten Gegenden der Erde – wie Ägypten und China – begannen erst vor etwa 8 000 Jahren damit, Getreide anzubauen. [...] Getreide ist ein Nahrungsmittel zweiter Klasse. Nicht gut genug für Kranke, die gesund werden wollen!“ Ich möchte hinzufügen: und zu schade für diejenigen, die weiterhin gesund bleiben wollen. „Es wächst nicht aus unbehandeltem, also ungeschädigtem, in voller Urkraft befindlichem Boden empor, dem seine Bakterien- und Kleinlebewesenflora intakt und ungestört – weil ungepflügt – belassen wurde. Dagegen trägt ein einmal gepflanzter Apfel- oder Kirschbaum, eine Kokos- oder Dattelpalme auch aus nicht bearbeiteter Erde jährlich reichlich Früchte.“

Jeder von uns hatte schon einmal die Gelegenheit, auf einem Spaziergang ein paar Körner aus ihren Ährchen herauszupulen. Müßte sich jemand auf diese Weise selbst die Grundlage für sein Brot, Gebäck oder seine Nudeln sammeln, würde er es sich schnell überlegen, ob sein Bedarf hieran wirklich so hoch ist wie immer behauptet wird. Unser Konsumsystem nimmt dem Menschen leider jede Chance, sich mit dieser Realität auseinanderzusetzen. Es raubt ihm seinen gesunden Verstand und er verharrt in der Ignoranz, die die Grundlage seines armseligen Zustandes ist. Wäre die Natur wirklich so grausam, uns gerade das auf eine derartig aufwendige Weise anzubieten, was wir am nötigsten brauchen?

Mit dem Getreide verhält es sich ähnlich wie mit der Milch. Ich könnte mir daher dieses Kapitel fast sparen, aber da beide als die Säulen von Ernährung und Gesundheit dargestellt werden, scheint es mir wichtig, doch auf die einzelnen Punkte einzugehen. Die Menschen haben aus irgendwelchen Gründen begonnen, das Getreide zu verzehren, es zunehmend gezüchtet und schließlich eine Industrie daraus entwikkelt. Heute sind uns die Zusammenhänge für die Entstehung des übertriebenen Konsums abhanden gekommen. Unser Organismus hat sich über die Jahrtausende daran gewöhnt, was aber nicht mit angepaßt verwechselt werden darf. Ich meine, daß durch den übertriebenen Verzehr neue Bedürfnisse „gezüchtet“ wurden, die biologisch nicht unbedingt lebensnotwendig sind, aber von manchen Wissenschaftlern so dargestellt werden.

Getreide als Kraft- und Nervennahrung?

Was will der Mensch aus dem Getreide gewinnen? Kraft? Dies wäre der gleiche Irrtum, wie er beim Fleisch begangen wird. Die Menschen verwechseln immer wieder den vorübergehenden Gewinn an Pseudo-Energie mit dem hochwertigen Energiepotential, das uns kontinuierlich, unabhängig von der Nahrung, d.h. auch dem Fastenden, zur Verfügung steht. Das Getreide ist ein hervorragendes, noch dazu relativ preiswertes und leicht zu verarbeitendes Mittel, das Volk satt zu machen. Wie aber sieht es dann mit der Gesundheit aus? Wie ich schon angesprochen habe, nicht besonders vorteilhaft. Es wird gesagt, der Mensch brauche viele Kohlenhydrate und Vitamin B_1, und da dies in Getreide enthalten ist, sei er eben auf Getreide angewiesen. So einfach ist es aber nicht. Das Gleiche wurde vom Fleisch behauptet, nachdem sein Eiweißreichtum entdeckt war. Später stellte sich jedoch heraus, daß der Mensch nicht nur sehr wohl ohne Fleisch leben kann, sondern ohne dies sogar wesentlich gesünder ist – vorausgesetzt, er ernährt sich ansonsten natürlich.

Ich glaube, auch in dieser Frage macht die Wissenschaft einen großen Fehler, wenn sie nicht zwischen normaler (also denaturierter) Kost und Rohkost unterscheidet. Ich vermute, daß die hohen Zufuhrempfehlungen auf einem durch die denaturierten Lebensmittel erhöhten Bedarf beruhen. Allzuoft wird nur das niedrig ausgemahlene Mehl, oft raffiniertes Mehl genannt, für die mangelhafte Funktion des Kohlenhydratstoffwechsels verantwortlich gemacht, weil durch diese Prozedur die Vitalstoffe entfernt werden – so auch das für den Abbau der Kohlenhydrate wichtige Thiamin. Was aber ist mit einem Vollkornbrot? Kann man davon ausgehen, daß seine Inhaltsstoffe richtig in unserem Körper verstoffwechselt werden? Solange der Teig aus frisch gemahlenem Korn auf dem Küchentisch liegt, sind die Vitamine noch zum größten Teil funktionstüchtig. Was aber passiert, wenn der Teig den Backprozeß durchläuft? Diese äußerst prekäre Frage wird meist ignoriert, da sie das beliebte und bequeme System der Brotversorgung stören würde, außerdem den Brotgenuß und die Brotsucht. Sie ist aber das zentrale Problem, weil auf ihrer falschen Beantwortung so viele Irrtümer beruhen. Erhitzte Vitamine sind teilweise zerstört und können deshalb nie die qualitativ gleiche Arbeit verrichten wie unerhitzte. So können Kohlenhydrate aus erhitztem Getreide auch nur teilweise verstoffwechselt werden. Die Neben- und Abfallprodukte des unperfekt ablaufenden Abbaus lagern sich in den Gelenken, Arterien und Geweben ein. Diese Depots sind mitschuldig an der Entstehung der ernährungsbedingten Krankheiten. Die Natur liefert meiner Ansicht nach in jedem Produkt auch die Bestandteile mit, die für seine Verstoffwechselung wichtig sind. Wir brauchen bei einer natürlichen Ernährung also keine Zusatzpräparate.

Das Argument: „Aber unsere heutigen Böden und die auf ihnen gewachsenen Lebensmittel sind chemisch behandelt und dementsprechend ärmer als sie es in früherer Zeit waren!“ ist richtig, aber das beruht auf unserem modernen Agrarsystem, das den Bauern aufgezwungen wurde. Es ist nicht richtig, leichtfertig auf die Bauern zu schimpfen. Sie sind Opfer der Techniken, von denen ihnen nur die Schokoladenseite präsentiert wurde. Nun müssen wir zusammen die Schattenseite ausbaden. Dies ist also ein politisches Problem, das Du durchaus beeinflussen kannst, es ist aber kein Versagen der Natur. Wenn wir auf die menschlichen Erfindungen wie Mühlen und Backöfen verzichten, die uns die Natur schließlich nicht mitgegeben hat, und den größten Teil unserer Nahrung roh verzehren, decken wir unseren Bedarf an Vitaminen und Mineralstoffen wie es die Urmenschen taten. Der unnatürlich erhöhte Bedarf wird dann abgesenkt.

Ich selbst zerbreche mir heute nicht mehr den Kopf über das Problem einer ausreichenden Zufuhr. Ich denke, daß ich mit meiner rohen Ernährung sowohl meinen Bedarf an Vitaminen des B-Komplexes als auch den an anderen Vitaminen decke, wenn ich auch nicht unbedingt die Mengen zu mir nehme, die die Wissenschaft vorschreibt. Ich sehe, daß ich nicht unter Mangelerscheinungen leide und darüberhinaus, daß all die Probleme verschwunden sind, mit denen ich kämpfen mußte, als ich noch rundherum „gut“ versorgt war. Das genügt mir.

Daß Thiamin notwendig sei, um die Nervenfunktionen zu unterstützen, scheint mir für den Rohköstler von untergeordnetem Interesse, da die Nerven neben dem Verzehr von tierischen Produkten hauptsächlich durch die hohe Zufuhr von konzentrierten und denaturierten Kohlenhydraten strapaziert werden. – Wenn man kein Feuer anzündet, braucht es auch nicht gelöscht zu werden. Es ist mittlerweile eindeutig belegt, daß denaturierte, kohlenhydratreiche Produkte wie beispielsweise Brot, Nudeln, Reis, Gebäck und Industriezucker das Nervensystem angreifen. Wer sich roh ernährt wird bald die Erfahrung machen, daß er gereizter und ungeduldiger reagiert, wenn er ausnahmsweise Brot ißt.

Für die Skeptiker: Dies ist auch bei Kindern beobachtet worden, die sich normalerweise roh ernähren. Die erhöhte Nervosität, die wir Kindern oft vorwerfen, hat nicht nur etwas mit Phosphat, Streß oder gar mit Ungezogenheit zu tun, sondern liegt hauptsächlich an dem immensen Verzehr von denaturierten Kohlenhydraten, vor allem den Zukkern. Die Behauptung „alles nur Einbildung" trifft bestimmt nicht zu, denn die Kinder wissen nichts von unseren Beobachtungen und werden sofort wieder wesentlich ruhiger, wenn sie zur Rohkost zurückkehren. Die gesteigerte Aggressivität betrifft auch den Rest der Bevölkerung. Von den Erwachsenen wird sie aber oft unterdrückt und dann im Straßenverkehr oder in der Partnerschaft ausgelebt. Sogar in der Geschichte finden wir Belege für den eben beschriebenen Einfluß des Getreides. Schon in der Schule haben wir gelernt, die Römer seien dank ihrer Getreideernährung so gute Krieger gewesen. Mir scheint, daß das nicht nur auf die ausreichende Energieversorgung zurückzuführen war, sondern eben vor allem auch auf die verstärkte Bildung von Aggression. Ist der Krieg nicht deren reinste Form?

Die etablierte Wissenschaft preist die Vitamine B_1 und B_{12} als nervenberuhigend an. Allein diese Aussage vermittelt den Eindruck, wir kämen alle mit einem instabilen Nervensystem zur Welt. Nervenkranken wird dann empfohlen, viel Getreide für eine ausreichende B_1-Versorgung und tierische Produkte für die B_{12}-Zufuhr zu sich zu nehmen. Dies soll angeblich die Störung aufheben. Ich denke, daß auch dies ein Teufelskreis ist, denn genau diese Produkte greifen bei Rohköstlern oder Vegetariern, die quasi als Indikatoren wirken, das Nervensystem an. So zeigt auch die Erfahrung, daß die Kranken erst zur Ruhe finden, wenn sie genau diese beiden Komponenten nach und nach aus ihrer Nahrung eliminieren und irgendwann ohne sie leben. Ich möchte aber noch einmal betonen, daß es auch hier zur gegenteiligen Wirkung führen kann, wenn beide Produktarten radikal abgesetzt werden. Wer sich ein bis zwei Jahre Zeit läßt für den allmählichen Verzicht, wird später als reiner Rohköstler keine großen Probleme mehr haben hinsichtlich eines B_{12}-Mangels bzw. ihren Auswirkungen.

Ein weiterer Punkt, der mich das Getreide mit Skepsis betrachten läßt, ist die Tatsache, daß es eine essentielle Rolle bei der Entstehung der Bechterew'schen Krankheit zu spielen scheint. Allein in Deutschland sind bereits 60 000 Menschen davon befallen. Dr. Ebringer, Immunologe am Middlersex Hospital in London, half bereits 200 Patienten, bei denen Medikamente keine Wirkung zeigten, auf höchst einfache Weise: Er strich bestimmte Nahrungsmittel vom Speiseplan, nämlich Brot, Reis, Nudeln und Kartoffeln. „Meine Gelenke fühlen sich wie geölt an!", so einer der Patienten. Ebringer hatte entdeckt, daß sich bei übermäßigem Genuß von konzentrierten Kohlenhydratträgern (wer will schon wissen, was bei denaturierten Produkten normal und was übermäßig ist) im Darm des Menschen ein bestimmtes Bakterium der Gattung Klebsiella sehr vermehrt. Hiergegen bildet die Immunabwehr Antikörper. Diese Antikörper greifen dann fälschlicherweise auch bestimmte Gewebszellen an, die dem Bakterium Klebsiella ähneln und bei fast allen Bechterew-Kranken vorkommen. Dieser Gewebeabbau führt zu heftigen Schmerzen, später zu Gelenk- und Wirbelschäden.

Es gibt noch unzählige weitere Gründe, warum wir auf denaturiertes Getreide verzichten und es auch in seiner rohen Form nur begrenzt zu uns nehmen sollten. Helmut Wandmaker hat dies in seinem Buch „Willst Du gesund sein? Vergiß den Kochtopf“[13)] ausführlich dargelegt, Arnold Ehret beschäftigt sich damit in „Die schleimfreie Heilkost“[3)].

So sind unter anderem folgende Nebeneffekte des denaturierten Getreides (sowohl Vollkorn als auch Auszugsprodukte) festzustellen: Verschleimung der Bronchien, Infektanfälligkeit, Augenreizung, Rheuma, Gicht, Halsschmerzen und Scheidenentzündungen, die oft verschwiegen werden, aber bei häufig betroffenen Frauen fast zu Angstneurosen führen können. Wer hätte geglaubt, daß bei der Bekämpfung dieser Pilze, mit denen kaum ein Arzt fertig wird, die Lösung im Verzicht auf bestimmte Lebensmittel liegt? Wie bereits bei den tierischen Lebensmitteln erwähnt, hat auch das Getreide einen negativen Einfluß auf die sexuelle Funktion (erhöhter sexueller Trieb). So ist auch der zunehmende Verfall und die steigende sexuelle Gewalt bei den zivilisierten Völkern erklärbar. Der Leser kann sich vorstellen, wie friedlich die Welt wäre, wenn wir uns alle vital ernähren könnten und würden. Nicht von ungefähr sage ich, daß der Weltfrieden mit unserer persönlichen Umwandlung bei den „kleinen Dingen“ beginnen muß, bevor wir auf die Barrikaden gehen.

Ob wir nun gar kein Getreide mehr zu uns nehmen sollten? Das ist eine heikle Frage. Ich weiß selbst nur zu gut, wie sehr der Mensch daran hängt. Die meisten Rohköstler leiden auch noch Jahre nach ihrer Umstellung unter der „Brot- und Kartoffelsucht“. Die Kohlenhydratprodukte haben eine nicht zu unterschätzende Stellung als Ersatzbefriedigung in unserem Leben eingenommen. Wenn diese Produkte radikal abgesetzt werden, entsteht im allgemeinen mehr als nur ein physiologischer Mangel. Viele Rohköstler berichten von regelrechten Freßattacken, die sie früher als „Normalköstler“ in dieser Form nicht kannten und am besten mit Brot stillen konnten. Eigentlich wollten sie nur mal wieder „ein harmloses Scheibchen Brot“ probieren, doch es verlangte dann eine enorme Energie, nicht den halben Laib zu verdrükken. Dies ist die Rückseite der Medaille, die kaum ein Rohkost-Propagandist anspricht, weil die meisten sie lieber ignorieren oder fälschlicherweise als Ausnahme ansehen. Diese Freßattacken treten gelegentlich sogar bei Menschen auf, die seit zehn Jahren Rohkost praktizieren. Da ich mit meinen Seminarteilnehmern einen sehr vertraulichen Umgang pflege, bekomme ich auch ein entsprechend ehrliches Echo. Auf diese Tatsachenberichte können die oben erwähnten Propagandisten gar nicht stoßen, da sich die Betroffenen von vornherein von ihnen eingeschüchtert fühlen und ihre Schwäche verschweigen.

Wer sich auf die einseitige, ideale Darstellung der Rohkost-Ernährung verläßt und dann ungewarnt in eine Freßattacke gerät, fühlt sich verloren und minderwertig, weil er meint, versagt zu haben. Er denkt, nur ihm passiere so etwas und weiß nicht, daß es neunzig Prozent der Rohköstler so geht. Viele Menschen entdecken erst dann, daß sie eßsüchtig sind. Hiervor schützt weder die Rohkost noch sonstige Kost. Man sieht ja, wie viele Gesundheitsapostel dem Vollkorndogma verfallen, sich neben dem Genuß von Frischkornbrei in der neuen Kunst des Backens üben. Mit dem fast täglich frischen Backwerk glauben sie, alle früheren Sünden des Weißbrotverzehrs tilgen zu können. So essen sie mit einem Mal viel mehr Brot als früher, erstens weil es so gesund ist, zweitens weil es so gut schmeckt und drittens weil das Vollkornbrot noch süchtiger macht, als das Brot aus Auszugsmehl. Auf die Dauer kann niemand ohne Schaden so viel frisches Brot verzehren, das heißt, sie kommen vom Regen in die Traufe. Spätestens wenn sich eine Fettsucht anbahnt, merken diese Menschen, daß sie ihren Instinkt überlistet haben und nur noch mit Disziplin ihr früheres Gewicht erreichen können.

Brot, Nudeln, Reis usw. betrachte ich als Suchtauslöser ersten Ranges. Hier melden sich jetzt bestimmt viele Antirohköstler zu Wort und meinen: „Seht Ihr, es kann ja dann wohl nicht die Lösung sein, auf Brot zu verzichten.“ Wenn sie einen plötzlichen, radikalen Verzicht meinen, gebe ich ihnen sogar recht. Wenn aber ein Mensch nach einer langsamen, jahrelangen Umstellung ohne konzentrierte Kohlenhydrat-, Fett- oder Eiweißprodukte auskommt, tut er nichts anderes als ein trockener Alkoholiker. Beide träumen vielleicht ab und zu von ihrem Suchtstoff, wer nachgibt, muß nach dem Prinzip von Ursache und Wirkung die meist schmerzhaften Folgen tragen.

Im Falle einer Freßattacke auf Kohlenhydrate halte ich immer noch die Kartoffel für am unschädlichsten, möglichst in gedämpfter Form. Ich will damit nicht die Gefahr durch denaturierte Kartoffelmoleküle verharmlosen, es handelt sich aber um den Kompromiß, der am wenigsten Schaden anrichtet, nicht zuletzt weil die Dämpftemperatur nicht so hoch ist wie die Backtemperatur von Brot.

Brauchen wir den Frischkornbrei?

Die Vollwerternährung legt großen Wert auf Vollkornprodukte und ganz besonders auf die tägliche Aufnahme von Frischkornbrei, weil mittlerweile bekannt ist, daß erhitzte Vollkornprodukte keine unversehrten Vitalstoffe mehr liefern können.

Wenn man den Frischkornbrei mit den vielen Phantasieprodukten aus dem Supermarkt vergleicht, ist der Brei auf alle Fälle wesentlich akzeptabler, trotz ein paar Nachteilen. Hier geht es jedoch nicht um den Wert für den konventionellen Esser oder den Vollwertköstler, sondern um die Frage, ob der Frischkornbrei auch für den Rohköstler seinen Wert behält.

Wir müssen unterscheiden zwischen gesundheitsfördernden und von der Vital-Ernährung geduldeten Produkten. Viele Menschen vertragen überhaupt keinen Frischkornbrei. In den letzten vier Jahren haben mich hunderte von Berichten erreicht, die dies bezeugen. Nach einer anfänglichen Besserung des Gesundheitszustandes stellten sich dann Probleme ein wie Blähungen, Koliken, Durchfall, Hautreaktionen usw. Diese Reaktionen kommen allerdings, wie der Direktor der ernährungsmedizinischen Klinik Wolfgang Spiller in seinem Buch „Neurodermitis"[14)] angibt, bei gekeimtem Getreide nur selten vor. Da Blähungen meist auf der schlechten Zusammensetzung beruhen, finden die Betroffenen in der Regel Ruhe, wenn sie wie die meisten Tiere „mono" essen, also jede Mischung strikt vermeiden. Dies wird aber verschwiegen. Ob ein Frischkornbrei nur aus eingeweichten Körnern ebenfalls so hoch im Kurs stehen würde, ist zu bezweifeln. Er wäre mit Spaghetti ohne Soße vergleichbar.

Ein sogenannter „gesunder" Mensch muß nicht unbedingt diese Erfahrungen machen. Die meisten Menschen stellen aber ihre Ernährung um, weil sie nicht gesund sind und nicht selten unter Störungen des Magen-Darm-Traktes leiden. Sie werden dann bei Umstellungsschwierigkeiten damit getröstet, daß das alles eine Frage der Anpassung, also der Zeit sei. Viele harren dann geduldig jahrelang aus in der Hoffnung, ihren Leib an das Vollkorn zu gewöhnen, um dann letzten Endes festzustellen, daß sie noch kränker sind als früher. Der Übergangsköstler kann diesen Ausführungen entnehmen, daß er sich unter Umständen eine Zeitlang mit den Unverträglichkeitsreaktionen abfinden muß, da ein zu rasches Weglassen des Getreides zu anderen Problemen führen könnte.

Es gibt aber auch genügend Menschen, die sowohl den Frischkornbrei als auch Weißbrot ohne Probleme vertragen. Sie sehen deshalb verständlicherweise auch keinerlei Grund, dieses aufzugeben. Mich stört der Glaube, der Mensch käme ohne Getreide nicht aus. Für den konventionellen Esser mag das zutreffen, ein Rohköstler wird es aber nach einiger Zeit von alleine aufgeben, da seine Organe immer sensibler werden.

Dies kann ich jetzt gerade an mir selbst beobachten. Seit Wochen schob ich das Experiment vor mir her, reine eingeweichte Weizen-Körner zu essen. Jetzt, während ich dieses Kapitel schreibe, setze ich es endlich in die Tat um. Ich habe an jedem zweiten Tag insgesamt dreimal eingeweichten Weizen in unvermischter Form zu mir genommen. Es ist mir nicht besonders gut bekommen. Meine Mitmenschen haben mich laut ihrer Aussage selten so ungeduldig erlebt. Was ich persönlich besser beurteilen kann, ist die Stunde Schlaf, die ich am darauffolgenden Morgen länger brauchte. Mein Körper ist diese Menge an konzentrierter Nahrung nicht mehr gewohnt. Nachmittags fiel ich noch einmal in tiefen Schlaf, wie ich ihn sonst nicht kenne. Vor zwei Jahren habe ich dieses Experiment schon einmal gemacht, jedoch ohne diese Erscheinungen zu bemerken. Dies ist mir wieder einmal die Bestätigung, daß der Körper sich durch die Obst- und Gemüseernährung immer mehr von den konzentrierten Stoffen entwöhnt, so daß sie sogar im nativen Zustand zur Belastung werden können. Jetzt kannst Du sicher verstehen, warum ich mich so ambivalent zu Getreide äußere. Was dem einen hilft, kann für den anderen geradezu schädlich sein.

Daß der Frischkornbrei gar nicht so gut ist, kann all die Eltern beruhigen, die jeden Morgen Kämpfe ausfechten, weil er mal wieder stehen bleibt. Und wenn er noch so gesund wäre – wir müssen zugeben, daß er nicht besonders appetitlich aussieht. Deshalb wehren sich die Kinder auch dagegen. Diejenigen, die diese weiche Masse zubereiten, wissen was drin ist und nehmen sie quasi als Medizin zu sich. Wer sie einfach auf dem Tisch vorfindet, hat selten Zugang dazu. Wie freundlich, lebendig und appetitlich ist dagegen eine Schale voll frischem Obst und Gemüse.

Wer den Frischkornbrei beibehalten will, sollte ihn besser nicht vor zwölf Uhr mittags essen, da zu dieser Zeit die Körperenergie für die Ausscheidung gebraucht wird. Die Verdauung dieses konzentrierten Produktes würde zuviel davon abziehen. Außerdem ist es wichtig, immer nur eine Getreidesorte zu verwenden und auch sonst möglichst nicht zu vermischen. Statt des hochgezüchteten Weizens ist es besser, Dinkel zu verwenden. Milchprodukte inklusive Sahne sind auf jeden Fall zu vermeiden. Der Mensch unterliegt immer wieder dem Irrtum, er müßte möglichst viele verschiedene Produkte auf einmal zu sich nehmen, um gesund zu leben. Das Gegenteil ist der Fall. Diese Theorie beruht auf wissenschaftlichen Argumenten, die die Erfahrungswissenschaft nicht bestätigen kann. Der Körper und damit der Mensch lebt nicht von dem, was er ißt, sondern von dem, was er verarbeitet. Ein Gemisch ist immer schwieriger zu verdauen als ein einzelnes Produkt. Wer sich genau beobachtet und meine Aussagen überprüft, wird wie ich zu dem Schluß kommen: *In der Einfachheit liegt die Wahrheit!*

Erschrick jetzt nicht, weil Du Dich seit Deiner Geburt mit Getreideprodukten aller Art ernährt hast. Das haben wir alle getan. Wir verstoßen täglich mehrmals gegen die Naturgesetze in fast allen Bereichen unseres Alltags. Wichtig ist, daß Du den ersten Schritt zur Veränderung machst, genau wie bei den Milchprodukten Deinen Konsum um mindestens 50 Prozent reduzierst und dann ganz langsam immer mehr wegläßt. Keiner stirbt auf der Stelle daran, daß er Wein trinkt oder raucht, aber wir sammeln fleißig in uns ein ständig wachsendes Potential giftiger Substanzen, die der Körper nicht sauber verstoffwechseln kann. Wir werden verschleimt, vergiftet und dürfen uns nicht wundern, wenn sich die Folgen irgendwann in Form von Krankheiten oder eines frühen Todes zeigen. Alle Alterserscheinungen sind nichts anderes als das Resultat angesammelter Toxine. Das Ansammeln braucht Zeit, so daß die meisten Menschen erst in hohem Alter Schwierigkeiten bekommen. Wer allerdings von Geburt an stark belastet ist, kann sogar als Baby sogenannte Alterskrankheiten erleiden.

Zwei zentrale Dramen machen es uns schwer, die Verzehrmengen zu reduzieren.

Erstens sind unsere Essensmengen gerade durch den Getreideverzehr so groß geworden, daß sich Magen und Dünndarm erweitert oder gedehnt haben und gewohnt sind, immer bis zur äußersten Belastungsgrenze zu arbeiten.

Zweitens leben wir mit der Vorstellung, Essen mache stark. Dies ist ein Irrtum. Essen versorgt uns mit lebensnotwendigen Stoffen und im günstigsten Fall erhält es uns die Energie, die wir aus anderweitigen Quellen empfangen (Kosmos), vorausgesetzt, wir verhalten uns weise wie die Tiere und essen nur so viel, wie wir benötigen. Das ist auch wichtig, wenn es sich um das Beste vom Besten handelt. Wir verwechseln so oft Kalorien und feinstoffliche Energie! Wenn wir mit unserer schwer verdaulichen Nahrung Probleme bekommen, liegt das nicht an unserem unzureichenden Stoffwechselsystem, wie uns die Mediziner so oft glauben machen wollen, sondern daran, daß wir ihm zerstörte Elemente liefern, die der Körper nicht identifizieren kann. Rohe Kost ist leichter verdaulich, zumindest für Gesunde. Sie gibt zwar nur wenig Energie, verbraucht aber auch nur wenig für die Verdauung, genau so viel, wie die Natur für den Energiehaushalt einkalkuliert hat. Deutlich wird dies gerade beim Fasten. In dieser Zeit hat der Mensch viel mehr Energie zur Verfügung und ist viel aktiver, als wenn er normal ißt.

Die denaturierte Nahrung aktiviert immer wieder unser Lustzentrum. Der Impuls für „Genuß um jeden Preis“ ist gegeben und es fällt den Menschen um so schwerer, sich zu mäßigen. Dies zu schaffen ist die echte Kunst.

Qualität statt Quantität

Der heutige Mensch wird durch die moderne Landwirtschaft in bezug auf die Qualität der Lebensmittel nur unzureichend versorgt. Gleichzeitig produziert man in solch großen Mengen, daß der Steuerzahler für die Bezahlung der Lagerkosten herangezogen werden muß. Zusätzlich liest man immer wieder von Obst- und Gemüsevernichtungsaktionen. Die Europäische Gemeinschaft hat sich in eine Agrarpolitik verstrickt, die sowohl die Bauern als auch die Verbraucher in Abhängigkeit hält. Sie will die Agrarpreise schützen und stabilisieren, hat dadurch aber eine enorme Überproduktion gefördert. Die für die Lagerung der überschüssigen Lebensmittel nötigen Geldmittel könnten sinnvoller dazu verwendet werden, das konventionelle, auf dem Verbrauch erheblicher Mengen von Chemikalien beruhende Agrarsystem auf ein biologisches System umzustellen.

Der Einsatz von Kunstdünger und die chemische Behandlung unserer Nahrungsmittel bringen zwei hauptsächliche Nachteile mit sich:

1) Den Mangel an wichtigen Vitalstoffen, zu denen beispielsweise das Magnesium zählt.
2) Den Zwangskonsum fremder Elemente (chemische Rückstände), die kaum abbaubar sind und sich im Laufe der Zeit in unserem Körper ansammeln.

Dazu kommt die Bestrahlung einiger Lebensmittel, die sie in ihrem Gehalt armseliger und für den Verbraucher gefährlicher als je zuvor macht. Die biologische Erzeugung von Nahrungsmitteln muß eine Selbstverständlichkeit werden. Sie wird erheblich zur Verminderung von Krankheiten (speziell von Allergien) und der Umweltbelastung (Gewässer, Boden) beitragen.

In diesem Zusammenhang stellt sich die grundlegende Frage, ob ein Vitalist durch den ausschließlichen Verzehr lebendiger Lebensmittel in stärkerem Maße von chemischen Stoffen bedroht ist als ein Verbraucher, der sich der herkömmlichen Ernährungsweise bedient. Dazu müssen wir wissen, daß alle Stoffe chemische Substanzen sind. Heute jedoch stellen wir uns unter dem Begriff „Chemie“ die Stoffe vor, die von der chemischen Industrie produziert werden.

Ich benutze den Begriff „chemische Stoffe“ im folgenden für alle Stoffe und Produkte, die in dieser Form nicht in der Natur vorkommen. Dazu gehören Substanzen, die durch Destrukturieren, das heißt Denaturieren, der Nahrungsinhaltsstoffe beim Kochprozeß entstehen, aber auch die keineswegs harmlosen Gifte, die täglich tonnenweise auf unsere Lebensmittel gespritzt werden. Der jährliche Gesamtverbrauch an Pflanzenschutzmitteln liegt in der Bundesrepublik bei etwa 31 000 Tonnen.

Welche der beiden hier in groben Zügen beschriebenen chemischen Stoffarten sind die gefährlicheren? Die von der chemischen Industrie produzierten Substanzen oder die Stoffe, die nach einer Umstrukturierung aufgrund von Hitzezufuhr neue chemische Verbindungen darstellen?

Beide Gruppen sind, das zeigt die Erfahrung, in ihrer Gefährlichkeit nicht vergleichbar. Das beste biologisch entstandene Produkt trägt keine Lebensenergie mehr in sich, sobald es in eine Bratpfanne, in einen Kochtopf oder Ofen gelangt. Dagegen ist es bereits vielen Menschen gelungen, trotz der Pestizide und anderer Chemikalien, die Früchte und Gemüse enthalten, ihre Krankheiten mit Hilfe dieser rohen Lebensmittel zu heilen. In dem Sanatorium von Guy Claude Burger in der Nähe von Paris stammt nur ein relativ geringer Teil der Nahrungsmittel aus biologischem Anbau. Dennoch sind manche von der Schulmedizin längst aufgegebene Patienten genesen. Das heißt jetzt aber nicht, daß ich chemisch behandelte Produkte empfehle!

Wir dürfen eines nicht vergessen: alle pflanzliche Nahrung entstammt unseren Böden. Gleichgültig, ob wir uns aus der Tiefkühltruhe oder aus der Dose bedienen, ob wir Fertiggerichte oder Trockenobst essen – jedes verarbeitete Produkt ist einst genauso behandelt worden wie die naturbelassenen Lebensmittel. Keine Verarbeitungsform in Küchen oder Fabriken kann die chemischen Stoffe vernichten, mit denen die Pflanze behandelt wurde. Eher entstehen durch Hitzebehandlung neue Verbindungen, die den Schadstoffgehalt potenzieren.

Damit will ich sagen: Wer meint, er könne den schädlichen Substanzen entgehen, indem er keine frischen und rohen Produkte zu sich nimmt, der irrt gewaltig. Die unangetastete Lebensenergie der lebendigen Nahrung ist die beste Voraussetzung dafür, unseren Organismus funktionsfähig zu machen und gesund zu erhalten. Es ist auch irrsinnig zu glauben, man entkäme den chemischen Rückständen aus den konventionell angebauten pflanzlichen Lebensmitteln, wenn man statt dessen tierische Produkte verzehrt. Auch die Tiere haben ihr Leben lang „Chemie“ gefressen, darüberhinaus werden sie medikamentös und hormonell behandelt.

Das Entscheidende bei einem Lebensmittel ist also nicht in erster Linie die Art seines Anbaues, sondern sein ursprünglicher Zustand beim Verzehr. Wenn wir die Möglichkeit haben, Produkte aus biologischem Anbau zu erwerben, und diese dann in lebendiger Form essen – um so besser. Aber was nützt alle biologische Erzeugung, wenn die hochwertigen Produkte hinterher durch das Erhitzen praktisch wertlos gemacht werden?

Roh zu essen, heißt rein zu essen. Diesen Wunsch haben bis jetzt nur relativ wenige Menschen. Doch auch die, die eine reine Nahrung beziehungsweise einen reinen Körper anstreben, setzen noch lange nicht dieses Vorhaben in die Tat um. „Man ist, was man ißt" – oder man wird das, was man künftig ißt. Viele Menschen sind so stark in der Abhängigkeit von giftigen und aufputschenden Mitteln gefangen, daß sie kaum in der Lage sind, die Zusammenhänge zu erkennen und davon loszukommen.

Den Menschen, die sich mit Vital-Nahrung ernähren möchten, sollte bewußt sein, daß es niemals einen Mangel an Rohkost geben wird. Das gilt auch für den Fall, daß sich plötzlich die Hälfte der Menschheit von Rohkost ernähren will. Der deutsche Rohkostpionier Walter Sommer meinte, eine Fläche von der Größe Bayerns würde ausreichen, um die gesamte Bundesrepublik mit lebendigen Lebensmitteln zu versorgen. Was wäre leichter, als die vielen Getreidefelder, auf denen auch Futtergetreide erzeugt wird, durch den Anbau anderer Produkte sinnvoll zu nutzen?

Wir leben in einer Welt, die uns Komfort, Wohlstand und gar Überfluß bietet, doch wir zahlen dafür einen hohen Preis. Der Materialismus entzieht unserem Planeten viele lebenswichtige Grundstoffe. In immer stärkerem Maße werden Naturflächen mit Beton oder Asphalt versiegelt. Was macht das schon, das bißchen Autobahn, heißt es beschwichtigend. Daran wird die Erde nicht sterben. Sie wird daran vielleicht nicht zugrunde gehen, aber sie wird auf diese zerstörerischen Angriffe reagieren. Welcher Form diese Reaktion eines Tages sein wird, wissen wir heute noch nicht.

So haben auch Menschen vor einhundert Jahren gesprochen, als einige begannen, raffinierten Zucker und Weißmehlprodukte zu verzehren. Das bißchen – was macht das schon? Heute ist diese angeblich so geringfügige Menge über Jahrzehnte und Generationen angesammelter Gifte einer der Verursacher vieler Unverträglichkeitserscheinungen, die im extremsten Fall „Krebs" genannt werden.

Die Art, in der wir mit der Erde umgegangen sind und wider besseres Wissen immer noch umgehen, zwingt uns dazu, Maßnahmen zur Wiederherstellung des ökologischen Systems zu ergreifen. Der Münchner Biochemiker, Umweltfachmann, Ökologe und Bestsellerautor Frederic Vester drückt das in der Frage aus, warum wir nicht von einer Firma lernen sollen, die seit vier Milliarden Jahren nie Pleite gemacht hat? Er charakterisiert die Erde als ein einziges Vorbild an Technologie und Management, eine Superfirma.

Es mag sein, daß der Kosmos auf die Zerstörung unseres Planeten für uns nicht wahrnehmbar reagiert. Der Planet selbst leidet unter der

Anwesenheit des kranken Menschen, wie der Mensch an seinen kranken Zellen leidet, und die Zelle als bewußte Wesenheit ebenfalls leidet – an den vom Menschen zugefügten Zerstörungen.

Der Mensch ist es, der pausenlos alles um sich herum zerstört. Zuerst seine Umwelt (einschließlich der Tier- und Pflanzenwelt) – und damit letzten Endes auch sich selbst. Er tut dies alles im Namen des Fortschritts. Doch eines Tages wird ihm die Rechnung präsentiert werden. Es ist schon merkwürdig, daß ausgerechnet das Wesen, welches in der Lage ist, durch seine Intelligenz verblüffende Erfindungen und Entdekkungen zu machen, gleichzeitig nicht intelligent genug zu sein scheint, die schwerwiegenden Folgen seiner Entdeckungen vorauszusehen. Erschwerend wirkt sich das Ego des Menschen aus, das noch nie in der Geschichte so ausgeprägt war wie heute. Das Ego verleitet ihn dazu, Pläne auszuarbeiten, deren Opfer er selbst und seine Nachkommen werden. Getreu dem Motto: nach mir die Sintflut.

Die Gleichgültigkeit der heutigen Menschen birgt das Risiko, die gesamte Menschheit samt ihrem Planeten zu vernichten. Die Frage, die junge Menschen wegen der Nazi-Herrschaft und des zweiten Weltkrieges ihren Eltern und Großeltern stellen: „Wie habt Ihr das nur zulassen können?“ Diese Frage, lieber Leser, werden in ein paar Jahren unsere Kinder und Enkel an uns richten. Können wir dann sagen: „Wir wußten von nichts?“

Die Milliarden, die beispielsweise in Rüstungsprojekte investiert werden, und die Abschaffung der Zinspolitik[15)] könnten längst dazu dienen, eine Welt aufzubauen, in der niemand betteln oder hungern müßte, in der die Güter nach Bedarf verteilt wären, in der die Medizin menschlich und die Landwirtschaft natürlich wäre. Eine Welt, in der wir uns endlich würdig und menschengerecht ernähren könnten. Die Technik muß man nicht verteufeln – man muß sie nur sinnvoll und gezielt nutzen.

Die Kernfrage lautet wie immer: Ist ein solches Konzept gewinnbringend? Es kommt darauf an, was wir für wichtiger halten: über ein ansehnliches Bankkonto zu verfügen, also krank zu sein – oder aber gesund zu sein, ohne allzuviel Besitz, dafür aber Zeit zum Leben zu haben? Ein erfülltes, gesundes Leben – ist das nicht der größte Gewinn, nach dem wir streben sollten?

In diesem Zusammenhang möchte ich ein Beispiel anführen. Hauptnahrungsmittel beziehungsweise häufig das einzige Nahrungsmittel in Asien ist der Reis. Man muß sich fragen, wohin diese Entwicklung führt, wenn man – wie Professor Arnold Ehret immer wieder betont – davon ausgeht, daß Reis und Getreide den Körper des Menschen verschleimen. Doch es bräuchte auch kein Asiate zu hungern, wenn diese Menschen ihre eigenen Früchte und Gemüse essen würden, die dort in ausreichendem Maße vorhanden sind. Früchte- und Gemüseplantagen anzulegen, statt Reis anzubauen, würde auch bei ihnen die Krankheiten zurückgehen lassen. Zudem ist die Art des Anbaus wesentlich leichter als die des Reises.

Viele Asiaten sterben wesentlich früher als die Menschen in den Industrienationen. Das hängt zunächst damit zusammen, daß sie nur in sehr eingeschränktem Umfang über Medikamente und medizinische Apparate verfügen. Dies will ich keineswegs als Aufruf verstanden wissen, ihnen also Medikamente zu geben. Der moderne Mensch „verdankt" zwar sein relativ hohes Alter der Chemieindustrie, muß dafür aber auch die Nebenwirkungen in Kauf nehmen. Das Problem ist vielmehr, daß die Asiaten, speziell die Inder, fast gänzlich auf frische und lebendige pflanzliche Kost verzichten, weil ihnen die Wissenschaftler sagen, rohe Nahrung sei wegen der Krankheitserreger gefährlich.

Mag sein, daß man einwendet, ich stellte das Problem der biologischen Versorgung vereinfacht dar. Ich jedenfalls bin davon überzeugt, daß die Lebensmittel immer ausreichen werden, wenn wir nur zur Disziplin bereit sind. Man darf auch nicht vergessen, daß sich die verzehrte Menge an rohen Lebensmitteln von Jahr zu Jahr reduzieren wird. Die von der Bevölkerung verdrückten Massen von Lebensmitteln sind anerzogene Mengen und haben mit den reellen Bedürfnissen nichts zu tun. Wir haben unsere Organe seit der Kindheit zur Anpassung an riesige Mengen von Nahrungsmitteln gezwungen, die sie gar nicht benötigen. Deshalb leiden wir auch zu Beginn einer Ernährungsumstellung mehr oder weniger unter Pseudohungergefühlen. Unser bisheriges unvernünftiges Verhalten ist die Ursache dafür – nicht die Vital-Ernährung. Wer unter Hungergefühlen leidet, sollte wesentlich mehr Gemüse als Früchte essen und die Nahrung vor allem lange und sorgfältig zerkauen und einspeicheln. Wenig helfen wird dies allerdings bei Eßsüchtigen, denn die Ursachen liegen hierbei eindeutig im seelischen Bereich und werden später besprochen.

Der Ernährungsinstinkt

Der Ernährungsinstinkt mit seinen praktischen Auswirkungen ist in diesem Umfang eine Entdeckung des Ernährungsforschers Guy Claude Burger. Die Frage nach einem instinktiven Verhalten bei der Nahrungsaufnahme wurde zwar von sehr vielen Ernährungsexperten auf der ganzen Welt behandelt – allerdings nur oberflächlich. Vor Burger ging niemand so weit, dieses Phänomen in seiner Ganzheit sowohl theoretisch als auch praktisch zu untersuchen, da es sich um eine Erfahrungswissenschaft handelt, die viel Zeit, Geduld und strenge Disziplin erfordert.

Der Ernährungsinstinkt zeichnet sich durch drei Hauptkomponenten aus:

1. Die vom Instinkt gesteuerte Auswahl der Nahrungsmittel.
2. Den Verzehr dieser Lebensmittel, also die instinktive Ernährung selbst.
3. Das Auftreten einer instinktiven Sperre, die instinktive Sättigung.

Neben der Funktion der Atmung hat die Nase (als Eingangsorgan zu den Atemwegen) noch eine andere, ebenso wichtige Aufgabe zu erfüllen. Sie leitet Tiere und Menschen durch angenehme Geruchswahrnehmung zu den Nahrungsmitteln, die sie essen sollten, und warnt sie durch unangenehme vor giftigen Produkten. Die Tiere halten sich dank dieses Geruchsorgans gesund. Werden sie aber von Menschen versorgt, oder sind sie ihrer natürlichen Lebensbedingungen beraubt, verkümmert ihr Geruchssinn meist. Es treten dann die gleichen Symptome wie beim Menschen auf, weil die Tiere ihre Nahrung nicht mehr optimal auswählen können und damit die richtige Dosierung der benötigten Stoffe nicht mehr gewährleistet ist. Die wildlebenden Tiere haben sich ihren Ernährungsinstinkt bis heute weitgehend erhalten. Allerdings entfalten auch hier die vom Menschen verursachten negativen Umwelteinflüsse bereits eine zerstörerische Wirkung.

Guy Claude Burger, der 1934 in dem französischsprachigen Teil der Schweiz geboren wurde, arbeitet seit 1965 an dem Thema „Ernährungsinstinkt“. Er studierte zunächst Physik und Mathematik und parallel dazu Musik. Mit 26 Jahren, seine Frau erwartete gerade ihr erstes Kind, erkrankte er an Kehlkopfkrebs (Lymphoblastisches Sarkom). Die Schulmediziner schätzten seine Überlebenschancen auf nur 20 Prozent für die nächsten fünf Jahre. Doch Burger wollte sich damit nicht abfinden. Heute hat er dieses Schicksal schon 26 Jahre überlebt.

Auf einer Konzerttournee durch die USA wurde er zum ersten Mal auf den Ernährungsinstinkt aufmerksam. Burger weigerte sich damals, in Restaurants zu essen, er wollte sich auf seinem Zimmer „sein eigenes Süppchen“ kochen. Im Hotel stellte er fest, daß der Stecker seiner Minikochplatte nicht der herkömmlichen Norm entsprach. Deshalb beschloß er, den Rotkohl, den er eigentlich hatte kochen wollen, roh zu essen – und er schmeckte ihm gut. Am nächsten Tag mochte er nicht mehr davon essen, er hatte das Gefühl, das Gemüse sei verdorben und ungenießbar geworden. Vor der Abreise probierte er nochmals von dem Kohl – zu seiner Verwunderung schmeckte er ihm genauso gut wie am ersten Tag. Das machte Burger nachdenklich und brachte ihn auf den Gedanken, daß das Verzehren oder Ablehnen des Rotkohls nicht mit der Qualität des Nahrungsmittels, sondern mit seinen eigenen Körperbedürfnissen zusammenhing. Damit legte er den Grundstein für die Instinkt-Therapie.

Der Geschmackssinn beruht tatsächlich auf den augenblicklichen individuellen Bedürfnissen des Menschen. Das Entscheidende aber ist: Der Ernährungsinstinkt funktioniert ausschließlich bei lebendigen Lebensmitteln, da der Geruchssinn und die Geschmacksnerven die Hauptinstrumente dieses Instinktes sind. Denaturierte Stoffe, fremde Stoffe und unnatürliche Temperaturen der Lebensmittel sind für das Verkümmern dieser Sinne verantwortlich. Das gilt für alle Lebewesen.

Mit dem Gebrauch des Feuers, das die Zerstörung der Nahrung möglich machte, begann der Mensch seinen Instinkt zu betäuben. Wer jedoch vollkommen auf denaturierte Stoffe verzichtet, kann den Ernährungsinstinkt bis zu einem gewissen Grad wiederherstellen, ihn sozusagen wieder aufwecken.

Je nach Lebensbedingungen kann es schwierig sein, sich richtig, das heißt rein instinktiv, zu ernähren. Wer ständig gemäß seinem Ernährungsinstinkt essen möchte, wird nicht selten auf zahlreiche Hindernisse stoßen, da die herkömmliche Ernährungsweise unseres fest verankerten Systems kaum Rücksicht auf eine solch „aufwendige" Ernährungsart nimmt. Für Menschen, die nicht allein und ungestört die Nahrungsmittel entsprechend ihrem Instinkt auswählen können, wird die von Burger propagierte Ernährungsweise fast zur Utopie.

Deshalb ist es mir ein Bedürfnis, den Menschen die Vital-Ernährung als Alternative anzubieten, damit sie sich nicht gezwungen fühlen, zu gekochter Kost zurückzukehren, wenn ihnen die reine Instinkt-Ernährung zu aufwendig erscheint. Jedes Lebensmittel in rohem Zustand ist unvergleichlich wertvoller als irgendeine denaturierte, angeblich „ausgewogene Mahlzeit".

Damit Du selbst den Ernährungsinstinkt spürst und einschätzen kannst, inwieweit er bei Dir funktioniert, schlage ich folgende Übung im Kreis von einigen gleichgesinnten Freunden vor:

Besorge Dir eine reife Papaya. Kurz vor der Übung schneidest Du die Frucht, die Zimmertemperatur aufweisen sollte, längs durch, nimmst aber die schwarzen Körnchen nicht heraus. Bei einer reifen Papaya muß das Fleisch fast dunkelrot sein. Reiche die Papaya nun herum und bitte Deine Freunde, mit geschlossenen Augen daran zu riechen. Einer nach dem anderen soll sich so zu dem paradiesischen Geruch der Frucht äußern. Einige werden die Bemerkung „paradiesisch" nicht verstehen, da die Papaya ihrer Empfindung nach eher einen widerlich-säuerlichen Geruch hat. Für andere wird sie sogar fast unerträglich riechen. Wieder andere werden die Einschätzung „paradiesisch" sehr wohl bestätigen können, und einige werden gar keinen Geruch wahrnehmen.

Dies ist eine lustige Erfahrung, die die Teilnehmer meiner Seminare immer wieder in Erstaunen versetzt. Was kann man bei diesem kleinen Test lernen? – Der Geruch eines natürlichen und frischen Lebensmittels kann niemals allgemeingültig bestimmt werden. Dabei verändert sich nicht der Duft der Frucht – es sind vielmehr die Menschen, die diesen Geruch in unterschiedlicher Weise wahrnehmen.

Die verschiedenen Geruchswahrnehmungen entsprechen den unterschiedlichen Bedürfnissen der Menschen. Jeder von ihnen hat an diesem Tag und zu diesem Zeitpunkt einen anderen Bedarf an bestimmten Stoffen, die in der Papaya entweder vorhanden sind oder nicht. Die Bedürfnisse verändern sich, wenn der betreffende Mensch von der Frucht ißt – aber auch dann, wenn er etwas anderes verzehrt. Wenn etwa einer Deiner Freunde beispielsweise ein Stück rohe Artischocke oder etwas anderes gegessen hat, wird sein Geruchssinn möglicherweise auf die Papaya wieder anders reagieren. Mit solchen einfachen Experimenten kann man die Grundregeln des Ernährungsinstinktes und der wirklichen menschlichen Bedürfnisse kennenlernen, die durch nichts zu widerlegen sind. Alle bisherigen intellektuell erarbeiteten Lehren über die angeblichen Bedürfnisse der Menschen werden durch solche Erfahrungen bedeutungslos und überflüssig. Der Geruch ist nicht etwas, das quasi per Zufall wahrgenommen wird. Vielmehr ist der Geruch natürlicher Produkte Ausdruck für das, was der Mensch essen darf und was nicht – anders gesagt, was sein Körper benötigt oder als für ihn überflüssig (das heißt als krank machend) einstuft.

Die Geruchswahrnehmung kann meiner Einschätzung nach in fünf Gruppen eingeteilt werden: scheußlich, schlecht, neutral, gut, himmlisch.

Normalerweise dürfte der Mensch nur die rohen Nahrungsmittel zu sich nehmen, die nach seinem Empfinden gut oder himmlisch riechen. In ihnen sind nämlich genau die wichtigen und heilenden Wirkstoffe enthalten, die für seine individuelle Gesundheit (und nicht für die seiner Mitmenschen) angemessen und richtig sind. Der Ernährungsinstinkt läßt den betreffenden Menschen nicht zufällig diese Frucht als gut oder himmlisch riechend wahrnehmen. Der Mensch soll dazu „verführt" werden, den für seinen Körper notwendigen „Brennstoff" und damit gleichzeitig die verschiedensten Vitalstoffe zu sich zu nehmen, um auf diese Weise seine Gesundheit zu erhalten.

Sämtliche Geruchswahrnehmungen natürlicher (also nicht denaturierter, gekochter, vermischter oder saucierter) Lebensmittel sind direkt mit unseren Bedürfnissen gekoppelt. Was gut riecht, schmeckt gut. Was gut schmeckt, stellt zugleich ein Heilmittel dar.

Das gleiche gilt auch umgekehrt: Was schlecht riecht, kann nicht gut schmecken. Ich brauche niemandem zu sagen, daß etwas Derartiges nicht gegessen werden soll. Soviel Instinkt ist uns glücklicherweise erhalten geblieben – wir verweigern übelriechende Produkte ganz instinktiv.

Der Ernährungsinstinkt funktioniert nur bei rohen Nahrungsmitteln, denn mit ihnen wurde er von jeher konfrontiert, mit ihnen baute er seinen genetischen Code auf. Dagegen verleitet uns die denaturierte Nahrung dazu, Stoffe zu uns zu nehmen, die uns schaden. Und dies in solchen Mengen, in denen wir rohe Lebensmittel auch beim besten Willen niemals essen könnten.

Ein einfacher Versuch macht vielleicht nochmals deutlich, was damit gemeint ist. Ich gehe davon aus, daß Du bereits Frischkost zu Dir nimmst, vielleicht in Form von Salat. Besorge Dir diese Gemüsepflanzen und iß sie – eine nach der anderen – roh und ohne verfälschende Mittel wie Soße, Sahne oder Gewürze. Iß in den nächsten drei Wochen darüber hinaus Deine gewohnte Getreideportion in Form von eingeweichtem Korn statt als Brei oder Brot und ohne gleichzeitig andere Lebensmittel zu Dir zu nehmen. Vergleiche die Menge, die Du davon essen kannst, mit Deinen früheren Portionen.

Die Papaya enthält Papain, ein Verdauungsenzym. Wenn der Körper das Papain nur in begrenztem Maße benötigt, wird der Mensch vielleicht schon nach drei oder vier Bissen dieser Frucht die instinktive Sperre wahrnehmen und nicht mehr von der Frucht essen mögen. Auch dieser Stoff kann, wie alle Substanzen, als Gift wirken. Davor schützt uns die Natur, indem sie uns einen unangenehmen Geruch wahrnehmen läßt, bevor wir zu essen beginnen. Wir verzehren dann automatisch nichts davon oder können es im Zweifelsfall noch rechtzeitig ausspucken.

Die wichtigsten Geruchswahrnehmungen treten aber nur dann auf, wenn Du die Papaya in natürlichem Zustand zu Dir nimmst – und nicht etwa in einem Obstsalat oder mit Zusätzen wie Sahne oder Vanille-Sauce. Zunächst riechst Du an der Frucht, dann mischst Du sie in einen Obstsalat. Versuche jetzt nochmals den Papaya-Geruch wahrzunehmen – Du wirst keine „Antwort" erhalten. Auf diese Weise kannst Du erfassen, wie wichtig es ist, sich das Vermischen und Saucieren langsam abzugewöhnen, und warum beide Faktoren keine optimale „instinktive" Versorgung bewirken können.

Für Gemüse und Salat gilt das gleiche wie für Obst. Wer von uns würde die Menge an Gemüse in ursprünglichem Zustand essen, die wir in der Suppe kochen oder als Rohkost-Salat mit einer Sauce anrichten? Das Kochen und das Saucieren sind die wirksamsten Methoden, Lebensmittel, die uns nackt nicht schmecken, weil wir sie nicht verzehren sollten, eßbar zu machen. Saucen sind in diesem Sinne genauso lecker wie gefährlich. Der Essende hat nicht das Gefühl, viel zu sich genommen zu haben, da die Sauce flüssig ist. Und: Viele Gerichte stünden niemals so hoch im Kurs, wenn man sie ohne Sauce verzehren müßte. Die Saucen sind demnach heimtückische und verlockende, aber eben auch verfälschende Mittel. Wie ich immer wieder sage: Mit Sauce ist der Mensch in der Lage, Papierkügelchen herunterzuschlucken – Hauptsache, die Sauce ist attraktiv genug in ihrem Geschmack und ihrer Geschmeidigkeit. Nach meiner „Psychologie des Gaumengenusses" ist sie ein Liebesersatz.

Vielleicht denkst Du, eine Zubereitung in sehr beschränktem Maße würde schon nichts ausmachen. In der Tat wäre es sicher nicht schlimm, wenn wir es selten tun würden. Aber das Mischen unserer Lebensmittel ist die Basis der herkömmlichen Ernährungsweise und wird von Kind an von morgens bis abends praktiziert.

Es ist leicht zu demonstrieren, wie schon einfache Mischungen von Sellerie und Apfel oder von roten Beeten und Blumenkohl den Ernährungsinstinkt überlisten. Keines der Produkte wird in den genannten Kombinationen eine instinktive Sperre auslösen, weil solche Vermischungen in der Natur nicht vorkommen. Die Mischung verhindert das Wahrnehmen der instinktiven Sperre, die uns anzeigen soll, welche Mengen wir wovon essen sollen, um unseren Körper optimal zu versorgen.

Ein weiteres Beispiel: Erdbeeren standen früher nur in einer bestimmten Jahreszeit als Nahrungsmittel zur Verfügung. Hielte sich der Mensch an das Gesetz der nicht manipulierten Nahrung, würde er bald feststellen, daß sein Bedürfnis nach Erdbeeren viel geringer ist, als er annimmt. Vielleicht liegt im übertriebenen Verzehr dieser Früchte der Grund dafür, daß so viele Menschen auf Erdbeeren allergisch reagieren. Wer ist heute noch gewillt, Erdbeeren so zu essen, wie sie uns von der Natur angeboten werden? Da sie vielen sauer schmecken (und deshalb nicht oder nur in sehr geringen Mengen verzehrt werden sollten), läßt man sich alles Erdenkliche einfallen, um diese unangenehme Wahrnehmung zu überspielen. Erdbeeren werden folglich mit Zucker, Honig, Vanillesauce oder Eis, mit Wein, Milch, Quark oder Sahne gemischt. Die Möglichkeiten, im Namen des Genusses unseren Instinkt zu überlisten, sind unbegrenzt.

Wie verhält es sich mit dem Ernährungsinstinkt bei Radieschen, Lauch, Knoblauch und Zwiebeln, die als natürliche Antibiotika gelten? Brennt es Dir auf der Zunge, wenn Du sie roh und ohne ein anderes Nahrungsmittel verzehrst? Wenn dies zutrifft, solltest Du davon Abstand nehmen – oder den Verzehr derartiger Nahrungsmittel zumindest stark einschränken. Der Mensch, der sich natürlich ernährt, kennt keinen Bluthochdruck und keine Parasiten, die durch sogenannte natürliche Antibiotika bekämpft werden müßten.

Unser Körper ist in starkem Maße degeneriert, ebenso unser Ernährungsinstinkt. Hinzu kommt, daß die heutigen Produkte längst nicht mehr mit denen vergleichbar sind, die die Menschen vor Jahrtausenden zu sich nahmen. Es müßten nach meiner Einschätzung mindestens drei Generationen heranwachsen, die sich mit naturbelassenen biologischen Produkten ernähren, um einen einigermaßen funktionierenden Ernährungsinstinkt wiederherzustellen.

Dabei gilt es zu bedenken, daß wir niemals einen Endpunkt erreichen. Die Suche nach dem „richtigen" Weg geht ständig weiter. Es kann niemand ein für allemal festlegen, wie ein Lebensmittel riecht (solange es natürlich ist). Es kann in diesem Punkt nur eine persönliche und damit subjektive Einstellung geben, die für andere keinen Wert darstellt.

Deshalb sollte es künftig heißen: Es riecht nach meinem Empfinden gut – beziehungsweise ich nehme es als unangenehm wahr. Der allgemeine Ausdruck „Es riecht gut" bezieht sich demnach nur auf denaturierte Produkte gleich welcher Art.

Wie kann sich der Mensch instinktiv ernähren? Indem er ständig eine Auswahl von rohen Lebensmitteln zur Verfügung hat, an den vorhandenen Produkten riecht und dann das Nahrungsmittel auswählt, das ihn nach seiner Geruchsempfindung am stärksten anzieht. Dies ist bei Früchten leicht zu handhaben. Anders verhält es sich bei Gemüse. Vielleicht liegt das daran, daß wir von Natur aus eher Früchte essen sollten, vielleicht aber auch daran, daß Gemüse im allgemeinen als gekochte und denaturierte Nahrung verzehrt wird. Bedarf es noch einer längeren Phase der Ernährungsumstellung, ehe wir spontan zu nicht angemachtem Gemüse greifen?

Zugegeben, wenn man nur Gemüse essen sollte, das uns ohne Zubereitung (Sauce) gut schmeckt, bliebe für jeden von uns nur die Hälfte dessen, was wir früher in denaturierter Form gerne aßen.

Auch in diesem Punkt möchte ich Dich davor warnen, ein Fanatiker zu werden, außer Du leidest an einer Krankheit, dann mußt Du sehr konsequent sein. Selbstverständlich werden zunächst immer wieder Situationen auftreten, in denen Dir aus Deiner Sicht keine andere Wahl bleibt, als angemachte Rohkost zu essen. Mir geht es in dieser Phase erst einmal darum, Dich prinzipiell mit den theoretischen Fakten vertraut zu machen. Wenn Du Dich gegen rohes, nicht angemachtes Gemüse sperrst, iß zuerst eine Weile Obst, dann nur solches Gemüse, das Dir richtig gut schmeckt (wie vielleicht Gurke, Fenchel oder Endivien), oder Du fastest ein paar Tage, danach ist der Zugang zu Gemüse eher möglich.

Tiere ernähren sich ihr ganzes Leben lang von sehr wenigen Produkten. Wir aber glauben, ein ärmliches Dasein zu führen, wenn wir nur zehn verschiedene Nahrungsmittel zur Auswahl haben. Alles ist relativ. Vielleicht bist Du der Meinung, Dich auf diese Weise zu ernähren, sei viel zu kompliziert. Deshalb sollst Du keine Perfektion verlangen, sondern sie lediglich anstreben. Wer sich künftig roh ernähren will, sollte aber mindestens drei Wochen den Versuch unternehmen, sich ausschließlich mit rohen Lebensmitteln zu versorgen – wie groß der Aufwand in dieser kurzen Zeitspanne auch erscheinen mag. Erst dann kann man diese natürliche Ernährungsweise annähernd einschätzen.

Theorie und Praxis des Ernährungsinstinktes sind die unverzichtbaren Lehrer derer, die die Natur wirklich verstehen wollen. Es wird immer wieder behauptet: Dafür sind wir schon zu degeneriert – statt etwas zu tun, um den Körper und damit auch Seele und Geist zu regenerieren. Der Ernährungsinstinkt schlummert in uns und wartet nur darauf, erweckt zu werden. Dazu bedarf es der richtigen Stoffe aus den rohen Lebensmitteln.

Noch einmal zusammengefaßt: Sich instinktiv zu ernähren heißt, „nur“ das zu essen, was dem Betreffenden in rohem Zustand wirklich schmeckt. Mehr nicht.

Vielleicht kannst Du Dir jetzt vorstellen, welch ungeheuren Unfug wir Jahr für Jahr mit unserem Körper treiben – und das seit frühester Kindheit. Deshalb ist es zunächst wichtig, die bereits eingeleiteten Degenerations-Prozesse zum Stillstand zu bringen.

Wenn Du zur Umkehr bereit bist, mache nicht den klassischen Fehler, zu sagen: „Von jetzt an glaube ich an die Wirksamkeit und Heilkraft der natürlichen Lebensmittel, ich brauche nur noch ein Buch, in dem alle Nahrungsmittel und die genaue Menge ihrer jeweiligen Heilstoffe verzeichnet sind – und schon werde ich geheilt." Das wäre ein großes Mißverständnis. Denn was für den einen gut ist, muß für Dich noch lange nicht das Richtige sein, es kann sogar gänzlich falsch sein.

Dazu ein Beispiel aus der Praxis: Trotz fünf Jahren der Vollwerternährung, zehn Monaten instinktiver Ernährung und drei Jahren der Vital-Ernährung ging mein Zahnfleischbluten nicht zurück. Ich hatte darüber hinaus alles versucht, was die Naturheilkunde in diesem Punkt empfiehlt – doch nichts half. Ich sagte mir, gib nicht auf, irgendwann muß sich das doch von alleine legen. Und eines Tages klappte es tatsächlich. Ich spürte plötzlich, daß ich mich nicht mehr gegen den Verzehr von Orangen sperrte, und wollte es genauer wissen. So aß ich eine Woche lang nichts anderes als diese Früchte. In dieser Zeit kam das Zahnfleischbluten zum Stillstand. Bei mir waren es in diesem Fall Orangen, die eine therapeutische Wirkung hatten, bei Dir mögen es Petersilie oder Äpfel sein.

Jedenfalls hat mich diese Erfahrung gelehrt, nicht mehr alles wissen zu müssen, sondern die Dinge auf mich zukommen zu lassen, sie entspannt wahrzunehmen, zu beobachten, zu akzeptieren – und dabei den Verstand weitgehend auszuschalten. Ich habe dies als eine Befreiung erfahren. Im genannten Beispiel hat sich mein Körper einiger Heilstoffe aus der Orange bedient, um eine Genesung einzuleiten. Das nächste Mal mag er bei den gleichen oder ähnlichen Symptomen auf Substanzen aus Sellerie oder aus Brombeeren zurückgreifen. Entscheidend ist, daß die Natur mich heilt. Erst einmal hat sie meine Symptome verschwinden lassen. Ob es sich tatsächlich um eine Heilung handelt, kann ich erst nach langer Zeit sagen.

Wenn jemand während der Ernährungsumstellung noch Medikamente einnimmt, so ist sein Ernährungsinstinkt nicht ohne weiteres dazu in der Lage, die wirklichen Bedürfnisse des Körpers zu erkennen. Bei schwerwiegenden Krankheiten sollten die Medikamente in keinem Fall radikal abgesetzt werden. Der Patient sollte vielmehr – unter ständiger Kontrolle eines eingeweihten Arztes – sorgfältig die Entwicklung der Krankheit beobachten. Wenn sich eine Besserung einstellt, kann er sehr vorsichtig und nur in Absprache mit dem Arzt die Dosis reduzieren. Eine Überwachung der Einnahme von Medikamenten ist in jedem Fall notwendig.

Es stellt sich schließlich die Frage, ob der Ernährungsinstinkt so zuverlässig ist, daß keine Gefahr einer Vergiftung besteht. Nach meiner Einschätzung ist diese Zuverlässigkeit gewährleistet, allerdings gilt das nur für Menschen, die die Vital-Ernährung über einen längeren Zeitraum (mindestens ein Jahr) sehr sorgfältig einhalten. Wenn dann beispielsweise die Menge an Solanin in Kartoffeln unsere Gesundheit zu beeinträchtigen droht, nehmen wir eine entsprechende, unangenehme Geschmacksveränderung wahr – wir lehnen daraufhin den Verzehr von Kartoffeln instinktiv ab. Entsprechendes gilt für Bohnen. Für Experimente mit diesen und Pilzen trägt aber jeder selbst die Verantwortung. Bei Waldpilzen möchte ich noch speziell darauf hinweisen, daß auch natürlicherweise ungiftige Vertreter kritisch sind, da sie viele Schwermetalle und radioaktive Stoffe aufnehmen.

Die instinktive Sperre

Die instinktive Sperre habe ich bereits angesprochen. Hier soll dieses wichtige Thema genauer präzisiert werden. Ich wiederhole: Wir können sie nur spüren, wenn wir natürliche Lebensmittel zu uns nehmen. Eine unangenehme Veränderung der Wahrnehmung hindert uns daran weiterzuessen – oder sollte es zumindest tun. Die instinktive Sperre kann sich auf den Lippen, im Mund, auf der Zunge oder im Hals am Anfang der Speiseröhre bemerkbar machen. Darüber hinaus zählt auch das Sättigungsgefühl zu den verschiedenen Ausdrucksformen, die uns nahelegen, das Essen zu beenden.

Jedes natürliche Lebensmittel verursacht eine spezifischc Veränderung der Wahrnehmung. Wir merken die Sperre gegen eine Paprikaschote anders als die gegen eine Banane oder die gegen eine Ananas, die sogar schmerzhaft sein kann. Erdbeeren oder Kiwis schmecken sauer, die Gurke oder der frische Mais hinterlassen ein pelziges Gefühl auf den Lippen, Fenchel und Sellerie schmecken bitter, Radieschen, Lauch und Kohlrabi scharf. Eine Orange verletzt die Schleimhäute der Lippen oder verursacht kleine Risse in den Mundecken – vorausgesetzt, sie wird direkt aus der Schale gegessen. Wenn man Orangen vor dem Verzehr allerdings ganz schält, kann man eine Unmenge dieser Früchte essen, ohne die instinktive Sperre zu empfinden.

Das Wahrnehmen und Registrieren der instinktiven Sperre ist, wie gesagt, ausschließlich beim Verzehr natürlicher, nicht veränderter Lebensmittel möglich. Ich betone dies immer wieder, um Mißverständnisse zu vermeiden. Die geringste Manipulation durch eine Sauce oder eine kleine Prise Salz verhindert eine entsprechende Empfindung. Der Instinkt wird in diesen Fällen einfach überlistet. Darin liegt der Grund dafür, daß wir Produkte wie Brot oder Schokolade in unverhältnismäßig großen Mengen essen können – nämlich solange, bis uns der Magen vor Überfüllung wehtut. Nichts zeigt uns an, wann wir den Verzehr beenden sollen, da unser Instinkt diese Produkte nicht identifizieren und einordnen kann.

Es gibt aber auch Früchte, die praktisch keinen Geruch verbreiten und nur selten eine instinktive Sperre auslösen. Ein typisches Beispiel ist die Traube. Wir können diese Frucht allerdings ohne Bedenken eine Zeitlang essen, denn Trauben haben eine wunderbare Reinigungskraft. Wenn man sensibilisiert ist und sich sehr aufmerksam verhält, nimmt man die Sperre irgendwann doch wahr, meist durch ein leichtes Kratzen im Hals.

Birnen, Trauben, Äpfel oder Kirschen können nach meiner Erfahrung in größeren Mengen und über einen längeren Zeitraum hinweg gegessen werden – dies gilt insbesondere für Menschen, die ihre Ernährung gerade erst umgestellt haben, und für Personen, die nicht zu Untergewicht neigen, da diese Produkte im Gegensatz zu Gemüse einen starken Drainage-Effekt haben können.

Anders verhält es sich bei relativ konzentrierten Lebensmitteln, zum Beispiel Nüssen, Bananen oder Avocados. Diese sollte man trotz des Ausbleibens der instinktiven Sperre nur sehr vorsichtig und zurückhaltend essen. Die Erfahrung zeigt nämlich, daß sie sehr schnell unsere bereits geschwächte Leber belasten. Zudem sollte man diese Nahrungsmittel beim gelegentlichen Verzehr sehr sorgfältig kauen.

Warum aber soll man sich nach dem Instinkt richten, wenn er doch anscheinend hin und wieder (wie in dem beschriebenen Fall) versagt? Ich denke nicht, daß er „versagt“, sondern daß das eine Auswirkung unserer Degeneration ist. Verzichte also auf Perfektion, passe Dich der Situation an. Die instinktive Sperre macht sich bemerkbar, wenn der Körper kein Bedürfnis mehr nach den in dem betreffenden Lebensmittel enthaltenen Stoffen hat. Die Natur teilt uns mit: Iß nicht weiter, Dein physiologischer Bedarf ist jetzt gedeckt. Beim Ignorieren oder Mißachten dieses wichtigen Warnsignals stellen sich alsbald die entsprechenden unangenehmen Folgen ein. Die auftretenden Symptome können bis zu Schmerzen reichen. Genau das ist gemeint, wenn Du hörst und liest: „Die Natur spricht zu uns“.

Eine wichtige Erfahrung dieser Art habe ich selbst bei einer Rucksack-Wanderung durch Südfrankreich gemacht. Ich nahm weder Lebensmittel noch Getränke mit, sondern vertraute darauf, daß die Natur mich schon versorgen werde. So war es auch. Ich hatte keine übertriebenen Erwartungen, deshalb konnte mich jeder Brombeerstrauch und jeder wilde Apfelbaum in höchstem Maße erfreuen. Da diese Früchte genügend Wasser enthalten und vor allem keine Durstgefühle auslösen wie Brot und sonstige denaturierte Produkte, war ich nicht auf Getränke angewiesen. Es reichte zumindest bis zur nächsten Quelle.

Nach einigen Tagen anstrengenden Marsches und karger Ernährung kam ich unverhofft an einem wunderschönen Feigenbaum vorbei. Es duftete himmlisch. In mir wurden beim bloßen Anblick dieses Baumes Erinnerungen aus der Kindheit wach. In meiner Vorstellung sah ich mich bereits den Baum leer essen – obwohl ich aus Erfahrung wußte, welche schmerzhaften Symptome die instinktive Sperre gegen frische Feigen hevorrufen kann.

Nach vier oder fünf Feigen war es dann auch soweit: Der Instinkt gebot aufzuhören. Meine Eßlust verführte mich aber dazu, dieses Warnsignal zu ignorieren und weiterzuessen. Bald bildeten sich auf der Zunge die ersten Bläschen. Ich hatte nun die Konsequenzen für mein unvernünftiges Verhalten zu tragen. Die Schmerzen hielten immerhin einen Tag lang an.

Ich war aber um eine Erfahrung reicher geworden: Es waren die letzten frischen Feigen, die ich gegessen habe, ohne die instinktive Sperre zu beachten.

Eine wichtige Voraussetzung muß allerdings erfüllt sein, damit die Sperre auftreten kann: Um den Geruch der Früchte wahrnehmen zu können, müssen sie mindestens sechs bis acht Stunden vorher aus dem Kühlschrank genommen worden sein. Der anfängliche Geruchseindruck schwindet schon beim ersten Bissen, ist jetzt aber auch nicht mehr nötig, weil der Instinkt mich über den Geschmackssinn weiterführt und mir mitteilt, wann ich aufzuhören habe.

Was aber ist zu tun, wenn Du zu den Menschen gehörst, deren Geruchssinn praktisch nicht mehr funktioniert? Auch dann besteht kein Grund zur Aufregung, denn in diesem Fall werden die Geschmacksnerven die Rolle des „Zensors" übernehmen. Schließlich sollte nicht außer acht gelassen werden, daß durch den Verzicht auf denaturierte Stoffe sowohl Dein Geruchs- als auch Dein Geschmackssinn mit der Zeit wieder sensibler reagieren werden.

Wenn sowohl der Geruchs- als auch der Geschmackssinn versagen, iß einfach alles roh. Nach einiger Zeit wirst Du die Funktionsfähigkeit Deiner Sinne wiedererlangen. Dann solltest Du lernen, Disziplin zu üben.

Die Vegan-Ernährung

Die Fragwürdigkeit von Traditionen

Der Mensch hat einen ausgeprägten Hang zu Traditionen, ja, er ist sogar stolz darauf, uralte Sitten und Gebräuche zu pflegen, die heute überhaupt keinen Sinn mehr ergeben, die ihm gar zur Bürde geworden sind.

Traditionen haben auf dem Gebiet der Ernährung einen fest verankerten Platz. Gerne wird beispielsweise auf Gesundheitsratschläge aus den Schatzkästchen der chinesischen oder tibetischen Kultur zurückgegriffen. Es wird den Menschen suggeriert, daß das, was einer 5000 Jahre alten medizinischen Tradition entspringt, auch für die heutige Zeit das Richtige sei. Wenn das Alter einer Methode die beste Garantie für ihre Güte und Wirksamkeit ist, sollten wir besser gleich bis zur Entwicklung der Menschheit und der damaligen Ernährungsweise (Rohkost) zurückgehen. Eine medizinische Tradition kann nur entstanden sein, als eine entsprechende Notwendigkeit durch die Entstehung neuer Leiden bestand, die die Menschen bereits damals durch ihr Fehlverhalten selbst verursachten. Nun haben problemunbelastete, glückliche Völker keine Geschichte, da es dann nichts zu berichten gibt. Deshalb ist es schwierig, Tatsachen aus dieser Zeit zu bringen.

Es wird immer gesagt: Früher waren die Menschen Jäger und Fleischesser. Was heißt „früher"? Wenn man sich schon auf die Vergangenheit berufen will, sollte man noch weiter zurückgehen, nämlich bis in die Zeit, da sich der Mensch noch nicht des Feuers und der damit verbundenen neuen Möglichkeiten bediente[16)].

Ich denke, daß der Mensch irgendwann durch bestimmte Umstände zum Fleischverzehr gezwungen wurde, um zu überleben. Man stelle sich nur diesen wahnsinnigen Kampf eines Menschen vor, der vor lauter Appetit auf Fleisch den Mut aufbringt, einen Büffel zu steinigen und zu fangen – und der seine Beute dann zerlegt, um das Fleisch des Büffels in rohem Zustand zu verzehren. Hätte sich der Mensch jemals ohne besonderen Grund auf eine derart widerliche, außerdem gefährliche und komplizierte Art ernährt? Wäre er wirklich achtlos an den Beeren und Früchten vorübergegangen, die ihm die Natur bot, hätte er sich weder von den verlockenden Farben noch dem Duft der Früchte beeinflussen lassen?

Ich erinnere mich sinngemäß an Worte aus dem „Yoga der Ernährung"[17)] von Omraam Mikhaël Aïvanhov: „Die Wahl, die Menschen für ihre Nahrung treffen, ist sehr aufschlußreich. Wenn Du wissen möchtest, welche Auswirkung die Nahrung auf ein Lebewesen hat, gehe in den zoologischen Garten und beobachte die Tiere. Das ist die beste Information, die wir bekommen können. Du wirst sehen, daß die furchterregenden Tiere genau die Fleischfresser sind, während die Pflanzenfresser viel friedlicher sind." Ich setze dazu: solange sie kein Industriefutter bekommen. „Wer Tiere tötet, um sie zu essen, nimmt ihnen nicht nur das Leben, sondern auch die Entwicklungsmöglichkeit, die ihnen die Natur für dieses Dasein gegeben hatte. Deshalb wird jeder Mensch unsichtbar von den Seelen der Tiere begleitet, die er gegessen hat. Sie fordern nämlich von ihm Entschädigung ..."

Kehren wir nun zur Realität des Alltags zurück. Der Mensch muß im Prinzip in der Lage sein, sich selbst die Nahrung zu beschaffen, die er zur Erhaltung seiner Gesundheit benötigt. Relativ einfach wird das noch bei Früchten sein, schwieriger wird das schon bei Gemüse, denn er muß die entsprechenden Pflanzen aussäen oder setzen, ihre Anzucht fördern und überwachen und sie schließlich ernten. Im Falle von Getreide wird es noch komplizierter und zeitaufwendiger. Wie aber verhält es sich bei tierischer Nahrung, bei Hühnern, Schweinen oder Rindern? Ist er in der Lage, die Tiere zu schlachten und auszunehmen?

Von mir direkt angesprochene Personen antworteten auf die Frage: „Hätten Sie das Tier, von dem Sie gerade essen, selbst töten können?" nur in den wenigsten Fällen, daß sie dies fertiggebracht hätten. Sehr spontan und fröhlich klangen diese Aussagen nicht gerade. Bei allen anderen Befragten war die Antwort ein eindeutiges Nein, sie trauten sich das Schlachten der Tiere nicht zu. Nachdem sie mit dieser Frage konfrontiert worden waren, äußerten sich acht Personen dahingehend, daß sie dem Verzehr von Fleisch langsam entsagen wollten.

Eines steht fest: Der heutige Mensch mag zum Teil degeneriert sein, doch derjenige, der sich besinnt und anfängt, bewußt zu leben, kann eines Tages keine Tiere mehr töten. Dies entspricht nicht mehr seiner fortgeschritteneren Wesenheit, die früher – im harten Kampf ums Überleben – vielleicht einmal eine entsprechende Motivation mit einbezog. Heute, da die Nahrung im Überfluß zur Verfügung steht, sind ein solcher Antrieb und eine solche Motivation nicht mehr vorhanden.

Jeder, der den Fleischkonsum einschränken beziehungsweise aufgeben möchte, sollte ein paar Tage lang in einem Schlachthof oder einer Metzgerei aushelfen. Der Appetit würde ihm in den meisten Fällen von allein vergehen.

Das heißt nicht, daß ich diejenigen, die noch ein Bedürfnis nach Fleisch verspüren, kritisieren möchte. Ich will ihnen nur ins Bewußtsein rufen, wie unnatürlich ihr Verhalten ist. Trotz meiner festverankerten ethischen Grundsätze sage ich immer: Lieber eine Weile noch ein Stück Fleisch mit Freude verzehren, als den Konsum abrupt beenden, wenn die nötige Einstellung eigentlich noch nicht da ist, der Betreffende dann freudlos in seinem Rohkostteller herumstochert und womöglich aus Frustration riesige Mengen an Milchprodukten verzehrt. (Leidende müssen lernen, die Konsequenzen abzuwägen.)

Vielleicht werden einige durch diese Zeilen positiv beeinflußt, auf den Verzehr von Fleisch zu verzichten. Bei den anderen wird sich – davon bin ich überzeugt – im richtigen Augenblick eine Bewußtseinsänderung einstellen. Wer in diesem Zusammenhang den Vorwurf erhebt, ich würde zwei Komplexe – die Ernährung und ethische Grundsätze – miteinander verbinden, zwischen denen keine Beziehung besteht, sollte sich folgendes klarmachen: Solange wir das Essen als isoliertes Thema behandeln, befinden wir uns in dem Dilemma der Spezialisierung, an dem unser gesamtes wissenschaftliches System leidet. Wer indes einen Zusammenhang zwischen Ernährung und Ethik erkennt und danach lebt, wird die Früchte der Gesundheit ernten – denn das eine bewirkt das andere automatisch.

Eine zukunftsweisende Ernährungsform

Ein Veganer ist ein Mensch, der nur pflanzliche Kost zu sich nimmt, wobei die Frage nach roher oder gekochter Nahrung nicht im Vordergrund steht. Der Vegetarismus stellt eine Vorstufe der Vegan-Ernährung dar – beide sind wiederum Vorläufer der Vital-Ernährung.

Die Vegan-Ernährung greift über den Vegetarismus hinaus, weil bei dieser Ernährungsform auch auf tierische Lebensmittel wie Milch, Milchprodukte, Eier und eventuell Honig verzichtet wird. Darüber hinaus werden Tierprodukte wie Leder, Wolle in Bekleidung und Hausrat, Düngemittel, Kosmetika, Medikamente und Organpräparate vermieden, deren Herstellung auf dem Mißbrauch und der Ausbeutung von Tieren beruht. Die Ablehnung umfaßt auch Zoos, Zirkus und ähnliches, da hier Tiere für das Vergnügen der Menschen leiden müssen.

Die meisten Veganer berichten, daß sie bereits in ihrer Kindheit große Schwierigkeiten hatten, das zu essen, was die anderen Familienmitglieder gewöhnlich verzehrten. Es kam in dieser Hinsicht zu zahlreichen Auseinandersetzungen. Noch heute werden viele Kinderseelen gequält, wenn sie von ihren Eltern gezwungen werden, Fleisch zu essen. Solche Kinder können psychisch krank werden, zeigen Verhaltensstörungen, und manche werden deshalb von einem Psychiater zum nächsten gebracht – doch niemand vermag oder will den wirklichen Ursachen auf die Spur kommen. Den Eltern können eigentlich keine Vorwürfe gemacht werden. Sie selbst wurden in dieser falschen Weise erzogen. Wer allerdings heute diese unguten Traditionen hinter sich lassen will, dem stehen genügend Informationen zur Verfügung. Er hat die Möglichkeit, sich unabhängig und unbeeinflußt zu bilden.

Viele Veganer sind von klein an nicht in der Lage, einer Fliege etwas zuleide zu tun. Sie haben den Respekt vor der Tierwelt und allen Lebewesen verinnerlicht. Ich selbst bin in dieser Hinsicht alles andere als eine geborene Veganerin. Wie viele Kinder quälte auch ich Tiere. Jede Ameise, die es wagte, meinen Schlaf zu stören, wurde von mir zerquetscht. Ich ging als Kind einmal soweit, einer Katze Kinderkleidung anzuziehen und eine Sonnenbrille aufzusetzen – und fand es dann lustig, daß sie verschreckt davonlief.

Dank der Bereitschaft, mich für die Tierbelange zu öffnen, bin ich heute ein anderer Mensch. Es gibt viele Menschen, die der Tierwelt im Augenblick noch desinteressiert und empfindungslos gegenüberstehen oder die beruflich gar zur Tierquälerei angehalten werden. Diese möchte ich ermutigen, ihr Leben zu verändern, vielleicht auch den Beruf zu wechseln, wenn sie nicht durch ihn seelisch zugrunde gehen wollen. Es ist jedem Menschen möglich, gegenüber den Tieren Mitleid und Achtung zu entwickeln. Dazu bedarf es nur der Bereitschaft, sich in die Situation eines anderen Wesens hineinzudenken.

Wenn ich selbst noch einmal – auf der Basis meines jetzigen Wissens – mit der Nahrungsumstellung beginnen würde, wäre der Verzicht auf tierische Erzeugnisse (Milchprodukte gehören dazu!) und Getreideprodukte der erste Schritt. Von diesen weiß ich heute, daß sie mehr als alle anderen Produkte das Tor zu weiteren Suchterscheinungen öffnen. Wer den Verzehr von Butter und Käse vermeidet, trennt sich zwangsläufig auch von vielen weiteren krankmachenden Lebensmitteln, wie z.B. Brot. Die Lust auf Süßes, Raffiniertes, Präpariertes und erst recht auf Alkohol und Nikotin vergeht umso leichter, je eher wir den Konsum von tierischen Produkten reduzieren und später ganz einstellen. Erst nach dieser Phase würde ich langsam auf eine Rohkost-Ernährung übergehen, um eines Tages die Vital-Ernährung zu praktizieren. Das scheint mir die logische Reihenfolge zu sein.

Das dritte internationale Vegan-Festival fand 1988 in der Bundesrepublik, und zwar in Bringhausen, statt. Menschen aus aller Welt trafen sich bei dieser Veranstaltung zum Erfahrungsaustausch. Unter ihnen war auch ein Holländer, der mit seiner neunjährigen Tochter die Gesamtstrecke von 800 Kilometern per Fahrrad zurückgelegt hatte. Seit etwa zwanzig Jahren hat dieser Mann kein tierisches Eiweiß mehr zu sich genommen, die Tochter hat es von Geburt an nicht genossen.

Die Veganer stellen noch eine (täglich wachsende) Minderheit dar und haben heute wohl die Bedeutung, die den Vegetariern vor zwanzig Jahren zukam. Die Anhänger des Vegetarismus haben es im Laufe der

Zeit geschafft, von einem nicht unbedeutenden Teil ihrer Umwelt ernst genommen zu werden – auch die Veganer werden dieses Ziel in ähnlicher Weise erreichen.

Die wahren Bedürfnisse

Der Mensch schuf in den letzten Jahrzehnten Bedürfnisse nach bestimmten Stoffen – etwa nach Aminosäuren und Calcium –, die in diesem Umfang nicht bestehen. Die Folgen dieser widernatürlichen Verhaltensweise sind offensichtlich: Rheuma, Hautkrankheiten, Asthma, Allergien jeglicher Art, die Anfälligkeit für Infektionen und Sklerosen. Darmstörungen können nicht überwunden werden, solange das fundamentale Naturgesetz, das die Achtung vor dem Tier enthält, nicht ernst genommen wird.

Es gibt gleichwohl viele scheinbar überzeugende Argumente, die für die tierische Kost sprechen. Eines davon will ich hier aufgreifen: Der moderne Mensch lebt in der ständigen Angst, er könne eines Tages an Eiweiß- und Calciummangel leiden. Wie aber kann man ihm verständlich machen, daß er in bezug auf Eiweiß und Calcium einer regelrechten Überfütterung zum Opfer gefallen ist?

Wenn Du Dich regelmäßig von tierischen und noch dazu denaturierten Produkten (einschließlich der Milcherzeugnisse) ernährst, bist Du wahrscheinlich ebenfalls mit Eiweiß und Calcium überfüttert – paradoxerweise leidest Du aber unter Symptomen, die die Mediziner auf einen Mangel an eben diesen Stoffen zurückführen.

Ein Problem ist zum Beispiel die beim Eiweißabbau anfallende wasserunlösliche Harnsäure: Im Gegensatz zu den meisten Tieren hat der Mensch nicht die Möglichkeit, diese zu dem ungiftigen Allantoin abzubauen, da ihm das hierfür notwendige Enzym Uricase fehlt. Harnsäure kann nur begrenzt über die Nieren ausgeschieden werden. Fällt sie in zu großen Mengen an, können Gicht und andere Krankheiten entstehen.

Sofern Du, lieber Leser, diese Zusammenhänge erkennst, brauchst Du Dir über Deinen tatsächlichen Bedarf an Eiweiß und Calcium keine Gedanken mehr zu machen. Alle Nachteile, die ein zu hoher Konsum dieser Substanzen mit sich bringt, werden vergehen, wenn Du die symptomauslösenden Produkte meidest, nämlich sämtliche tierischen Erzeugnisse, Sojaprodukte, denaturiertes Getreideeiweiß und Nüsse im Übermaß.

Durch die Vital-Ernährung wirst Du in ausreichendem Maße mit Eiweiß und Calcium versorgt, da Dein Körper in der Lage ist, sie voll zu nutzen. Bedenken in dieser Hinsicht sind völlig überflüssig. An dieser Stelle soll allerdings noch einmal darauf hingewiesen werden, daß der Verzehr der oben genannten Lebensmittel allmählich – nicht überstürzt – eingeschränkt werden sollte, damit keine neuen Symptome auftreten.

Für Dich ist es von nun an wichtig, hochwertiges pflanzliches Eiweiß zu Dir zu nehmen. Das findest Du in naturbelassenen Früchten und Gemüsen, außerdem in Nüssen, Samen und Getreide (eingeweicht oder gekeimt). Die rohen Pflanzen enthalten nicht nur das ursprüngliche hochwertige Eiweiß, sie liefern uns darüber hinaus Vitalstoffe und Lebensenergie, die in den tierischen Produkten (auch in rohem Zustand) nicht vorhanden sind.

An dieser Stelle möchte ich den Leser darauf hinweisen, wie der Werbeslogan „Fleisch ist ein Stück Lebenskraft" entstand. Die Wissenschaft entdeckte, daß tierische Proteine aus 20 verschiedenen Aminosäuren bestehen. Zehn bis zwölf von ihnen baut der Körper selbst mit Hilfe anderer Elemente auf, die ihm zur Verfügung stehen. Die restlichen acht bis zehn, die als die essentiellen Aminosäuren bezeichnet werden, müssen dem Körper von außen zugeführt werden. Wissenschaftlich gesehen enthält Fleisch alle Aminosäuren in den für den Menschen günstigen Mengen. Die Praxis zeigt aber, daß die Pflanzen vollkommen ausreichen, um den menschlichen Körper zu versorgen.

Wie sonst ist es möglich, daß sich zwei Drittel der Menschheit fleischlos ernähren? Alle diese Menschen denken nicht darüber nach, ob sie tierisches Eiweiß benötigen oder nicht. Eigentlich wäre zu erwarten, daß sie gesünder sind, denn sie werden nicht durch den Verzehr von tierischen Produkten mit Eiweiß überfüttert. Dem ist nicht so, weil sich diese Menschen vorwiegend von denaturiertem Getreide ernähren, das ebenfalls sehr schädlich ist. Allgemein ist festzuhalten: Sie haben Mangelerscheinungen nicht, weil sie keine oder zu wenig tierische Produkte essen, sondern weil sie allgemein unterversorgt sind.

Ich möchte daran erinnern, daß die Tiere (Rind, Wild, Huhn), die wir als Nahrungsmittel verwenden, um uns mit Eiweiß zu versorgen, kein Fleisch verzehren, sondern Vegetarier sind. Warum also sollte der Mensch seine Bedürfnisse an Eiweiß und anderen lebenswichtigen Stoffen nicht ebenfalls durch rohe pflanzliche Kost decken können? Was ihm unter anderem fehlt, ist das Vertrauen in die Natur.

Es besteht kein Zweifel mehr, daß eine Ernährung ohne tierische Produkte (nicht allein vom Gesichtspunkt des zu hohen Eiweißkonsums aus betrachtet) einen Weg zur Heilung darstellt. Dies wurde durch die Arbeiten von Dr. Bircher-Benner, Professor Kollath, Dr. M.O. Bruker, Prof. Leitzmann, Prof. Rottka, Dr. Schnitzer, Prof.

Wendt, Guy Claude Burger und zahlreichen ausländischen Naturheilkundigen nachgewiesen. Jedem Skeptiker steht es frei, sie am eigenen Leib und eigener Seele zu prüfen.

Ethische Grundsätze

Der Vegetarismus, die Vegan-Ernährung und die Vital-Ernährung haben die Ablehnung tierischer Nahrungsmittel wie Fleisch, Wurst und Fisch gemeinsam. Diese grundsätzliche Übereinstimmung beruht auf folgenden Erkenntnissen: Fleischfressende Tiere können sich in dieser Weise versorgen, weil ihnen der Jagd-Instinkt erhalten geblieben ist. Was aber macht der Mensch? Er versorgt sich nicht selbst mit Fleisch, er läßt sich versorgen – das heißt, er überlistet seinen Instinkt. Wenn morgen unser industrielles Versorgungssystem zusammenbräche, könnte er kaum mehr auf tierisches Eiweiß zurückgreifen, denn er selbst würde – bis auf wenige Ausnahmen – kein Huhn oder Rind umbringen können. Dagegen kann er jederzeit eine Frucht selbst pflükken.

Dazu einige Worte von Bertha von Suttner[18)], die kurz vor ihrem Tode niederschrieb:

„Von hundert gebildeten und feinfühligen Menschen würden schon heute wahrscheinlich neunzig nie mehr Fleisch essen, wenn sie selber das Tier erschlagen oder erstechen müßten, das sie verzehren. Daraus läßt sich rechnungsmäßig die Behauptung aufstellen, daß mit der zunehmenden Verfeinerung – das heißt Höherentwicklung – der Menschheit die Fleischkost ebenso verschwinden wird, wie die Menschenfresserei gegenwärtig schon verschwunden ist."

Mit anderen Worten: Wer nicht in der Lage ist, Tiere zu töten, sollte davon ausgehen, daß er auf tierisches Eiweiß verzichten kann. Solange er aber beim Metzger einkauft oder nach entsprechenden Tiefkühlprodukten verlangt, gibt er indirekt die Anweisung, weitere Tiere umzubringen. An dem Tag, an dem alle Menschen diesen Waren den Rükken kehren, wird die Industrie gezwungen sein, statt Hühnerschenkeln frische biologische Früchte und Gemüse anzubieten.

Unternehmen wir nun eine kleine Reise in eine andere Welt, um uns ein klareres Bild von dem machen zu können, was unseren Freunden, den Tieren, widerfährt: Eines Tages landen fliegende Untertassen eines unbekannten Planeten auf der Erde. Es sind überdimensional große Raumfahrzeuge. Ihnen entsteigt eine Armee von Riesen. Sie sind so groß, daß sie uns Menschen aus ihrer Augenhöhe kaum wahrnehmen. So werden unzählige kleine Lebewesen (Menschen) unter ihren Schuhen zermalmt.

Irgendwann entdeckt einer der Riesen diese kleinen Wesen und kommt auf die Idee, einige aufzulesen und in einen Kochtopf zu werfen. Ein paar Kräuter und anschließend Sahne dazu – und schon schmeckt dem Riesen dieses Mahl.

Die meisten Riesen können sich nicht vorstellen, daß auch kleine Wesen wie die Menschen eine Seele und Gefühle haben, daß sie schmerzempfindlich sind und leiden, wenn man sie auf diese Weise tötet. Und warum fehlt ihnen das Einfühlungsvermögen? Weil die Riesen den Menschen im wahrsten Sinne des Wortes haushoch überlegen sind. Sie haben nicht einmal versucht, ihre Hilfeschreie zu hören – Respekt gegenüber Wesen, die anders sind als sie selbst, kennen sie nicht. Nur dank der Einsicht einiger anders gearteter Riesen gelingt es schließlich, diese Art der Ernährung abzuschaffen.

In vergleichbarer Weise verfahren wir mit den Tieren unseres Planeten. Wir Menschen maßen es uns an, darüber zu urteilen, ob diese Lebewesen Gefühle haben, ob sie weiterleben dürfen oder getötet werden sollen – und dies alles nur, um unsere Eßlust und den durch Intellekt verdorbenen Verstand zu befriedigen.

Die Haltung von Tieren, auch im ökonomischen Sinn, ist völlig unsinnig und unrentabel. Um sieben Kilogramm Rindfleisch und fünfzehn Kilogramm Hühnerfleisch zu erzeugen, sind 100 Kilogramm an Futtergetreide nötig. Nicht viel anders stellt sich der Ertrag bei der Umwandlung des Futters in Milch, Eier und Käse dar. Würden die Menschen der Industrienationen ihren Fleischkonsum zumindest einschränken, wäre genügend Nahrung für alle Menschen auf der Erde vorhanden. Das Problem der ungerechten Verteilung der Nahrungsmittel und der damit verbundenen Armut und Hungersnot würde sich praktisch von selbst lösen.

Manche Katastrophe in unserem Jahrhundert zeigt, daß auch zivilisierte Menschen zu fürchterlichen Taten fähig sind. Aber niemand in der zivilisierten Welt hat es heute mehr nötig, zum Zwecke des Überlebens tierische Produkte zu verzehren.

Ist der Verzicht auf Fleisch die Garantie für eine bessere Entfaltung der Seele? Mit Sicherheit nicht. Wußtest Du, daß Hitler kein Fleisch aß? Es hat ihn nicht daran gehindert, Millionen Unschuldiger umbringen zu lassen. Sein Verzicht basierte nicht auf ethischen Motiven, sondern darauf, daß er nach dem Verzehr von Fleisch Verdauungsstörungen hatte. Diese Art des Verzichts auf Fleisch hat nichts mit den eigentlichen Motiven des Vegetarismus zu tun. Es ist ein erster Schritt, ein kleiner Anfang – aber lange nicht das Ende dieser Ernährungsmethode. Hitler war durch Leidensdruck ein „Zwangsvegetarier“ geworden. Anders verhält es sich bei Tolstoi, der im reiferen Alter aus reinen ethischen Gründen Vegetarier wurde. Dies kam, meiner Ansicht nach, seiner Philosophie zugute.

Die meisten Vegetarier scheinen keinen Zusammenhang zu sehen zwischen ihrem erhöhten Verzehr von Milchprodukten und möglicherweise auch Eiern und der dadurch weiterhin sehr hohen Zahl gepeinigter Kühe und Hühner, die in der Regel in erbärmlichen Verhältnissen gehalten werden.

Ein überzeugter Vegetarier, der bewußt nach ethischen Grundsätzen lebt, sollte nicht nur auf Fleisch verzichten, sondern gleichermaßen tierische Produkte nach und nach allmählich aufgeben.

Es steht dem Menschen nicht zu, darüber zu entscheiden, welches Tier einen höheren Rang einnimmt als andere. Einerseits pflegen und umsorgen wir Katzen, Hunde, Vögel oder Pferde – andererseits kümmern wir uns in keiner Weise um das Schicksal der Kühe und Hühner, die wir zu Milch-, Käse- und Eierproduzenten degradiert haben. Dabei handelt es sich nicht um Ausnahmesituationen oder um besonders krasse Beispiele, sondern um alltägliche Verhältnisse, die mit dem zunehmenden Wohlstand in den letzten Jahrzehnten unbeschreibliche Ausmaße angenommen haben.

Ich beobachtete einmal eine Gruppe junger Menschen, die an einem Stand fleißig Flugblätter für eine Rettungsaktion von Versuchstieren verteilten und gleichzeitig Käse- und Fischbrötchen aßen. Sie waren in meinen Augen nicht in der Lage, die Zusammenhänge zu erkennen. In dieser Gleichgültigkeit jedes unbewußt lebenden Menschen liegt der Niedergang einer Zivilisation und ihrer Umwelt begründet.

Allgemein möchte ich noch einmal auf die Eßgewohnheiten der Vegetarier eingehen, die ich in den letzten Jahren bei zahlreichen Anlässen studieren konnte. Bei einigen dieser Vegetarier-Treffen versetzte mich die Fülle der Lebensmittel in Erstaunen, die allein zum Frühstück angeboten wurden:

Vier verschiedene Nußmus-Aufstriche, vegetarische Pastete, Marmelade, Honig, Margarine, Käse-Aufschnitt, Quark, Brot, drei verschiedene Sorten von Nüssen, Milch, Haferflocken-Müsli (aus der Pakkung), Frischkornbrei mit allerlei Zutaten, Sahne und – um das Ganze scheinbar wieder in Einklang zu bringen – ein paar Äpfel.

Mir scheint, ein wenig mehr Bescheidenheit bereits am frühen Morgen würde der Gesundheit und auch der Geisteshaltung dieser Menschen sehr guttun. Denn bei einem solchen Frühstück wie dem geschilderten arbeitet die Leber zwangsläufig auf vollen Touren, was ohne Zweifel seine (negativen) Spuren hinterläßt. Mir wurde auf einen entsprechenden Einwand hin erklärt: „Diese Fülle muß man anbieten, damit neue Teilnehmer einen guten Eindruck von der vegetarischen Ernährung bekommen.“ Welch ein Irrtum! Die neuen Vegetarier werden fälschlicherweise versuchen, auch zuhause so üppig zu leben.

Welcher Körper aber ist so robust, auch nur ein Viertel der aufgezählten Nahrungsmittel ohne Schwierigkeiten zu verarbeiten? Wird denn nicht in vielen vegetarischen Schriften daran erinnert, daß der Mensch mit Eiweiß überfüttert ist? Wird dem mit einem solchen Frühstück Rechnung getragen? Ganz im Gegenteil.

Nach meiner Einschätzung ist ein Mensch, der einen derart überfüllten und verschwenderischen Frühstückstisch benötigt, um sich einer ethischen Bewegung anzuschließen, noch nicht reif für eine Bewußtseinsänderung. Er sollte seinen bisherigen Weg noch ein wenig weitergehen. Es hat keinen Sinn, Menschen mit falschen oder mißverständlichen Mitteln anlocken zu wollen. Wer wirklich zu einer Ernährungsumstellung bereit ist, wird sich davon nicht durch ein weniger vielfältiges Frühstücksangebot abhalten lassen, das dem Alltag eines Vegetariers entspricht. Ich weise hier auf die Broschüre „Nichts vom Tier, alles spricht für Vegan-Kost“[19)] von Karl Albrecht Höppl hin. Sie leistet den Menschen eine praktische Hilfe, die sich zukünftig ohne tierische Produkte ernähren möchten. Sie ist für konventionelle Esser gedacht, bei den Rohköstlern erübrigt sich diese Frage.

Zu diesem Thema noch eine Aussage von Jesus[20)]: „Es läßt sich nicht miteinander vereinbaren, gottesfürchtig zu sein und gleichzeitig tierisch-beseeltes Leben als Nahrung zu sich zu nehmen. Ihr habt die Aufgabe, Euch rein zu halten. Nur so kann sich auch mein Herz mit dem Eurigen wahrhaftig verbinden.“

Der Mensch hat noch immer nicht verstanden, daß er selbst es ist – und niemand anders –, der sich seine Hölle bereitet, daß er umdenken muß, wenn er sich von seiner Schuld befreien will. Einzig und allein der Mensch hat es in der Hand, sein Leben zu verändern. Ist er sich seiner Schuld wirklich nicht bewußt?

Wenn Du mehr über diese Zusammenhänge erfahren willst, sei Dir das Buch „Die Lebensweise Jesu und der ersten Christen“[21)] des ehemaligen Pfarrers Dr. Carl A. Skriver empfohlen. Er entlarvt die geistige Haltung seiner theologischen Kollegen und ihrer kirchlichen Institution schonungslos. Ich zitiere an dieser Stelle nur einige wenige Bemerkungen, die Dich zum Nachdenken anregen sollen: „Das Ethische im Menschen ist ein Teil seiner Psyche, die Psyche ist ein Teil seines Ichs und natürlich seiner Gesundheit. So gesehen ist ein Verstoß auf der ethischen Ebene ein zusätzlicher Krankheitsfaktor. Verdrängen im Sinne der Bequemlichkeit und Sinnenbefriedigung gilt nicht mehr als Entschuldigung, sondern wird Dir auf Deinem seelischen Konto angerechnet."

Dazu ist ebenfalls das Buch von Franz Susmann[18)] empfehlenswert, aus dem vorhin das Zitat von Bertha von Suttner stammte.

Es ist nur einige Jahre her, daß ich selbst den Schritt unternommen habe, ohne tierische Produkte zu leben. Dennoch meldete sich bei mir dann und wann ein gewisses Verlangen nach Käseerzeugnissen, nach denen ich früher (wie die meisten Menschen) regelrecht süchtig war. Die Lektüre von Skrivers Buch „Der Verrat der Kirche an den Tieren"[22)] hat mich ein für allemal kuriert. Ich habe dadurch verstanden, daß ich mich nicht länger an der Folterung der Tiere beteiligen darf, die wir zur Befriedigung unserer Eßlust jahrelang quälen – und daß es nicht damit getan ist, über bestimmte Entwicklungen entsetzt zu sein, sondern daß ich mein Verhalten ändern und etwas dagegen unternehmen muß.

Ich fühle mich mit allen Menschen verbunden, die ebenfalls gewillt sind, über kurz oder lang diesen Weg zu beschreiten, oder die den Mut haben, ihre bisherigen Ansichten zumindest in Frage zu stellen, auch wenn ihnen das Ziel im Augenblick (noch) als unerreichbar erscheint.

Wer darauf verzichtet, tierische Produkte zu essen, hilft den Hungernden in aller Welt, fördert die Entwicklung seiner Seele, erhält seine körperliche Gesundheit und unterstützt die Verwirklichung von Weltgesundheit und Weltfrieden.

Der russische Dichter Leo Tolstoi sagte im vorigen Jahrhundert, zu einer Zeit, da das Problem des zu hohen Fleischkonsums praktisch noch nicht existierte: „Solange es Schlachthöfe gibt, wird es auch Kriege geben." Dieser Zusammenhang erscheint mir heute sehr offensichtlich.

Viele Religionsstifter, Propheten, Dichter, Künstler, Erfinder und Ärzte haben sich zum Vegetarismus bekannt. Um nur einige wenige von ihnen zu nennen: Buddha, Zarathustra, Sokrates, Plato, Pythagoras, Leonardo da Vinci, Furtwängler, Albert Schweitzer, Emanuel Swedenborg, Rudolf Steiner, Voltaire, Wagner, Rilke, Morgenstern ...

Das heutige Christentum und seine Anhänger legen manche Stelle in der Bibel so aus, als hätte Jesus Fisch oder Lamm gegessen, gar Wein getrunken, wahrscheinlich um ihre eigenen unnatürlichen Ernährungsgewohnheiten zu rechtfertigen. Wie wenig wissen die Menschen von der Wesenheit des Sohnes Gottes! Wer das Geheimnis des Lebens erfaßt hat, muß weder die Bibel noch eine „Anti-Bibel" lesen. Er erkennt und weiß.

Einen weiteren Auszug aus dem bereits erwähnten Buch von Dr. Carl Anders Skriver „Die Lebensweise Jesu und der ersten Christen"[21] möchte ich dem Leser nicht vorenthalten:

„Wenn ein Mensch aus urreligiösen Gründen keine Schlachtopfer mehr sehen mag, wenn er kein Fleisch mehr riechen und essen kann, wenn er deshalb auch keinen Alkohol mehr trinken will und braucht, so kriegt er es mit den Christen zu tun. Ein wenig beunruhigt in ihrem Gewissen, fallen ihnen sofort massive Gegenargumente ein: Jesus hat aber doch das Osterlamm gegessen und die Fische! Er hat aus Wasser Wein gemacht und den besten Alkohol ausgeschenkt, er war kein Kostverächter und Spielverderber, er war ein Fresser und Säufer. So steht es geschrieben in der Bibel, und danach richten wir uns. Leider rauchte man damals noch nicht, sonst hätte man behauptet, daß Jesus auch geraucht hätte.

Die Christen sind fest überzeugt, daß sie durch Jesus endgültig erlöst worden sind. Aber die Heiden und die Mitkreaturen haben noch kaum etwas davon gemerkt. Die Christen leben und essen und trinken und handeln genauso wie die Kinder der Welt. Von einer prinzipiellen Wandlung ihres Gewissens kann keine Rede sein ...

Die Bibel eint alle Christen, aber sie spaltet sie auch. Die Zerrissenheit der Christenheit kommt von den Widersprüchen innerhalb der Bibel und von der Vielfalt der Auslegungsmöglichkeiten. Die Bibel ist eben nicht eindeutig. Man kann die Wahrheit nicht einfach aus ihr ablesen. Sie enthält nicht nur Wahrheiten, sondern auch Irrtümer, nicht nur Göttliches, sondern auch viel Menschliches. Spätestens seit Albert Schweitzer weiß man, daß die Evangelien keine historisch zuverlässigen Geschichten bringen, daß man kein einwandfreies Leben Jesu feststellen oder schreiben kann."

Hierzu meine ich: wozu auch. Jeder Mensch besitzt genügend Einschätzungsvermögen und moralische Empfindung, um sich vorzustellen, daß Jesus keine Tiere aß. Wäre das Gegenteil nachweisbar, würde ich persönlich daran zweifeln, ob es sich tatsächlich um Jesus von Nazareth handelt und nicht um einen anderen Jesus. Doch nun weiter im Zitat:

„Die neutestamentlichen Texte enthalten vorjesuanische und nachjesuanische, oftmals noch typisch jüdische Gedankengänge und stellen die Lieblingsvorstellungen der Evangelisten und Epistelschreiber und die Gemeindetheologie dar.

Auch bringt die Bibel keinen vollständigen Bericht von den urchristlichen Ereignissen, nicht einmal von den Worten und Taten Jesu. Es gibt viele Dinge und Zeichen, die Jesus getan und gesagt hat, doch nicht in der Bibel stehen (Joh. 20,30; 21,25). Während die Apokryphen (unechte, später hinzugefügte Schriften) des Alten Testaments noch in die Septuaginta (die griechische Bibelübersetzung aus dem dritten Jahrhundert vor Christus) aufgenommen wurden, hat man die neutestamentlichen Apokryphen ganz unterschlagen und so gut wie vernichtet. Die Bibel ist also ein Torso der Wahrheit, ganz abgesehen davon, daß wir in ihr auf viele Fragen keine oder keine befriedigende Antwort finden, vielmehr selbständig weiterdenken müssen."

Prinzipiell stellt sich mir die Frage, warum die biblische Schrift so geschrieben ist, daß sie außer Eingeweihten kaum einer verstehen kann, es sei denn mit großer Mühe. Wenn Jesus/Gott will, daß sich die Menschheit ändert, muß er sie mit ihrer einfachen Sprache ansprechen und die Wahrheit nicht in oft mißverstandener Symbolik halten – oder aber den Menschen die notwendige geistige Klarheit schenken, um seine Botschaft verstehen zu können.

Die Suche nach der Wahrheit

Aus einem Irrtum
wird keine Wahrheit,
auch wenn man ihn
noch so weit verbreitet.
Aus einer Wahrheit
wird kein Irrtum,
selbst wenn kein Mensch sie sieht.

Mahatma Gandhi

Was hat der Begriff der Wahrheit oder der Religion mit der Ernährung zu tun? Das fragen mich manchmal Menschen, die im gleichen Atemzug meinen: „Aber Ernährung ist doch nicht alles im Leben." Wie recht sie haben.

Diese Menschen werde ich nicht enttäuschen. Wahrheit, Religion und andere Komplexe sind alle miteinander verflochten. Man kann keines dieser Felder auf Dauer isoliert betrachten. Wir sind alle lernende und suchende Menschen – nur die verschiedenen Stufen des Suchens unterscheiden uns.

Jede Religion meint, sie allein beschreibe die Wahrheit. Eine Religion ist jedoch nichts anderes als eine Hilfe, die Dich zur Wahrheit führt oder führen kann. Keine Religion der Welt kann selbst die Wahrheit sein.

Nehmen wir an, ein Kind wird in eine buddhistische Familie hineingeboren. Der Buddhismus ist eine von vielen Religionen. Welche ist nun die „richtige" Religion – die des Kindes oder die meine? Alle sind in gewissem Sinne „richtig". Warum? Weil die Wahrheit nur für denjenigen Wahrheit ist, der sie als solche erfährt. In Wirklichkeit sind dies alles Zwischenlösungen, die uns alle irgendwann zu der einen universellen Wahrheit führen können. Sobald die Seele die nächste Stufe ihrer Entwicklung erreicht, stellt sie fest, daß das, was gestern für sie Wahrheit war, heute vielleicht keine Wahrheit mehr ist.

Wir Menschen dürfen nicht vergessen, daß wir fehlbare Geschöpfe sind und kaum alle Aspekte kennen können, die eines Tages zur universellen Wahrheit führen. So kann es Jahrzehnte, Jahrhunderte oder Jahrtausende dauern, bis der Mensch diese Stufe erreicht. Am besten versucht man, nicht krampfhaft alles wissen zu wollen, sondern die Wahrheiten – die uns zu gegebenem Zeitpunkt erreichen, nämlich wenn wir bereit sind, sie zu empfangen – auf sich wirken zu lassen. Löse Dich von der Vergangenheit und freue Dich auf die Gegenwart.

Wer zu behaupten wagt, er wisse wo die Wahrheit liegt, hat wahrscheinlich „nur" eine für ihn selbst gültige gefunden. Wenn wir, Du oder ich oder andere Menschen, die vollkommene Wahrheit kennen würden – was hätten wir dann auf dieser Erde zu tun? Liegt der Sinn unseres Daseins nicht gerade in der Suche nach der letzten Wahrheit, von der wir uns einst entfernt hatten? Worin sonst bestünde unser Ziel? Die Antwort darauf kann niemand mit absoluter Sicherheit geben. Jeder von uns lebt seine eigene spezifische Wahrheit, die meistens nur das überlieferte Wissen vieler Generationen beinhaltet.

Auf die Ernährung bezogen heißt das: Der Mensch pocht gern auf eine „Ernährungswahrheit", die vor einigen tausend Jahren ihre Gültigkeit hatte. Dies gibt ihm die Garantie, daß eine bestimmte Ernährungsweise nicht falsch sein kann, weil sie „schon so alt" ist. Recht hat er, denn je älter eine Ernährungsform ist, desto größer erscheint die Möglichkeit, daß es sich bei ihr um die richtige Art der Ernährung handelt, da sie immerhin die Fortpflanzung unzähliger Generationen erlaubt hat. Unsere heutige Gesellschaft wird aber zum Endglied der degenerierten Kette einer Art werden, wenn wir nicht zu unseren Wurzeln zurückkehren. Der Mensch vergißt, daß die von ihm bevorzugte Form der Ernährung ab einer Zeit praktiziert wurde, die schon lange nicht mehr dem Ursprung entsprach.

Wir kennen die Lebensumstände nicht, die manche Völker vor Jahrtausenden dazu verleitet haben, ihre Nahrung zu erwärmen oder Tiere und Milch als Lebensmittel zu verzehren.

Wenn Du Dich auf vergangene Epochen beziehen willst, um Deine Ernährungsweise zu rechtfertigen, solltest Du Dir die Mühe machen, bis zum Ursprung der Menschheit zurückzugehen. Nur dieser Zeitpunkt dürfte für Dich den Ausgangspunkt darstellen. Was aber hat der Ursprung mit der heutigen Ernährungsform zu tun? Der Einwand, man könne im Jahr 2000 doch nicht wieder in kalte, feuchte Höhlen zurückkehren, ist berechtigt. Aber wer verlangt das von Dir? Zwischen unserer modernen Art und der damaligen lassen sich jedoch Kompromisse schließen. Für eine Minderheit, die danach suchte, sind sie bereits Wirklichkeit geworden.

Für unsere Ernährung gilt nahezu das gleiche. Du selbst wirst erkennen, was die Wahrheit oder der Ursprung ist – niemand braucht es Dir zu sagen.

Spiritualität und Geisteskraft

„Ich glaube, daß wir einen Funken jenes ewigen Lichts in uns tragen, das im Grund des Seins leuchten muß und das unsere schwachen Sinne nur von Ferne ahnen können. Diesen Funken in uns zur Flamme werden zu lassen, und das Göttliche in uns zu verwirklichen, ist unsere größte Pflicht.“ (Goethe)

Die meisten Menschen der zivilisierten Länder glauben, keinen Zugang zur Spiritualität zu haben. Manche wissen gar nicht genau, was darunter zu verstehen ist, und haben trotzdem eine ablehnende Haltung gegenüber allem, was mit dem Geist zu tun hat. Oft haben sie Angst vor dem Unbekannten, oder sie wollen sich auf nichts einlassen, was ihnen Anstrengung und Mühen abverlangen könnte. Diese Menschen möchte ich beruhigen. Es wird von ihnen nicht mehr gefordert als das, was sie unterschwellig innerlich bereits seit Jahren für ihre Pflicht halten. Ausgewählte esoterische Literatur wird ihnen zeigen, wie sie zur Einsicht gelangen können. Auch auf diesem Gebiet muß eine Stufe nach der anderen erklommen werden, so daß der Suchende kein Gefühl der Überforderung empfindet.

Ein Hinweis: Wer sich gegen dieses Thema sperrt, sollte erst einmal zum nächsten Kapitel übergehen – und vielleicht später auf dieses zurückgreifen.

Unseren Planeten Erde möchte ich mit einem Baum vergleichen. Stellen wir uns einen Apfelbaum vor. Er trägt an die tausend Äpfel. Er bietet ihnen sonnige und schattige Plätze. Diejenigen, die sich den ganzen Tag über sonnen können, haben keinen Grund, sich zu beschweren – doch die, die im Schatten oder gar mitten im Geäst ohne Licht und Sonne leben, scheinen sich ebenfalls mit ihrem Schicksal abzufinden. Sie gedeihen gleichermaßen, wenn auch etwas langsamer.

Wir Menschen sind die Äpfel. Wir können oder sollen nicht alle zur gleichen Zeit die gleiche Entwicklungsstufe erreichen. Manche Menschen erwachen früher und erkennen die Zusammenhänge eher als die anderen. Du, der Du bereits erwacht bist, siehst es ohne Vorurteil. Die Lage ist, wie sie ist.

Daraus ergeben sich für uns Vorzüge und Nachteile. Wir finden entsprechend unserer Entwicklungstufe immer den richtigen Platz auf der Erde, auch wenn er uns im Moment unsinnig erscheinen sollte. Im Sinne eines geistigen Voranschreitens hat er seine Berechtigung und erfüllt voll und ganz den eigentlichen Sinn unseres Lebens.

Ernährung und Religion

Der Begriff „Religion“ hat mehrere Bedeutungen. Aus dem Lateinischen übersetzt, kann er die sorgfältige Beobachtung eines Kultes oder auch die Bindung des Menschen an einen Kult oder eine geistige Macht bedeuten, aber auch die Rückbindung überhaupt.

In diesem Sinne ist die Ernährung eine Religion – nicht irgendeine, sondern „die" Religion, die uns zu allen anderen von Menschen begründeten Philosophien, Lebensanschauungen und Religionen führt. Verschiedene Ernährungsarten haben unterschiedliche Auswirkungen auf die Denkweise der Menschen, was sicherlich auch ihre jeweilige Religion mitbeeinflußt. Wer sich mit ursprünglicher Nahrung versorgt, hat in dieser Hinsicht seinen Platz an der Quelle.

Diese Quelle ist die „universale Schule Gottes", die Religion schlechthin. Sie bedarf keiner von Menschen verfaßten Theorien. Sie befähigt den Menschen zu all dem, was er denkt und tut. Das, was er durch diese Quelle erlebt und erfährt, stellt seinen Glauben dar.

Der Glaube ist eine „schweigende" Überzeugung. Wer es für nötig erachtet, seinen Glauben oder das göttliche Dasein in sich mit Worten zu beschreiben oder möglicherweise in vorgeschriebenen Gebeten zu sprechen, hat nicht unbedingt die Wurzeln des wahren Glaubens erkannt.

Die Kirche und andere religiöse Institutionen sind sehr oft eine Heimat für Ungläubige, für Menschen, die dem Glauben wie Konsumgütern nachjagen, weil sie in ihm ihre endgültige Rettung sehen und er ihnen die wenigste Mühe abverlangt. Es ist kein Zufall, daß die Kirchen eher von älteren Menschen besucht werden, die sich dem Tod nähern und mit religiösen Kulten ihre früheren Taten aufzuwiegen hoffen.

Dr. Stanley Jones hat einmal Mahatma Gandhi gefragt, welches der beste Weg sei, den nichtchristlichen Teil der Menschheit wirklich und dauerhaft für das Christentum zu gewinnen. Jones schildert[18)]: „Mahatma Gandhi dachte einen Augenblick nach und gab dann folgenden Rat: Erstens würde ich raten, daß Ihr Christen alle miteinander anfangt, so zu leben, wie Christus lebte, zweitens würde ich den Rat geben, Eure Religion voll und ganz in die Tat umzusetzen, ohne den Worten Christi Gewalt anzutun und ohne sie durch Abschwächung oder Veränderung zu entstellen. Drittens würde ich vorschlagen, daß Ihr den Nachdruck auf die Liebe legt, denn die Liebe ist Mittelpunkt und Seele des ganzen Christentums. Viertens würde ich empfehlen, daß Ihr die nichtchristlichen Religionen und deren Kulturen mit mehr Verständnis studiert, damit Ihr das Gute erkennt, das auch in ihnen ist, und daß Ihr auch Andersdenkenden mit mehr Liebe begegnet."

Niemand weiß wirklich noch zu sagen, was der Begriff „Religion" bedeutet. Der moderne, religiös erzogene Mensch nimmt an verschiedenen Kulthandlungen teil – doch er ist weit davon entfernt, auch nur annähernd seine Wurzeln zu erreichen.

Professor Arnold Ehret weist in seiner Schrift „Ernährung, ein religiöses Konzept“[23)] auf den bereits angesprochenen Zusammenhang hin: „Die ursprüngliche, nicht denaturierte Ernährung wird der Schlüssel zum Paradies, zum Himmel auf Erden, ein Leben besonderer Kennzeichnung sein. Kein Haarausfall mehr, keine zerstörten Zähne, faltenfrei, mannhaft, geistig wachsam – so könnte der Mensch ohne Krankheiten leben, in unbegrenzter Kraft und Ausdauer. Die Frauen dieser Generation würden ohne Menstruation und die Geburten schmerzlos sein.“

Dies entspricht auch meiner Überzeugung. Wenn man sich auf diese Weise bemüht, zur Quelle zurückzukehren, stellt diese Ernährungsform auf alle Fälle eine religiöse Tat dar. Sie hat jedoch nichts mit den kirchlichen Institutionen zu tun.

Nur die wenigsten Menschen sind sich über den Sinn ihres Lebens im klaren. Wer diesen Sinn nicht erkennt, dem fällt es – außer in Krankheitsphasen – schwer einzusehen, warum er seine Nahrung umstellen sollte. Er sollte sich fragen: Besteht der Sinn meines Daseins etwa darin, so viel Spaß wie möglich auf Erden zu haben, ohne jede Rücksicht auf Mitmenschen, Tiere und Natur?

Brauchen wir Menschen überhaupt Religionen – oder wären wir ohne sie gläubiger? Die gleiche Frage kann man der Medizin stellen: Wären wir ohne Medizin gesünder? Religion und Medizin bieten uns eine Reihe von Theorien und praktischen Verhaltensmustern an. Diese Regeln sind Orientierungslinien. Ein bewußt lebender Mensch aber muß eines Tages in der Lage sein, sich all dieser Krücken zu entledigen.

Du wirst auf Deinem Weg sehr viele Menschen treffen, die den Eindruck erwecken, als hätten sie mit dem Thema Ernährung nichts im Sinn, da ihnen ihre robuste Konstitution dazu keinen Anlaß gibt. Sie können alles essen und trinken, ohne Schmerzen zu empfinden. Dieses Verhalten kann ich verstehen. Weniger Verständnis habe ich für die Menschen, die bereits in höheren Sphären zu schweben glauben und die Themen Essen und Ausscheidung etwas hochnäsig betrachten. Sie meinen nicht selten, der Geist sei entscheidend, mit körperlichen Belangen bräuchten sie sich nicht mehr zu beschäftigen.

Daraufhin wirst Du Dich fragen, ob Du vielleicht umsonst so diszipliniert lebst. Vergiß nie, warum Du Dich umgestellt hast, und bedenke außerdem, daß diese Menschen das Gesetz aller Gesetze bewußt ignorieren. Unterhalte Dich mit ihnen, beobachte sie. Auch sie sind nicht verschont von bestimmten Symptomen oder Erscheinungen wie

Leberflecken, Ringen unter den Augen, Krampfadern, Fettsucht und allgemeinen Alterungsprozessen. Das heißt, es gelingt ihnen nicht, sich durch die Kraft des Geistes von Zerfallsprozessen zu befreien. Menschen mit einer solchen Einstellung betrachten das Leben von oben herab. Sie beschäftigen sich nur noch mit den angeblich edleren Dingen, machen aber in den seltensten Fällen den Eindruck eines edlen Weisen. Ernährung ist ihnen mittlerweile zu grob. Laß Dich nicht von derartigen Ansichten beeindrucken oder beeinflussen. Sie werden von Menschen geäußert, die die einfachste Regel der Natur nicht erkennen oder einfach übergehen wollen. Früher oder später, in diesem Leben oder im nächsten, werden sie einen Schritt zurückgehen müssen, um das zu vollbringen, was sie heute noch verachten oder belächeln und deshalb nicht in Angriff nehmen.

Körpersymptome und ihre Symbolik

Die Theorie, daß Körpersymptome Symbole sind für bestimmte seelische Zustände, erfreut sich immer größerer Beliebtheit, auch wenn sie für die Wenigsten praktische Auswirkungen hat. Ich möchte den Leser dahin führen, daß er selbst beurteilen kann, ob dies ernstzunehmen ist oder nicht.

Die These ist, daß alle Krankheitssymptome ihre Ursache im seelischen Ungleichgewicht haben. Kopfschmerzen sind vielleicht ein Zeichen dafür, daß man zuviel mit dem Kopf macht und das Herz zuwenig sprechen läßt. Augenprobleme entstehen, wenn man die Realität nicht sehen will, Bauchschmerzen, wenn man die Gefühle unterdrückt, die dann konzentriert im Bauch sitzen usw. Für jedes Wehwehchen wird eine passende Erklärung gegeben, die ich zum größten Teil als bequeme Ausreden bezeichnen möchte. Nebenbei bemerkt: Die Seele ist unsterblich und kann nicht erkranken. Gemeint sind die entstehenden Emotionen.

Unsicherheit erzeugt Angst. Wer allerdings von der Theorie der Körpersymbolik erfährt, ist oft beruhigt, da sie Erklärungen für die Krankheitserscheinungen liefert und ihm offiziell weiterhin seine schädlichen Eßgewohnheiten erlaubt. So verliert der Betreffende vielleicht Ängste – aber nicht seine Schmerzen. Um ihre Ängste loszuwerden, nehmen die Menschen heute oft viel in Kauf, übersehen dabei aber die wahren Zusammenhänge. Diese sind auch oft nicht so attraktiv, weil sie Veränderungen nach sich ziehen müßten.

Es gibt keine Krankheiten, ich würde sogar die Unfälle einschließen, die nicht mit unserem ganzen Ich verbunden sind. Sie betreffen also nicht nur unseren Körper, sondern auch unsere Seele und unseren

Geist. Das sollten wir aber nicht zum Anlaß nehmen, unsere Mindestpflichten gegenüber der Natur zu vernachlässigen, d.h. ihre Gesetze nicht zu beachten.

Wie schon erwähnt, litt ich 14 Jahre lang an Magen- und Darmschmerzen. Mein Problem war jedoch nie, daß ich meine Gefühle unterdrückt hätte, im Gegenteil. Ich ließ sie meist viel zu offenherzig heraus, was mir des öfteren Unannehmlichkeiten einbrachte. Die oben beschriebene Theorie traf also, für mich zumindest, nicht zu. Nachdem ich aber meine Ernährung verändert hatte, war ich binnen weniger Tage schmerzfrei. So geht es den meisten Leuten, die ihre Ernährung umstellen, ohne daß sie behaupten könnten, ernsthaft und tiefgehend an ihren emotionalen Problemen gearbeitet zu haben. Außerdem ist Schmerzlosigkeit durch eine psychotherapeutische Arbeit nie so schnell erreichbar.

Trotz ihres Wissens werden viele Propagandisten der Körpersymbol-Theorie selbst nicht mit ihren Symptomen fertig. Warum hätten sie es sonst nötig, sich in ihren Vortrags- oder Seminarpausen mit Kaffee oder Tee aufzuputschen? Sind Lehrer und Schüler so in ihre Theorie verfangen, daß sie den Blick für den Zusammenhang von Ursache und Wirkung verlieren?

Nach epidemiologischen Forschungen sind bestimmte Symptome und Krankheiten nur in Gebieten mit besonderen Ernährungsgewohnheiten zu finden. Wie wir im Kapitel Milch gesehen haben, weisen gerade die Länder die höchste Osteoporosequote auf, in denen am meisten Milch getrunken wird.

Osteoporose entsteht u.a. durch Calciummangel, die Zufuhr zu wenig verwertbaren Calciums oder durch Calciumstoffwechselstörungen. Ein weiteres mögliches Symptom sind Herzrhythmusstörungen. Ein Betroffener ist in den Augen der oben erwähnten Theoretiker Opfer seiner Unfähigkeit, Emotionen auszudrücken, oder leidet unter Liebesmangel. Et voilà! So einfach ist das. Das eine schließt das andere zwar nicht aus, aber wie erklärt es sich, daß ausgerechnet in Japan, einem Lande, in dem das Individuum kaum zählt, die Osteoporose so gut wie unbekannt ist?

Du siehst, die richtige Antwort ist ganz einfach zu finden.

Durch den Tod zum Licht

Es ist mir ein wichtiges Anliegen, den Tod zu entmystifizieren. Wenn Du dieses Kapitel bis hierhin positiv aufgenommen hast, fühlst Du Dich wahrscheinlich von etwas anderem angezogen als dem, was herkömmliche Anschauungen bieten. Das Unbegrenzte spielt sich in der unbewußten Ebene in uns ab. Wir haben nicht die Fähigkeit und auch nicht das Recht, uns gegen die Geschehnisse dieser wichtigen Ebene zu sperren.

Dabei erinnere ich mich an das wunderschöne Buch von Carlo Caretto „Denn Du bist mein Vater“[24], aus dem ich an dieser Stelle zitieren möchte: „Ich denke an den Tod. Ich möchte ihn als das Leben betrachten, als das für das Feuer nötige Holz, als Acker, darin der Schatz vergraben liegt, als ein Buch, das man aufschlagen muß, als Geheimnis, das ich erfahren muß, als den Durchgang, den ich vollziehen muß.

Der Tod ist die Schwelle vor dem Licht. Er ist der Zustand der Erwartung. Er ist der Glaube an Gott, den Schöpfer. Er ist die auf den Gott des Unmöglichen gesetzte Hoffnung. Er ist die Liebe, die von uns verlangt wird, damit wir auf immer in der Liebe leben. Der Tod ist die Tür zur Auferstehung. Der Tod ist der Eingang zur Fülle des Lebens. Der Tod ist das größte Geheimnis, das sich enthüllen wird.“

Mit derartigen Gedankengängen, die ich noch vor zehn Jahren kaum annehmen konnte, fühle ich mich heute eng verbunden. Wenn sie Dir im Augenblick noch nichts sagen, warte bis zu dem geeigneten Zeitpunkt. Vielleicht liegt Deine noch vorhandene Ablehnung solcher Gedanken darin begründet, daß Du zu sehr mit dem Materialismus beschäftigt bist, der uns den Zugang zu Höherem versperrt. Oder hast Du Dich seit frühester Kindheit zu stark von den klassischen Lehren beeinflussen lassen? Denke darüber nach, welche Gründe für Deine Ablehnung verantwortlich sein könnten.

Eine interessante Erfahrung aus dem Bereich der Reinkarnation (Wiederverkörperung, Wiedergeburt) möchte ich hier aus meinem Indien-Tagebuch (1986/87) anführen, da sie für mich mit dem Thema „Tod“ in Zusammenhang steht:

„Ich befinde mich an der Westküste Indiens und möchte die Ostküste erreichen. Ich benutze dazu einen Privatbus, der mit etwas gepolsterten Sitzen und senkbaren Lehnen ausgestattet ist. Dafür darf er die Bezeichnung „Luxuscoach“ tragen. Wie in diesen Ländern üblich, kommt dieser Bus mit einigen Stunden Verspätung an. Um die Zeit wieder aufzuholen, entschließt sich der Fahrer, nicht zu fahren, sondern zu „fliegen“. Deshalb habe ich mich bald mit meinem Bettuch aus dem Schlafsack an der Lehne festgebunden, damit ich wenigstens nicht mehr an die Decke geschleudert werde. Einige der Mitreisenden machen es mir nach.

Irgendwann kommt es, wie es kommen mußte: Nach sechs Stunden höllischer Fahrt hört man einen Knall, danach herrscht eine himmlische Stille. Es ist Mitternacht und Vollmond. Wir befinden uns mitten im Urwald. Erst jetzt nehme ich die Laute der vielen Tiere wahr, ein wahres Naturkonzert. Die anderen Reisenden schlafen weiter, ich aber steige aus und sehe mit einem Blick, daß die Achse gebrochen ist. Wie lange werden wir hier warten? Ich mache einen Spaziergang. Nach zwei Stunden komme ich langsam zurück. Der Fahrer, der wortlos verschwunden war, ist noch nicht zurückgekehrt. Bis jetzt ist kein anderes Verkehrsmittel aufgetaucht. Das Warten dauert lange, bis wir schließlich, nach dreizehn Stunden, selbst handeln.

Es ist unerträglich heiß. Während des Tages kommen dann und wann Lastwagen vorbei und ich beschließe, per Anhalter weiterzukommen. Vier weitere Passagiere schließen sich mir an. Der nächste LKW hält auch und nimmt uns mit. Zu siebt drängen wir uns im vorderen Bereich, von „sitzen" kann keine Rede sein. Aber wir sind dankbar, überhaupt mitgenommen zu werden.

Nach weiteren fünfzehn Stunden Fahrt haben wir endlich die Hälfte der Strecke hinter uns und sind in der Stadt Bangalore angekommen. Gegen vier Uhr morgens betreten wir ein Gasthaus. Eine riesige Ratte begrüßt mich bei meiner Ankunft, ich sie ebenfalls. Mir ist alles egal, ich will nur bequem schlafen. Mit mir im Zimmer übernachten zwei amerikanische Frauen asiatischer Herkunft.

Ich bin als einzige der Reisenden an einen Termin gebunden, drei Stunden später muß ich den nächsten Bus erreichen. Ich stehe um sieben Uhr leise auf. Kurz bevor ich das Zimmer verlassen will, wacht eine der Frauen auf und sagt zu mir: 'Jamila, Du hast heute nacht im Traum Hindi (indische Sprache) gesprochen. Zuerst dachte ich, komisch, wie spricht denn meine Schwester? Dann merkte ich, daß Du es warst.' Ihre Schwester wacht auf und macht genau die gleiche Aussage. Keine der beiden hat aufgeschrieben, was ich im Traum erzählte, das war bei ihrer Übermüdung nicht möglich. Sie versicherten mir aber, daß mein Hindi ein Hoch-Hindi war, also ein sehr gepflegtes, klassisches Hindi, das heute kaum noch gesprochen wird."

Diese harmlos scheinende Episode legt mir die Vermutung nahe, daß ich irgendwann in der Vergangenheit schon einmal in Indien gelebt habe und deshalb im Traum die damals übliche Sprache beherrschte.

Es steht jedem Leser frei, dieser Überlegung zu folgen oder sie abzulehnen. Mir aber erklärt dieses Geschehnis auch, warum ich mich ein paar Jahre zuvor in Katmandu, dieser trotz ihrer Berge Dreck so faszinierenden Stadt, so heimisch und zuhause gefühlt hatte. Ich machte außerdem von meiner Unterkunft aus – ohne Stadtplan oder andere Hilfsmittel, auf Anhieb bestimmte Sehenswürdigkeiten ausfindig, die mir nur aus Bildbänden bekannt waren.

Der Tod wird in unserer Zivilisation leider fast ausschließlich negativ gesehen. Für mich dagegen ist er nichts anderes als das Licht, das uns die Rückkehr in die Heimat ankündigt. Seit unserer Geburt existiert in uns eine Sehnsucht, aber wir sind nicht in der Lage, sie klar zu analysieren. Diese Art Sehnsucht ist wohl die einzige, die uns im Erwachsenenalter zusteht, ohne daß wir befürchten müssen, einen Preis dafür zu zahlen, wenn wir das Ziel erreicht haben, im Gegenteil. (Außer wir greifen durch Selbsttötung in unser Schicksal ein. Der Preis hierfür ist sehr hoch.) Es ist dies die Sehnsucht nach der Verwirklichung des Glücks. Vergeblich suchen wir danach – und wissen nicht, wie nahe wir ihm sind.

Ergäbe es wirklich einen Sinn, wenn Wesen geboren würden, um später wieder sinnlos zu vergehen? Die Natur ist doch sinnvoll angelegt. So hat im Leben jedes Tier, von der Ameise bis zum Gorilla, seinen Sinn. Warum sollte diese Sinnhaftigkeit mit dem Tod enden?

Niemand kann mit Sicherheit sagen – und schon gar nicht beweisen, was nach dem Tod geschieht. Das kosmische Gesetz besagt: Jeder bekommt, was er verdient. Was aber hat ein Neugeborener verdient, der in einem Slum aufwächst? Wo bleibt da die Gerechtigkeit?

Irgendwann erkennen wir, daß wir in der Tat das bekommen, was wir verdienen, daß wir uns die Eltern vor der Geburt ausgesucht haben. Auch wenn uns dies im Augenblick unverständlich bleibt. Hätten wir nur ein Leben zu leben, würde ich Gott als ungerecht bezeichnen – wie das Millionen Menschen tun, die die kosmischen Gesetze ignorieren. Warum träfe den einen ein so hartes Los, während der andere ein relativ leichtes Leben führen könnte?

Diese einfachen Gedankengänge und Fragen bestätigen mir, was ich seit Jahren spüre: Es existiert etwas Höheres, etwas Weiterführendes. Eines Tages werden wir erkennen, daß das, was wir mit unseren Sinnen wahrnehmen, nur ein winziger Bruchteil dessen ist, was tatsächlich um uns herum existiert.

Die meisten Menschen haben Angst vor dem Tod. Sie leben deshalb in dauernder Anspannung, die negative Nebenwirkungen hervorruft. Deshalb ist auch der wissenschaftlichen Medizin mit ihren lebensverlängernden Maßnahmen der Durchbruch so umfassend gelungen. Die Menschen mit positiver Einsicht können dem Leben Freude abgewinnen. Für sie stellen der Tod und das Leben nach dem Tod den wirklichen Sinn des Daseins dar.

Cyrill Scott behandelt in seinem sehr empfehlenswerten Buch „Der Junge mit den lichten Augen“[25] das Thema Tod auf unkomplizierte und stellenweise sogar humorvolle Art. Diese Form der Darstellung scheint mir angesichts der Einschätzung, daß der Mensch nach seinem physischen Tod weiterlebt, angemessen und angebracht zu sein. Der Grund aller Mißverständnisse über unser Leben ist, daß wir den Sinn des Todes und der Wiedergeburt nicht mehr erkennen und verstehen wollen. Durch unrichtige und täuschende Theorien haben wir einen falschen Glauben bekommen und sind mit den Auswirkungen – der Angst – konfrontiert.

Das Gesetz des Karmas

Das Karma, ein Naturgesetz, besagt: Was ich meinem Nachbarn heute stehle, wird mir eines Tages wieder genommen. Das kann morgen geschehen – es kann sich aber auch erst in einem anderen Leben ereignen. Wir wissen nie, wann und in welcher Form diese Art der naturgesetzlichen „Abrechnung" erfolgt. Wenn man dieses einfache Gesetz der Gerechtigkeit verstanden hat, gibt es im Leben nur noch ein Ziel: So ehrlich wie möglich zu handeln. Umgekehrt verhält es sich auch so: Trotz großer Bemühungen gehen wir scheinbar oft leer aus. Doch irgendwann bekommen wir alles doppelt und dreifach zurück. Geben sollte eine selbstlose Handlung sein, ein Tun, das nicht mit der Erwartung verknüpft ist, selbst davon zu profitieren und im Gegenzug etwas zu erhalten. Wir bekommen immer das zurück, was uns zusteht, nur meist nicht von dem Menschen, von dem wir es erwarten und darüberhinaus nicht zu dem von uns gewünschten Zeitpunkt, sondern dann, wenn es – im Sinne unserer geistigen Entwicklung – für uns das Beste ist.

Seit ich diese Regeln für mich entdeckt habe und ihnen zu entsprechen versuche, hat sich mein Leben vollkommen verändert. Es kann draußen regnen, der Himmel kann noch so düster sein – solange ich das Licht in meinem Inneren spüre, wird mir nichts geschehen. Und sollte sich herausstellen, daß doch die anderen recht haben und es kein weiteres Leben gibt, habe ich zumindest ein Leben voll innerer Freude und Ehrlichkeit geführt. Wem kann das schaden?

Spiritualität

Ein verändertes Bewußtsein, das unter anderem durch die Ernährungsumstellung hervorgerufen wird, ist eine gute Voraussetzung, um unser spirituelles Potential zu erwecken oder weiter zu fördern. Was aber verbirgt sich hinter dem Begriff Spiritualität? Das Wort kommt aus dem Lateinischen und bedeutet Geistigkeit (abgeleitet von spiritus: Hauch, Atem, Leben, Seele).

„Die Spiritualität ist bei weitem die schwierigste Kunst, denn es ist eine Lebenskunst. Ein wunderschönes Meisterwerk aus dem Leben machen, perfekt im Rhythmus, mit Kraft gefüllt, im strahlenden Licht. Mit einem Wort: Eine Inkarnation des Göttlichen. Das ist das höchste geistige Ziel", heißt es im „Yoga de Sri Aurobindo"[26].

Man kann eine Religion praktizieren und gleichzeitig eine spirituelle Haltung bewahren. Allerdings blockieren gerade die dominierenden Weltreligionen die Fähigkeiten der meisten Menschen, den göttlichen Plan wahrhaftig zu begreifen. Man kann aber ein spirituelles Leben führen, ohne Anhänger einer Religion zu sein – außer der eigenen, die uns von unserem inneren Meister nahegelegt wird. Auf keinen Fall sollte man eine Religion oder eine Sekte mit der Spiritualität verwechseln. Beide können nebeneinander existieren – das aber ist meiner Meinung nach nur in Ausnahmefällen gegeben.

Nichts hindert uns daran, in einer modernen Gesellschaft ein geistiges Leben zu führen. Allerdings ist es schwieriger, seinen spirituellen Zielen in einer hektischen Großstadt – umgeben von niedrigen Schwingungen – nachzugehen. Leichter ist das auf dem Land in natürlicher Umgebung.

Die vielen Ablenkungen unserer technisierten Welt wirken insbesondere in der Stadt wie eine Bremse auf unsere innere Entwicklung. Sie ersticken die Spiritualität, die Sehnsucht nach dem Ursprung, die in uns ruht und darauf wartet, genutzt zu werden. Erst wenn sich dieses Potential in uns entfalten kann, erscheint uns das Leben sinnvoll und im wahrsten Sinne des Wortes lebenswert.

Jemand, der voller Freude und Liebe seine Gartenarbeit verrichtet, der den Energieaustausch zwischen der Natur und sich selbst spürt, braucht sich keine große Mühe zu geben, um sein geistiges Potential zu entwickeln. Dieser instinktive Kontakt zur Natur kann ein sehr hohes Maß an Erfüllung bringen. Man muß nur wachsam bleiben und beobachten.

Jeder von uns erlebt Situationen, die seine Seele positiv berühren. Es kann das Betrachten eines pickenden Vogels oder der im Wind tanzenden Getreidehalme sein.

Solche scheinbar nebensächlichen Erscheinungen bewußt erleben zu können, ist ein Reichtum, den uns niemand nehmen kann. Er entzieht sich materiellen Werten. Die Fähigkeit, bewußt zu erleben, darin besteht der Unterschied zwischen dem wirklichen und dem nur vordergründigen Leben.

Ich räume der Spiritualität in diesem Buch so breiten Raum ein, weil die Art der Ernährung, die ich hier vorstelle und vertrete, den Menschen dazu herausfordert, weiterzugehen und seine Seele zu entdecken.

Spiritualität und Ernährung

Wir können allgemein beobachten: Entweder behandeln Autoren das Thema Diätetik oder das der Spiritualität. Die erstgenannten erwähnen das zweite Thema kaum. In Büchern über Spiritualität beschäftigen sie sich noch weniger mit der immensen Bedeutung der Ernährung. Aber alle ringen angeblich um die Gesundheit ihrer Leser und lassen nichts anderes gelten als „ihr" Heilmittel.

Oft wird der Leser irregeführt, indem man ihm, wie vorhin erwähnt, nahelegt: Die Ernährung spielt für die Gesundheit kaum eine Rolle, der Geist gewinnt die Oberhand, wenn man ein bewußtes und göttliches Leben führt. Wer aber lebt in dieser Weise? Bis es einem Menschen gelingt, sich durch geistige Kraft zu heilen, können Jahrzehnte vergehen. Was tun wir bis zu diesem Zeitpunkt? Wir leiden.

Wie wir noch sehen werden, schafft die lebendige Ernährung einen Zugang zu geistigem Wissen. Mit einem Mal werden derartige Fragen wichtig. Wo komme ich her? Wozu lebe ich? Was ist meine Aufgabe auf Erden? Gibt es Gott? Der Mensch wird neugierig und beginnt nachzuforschen.

Wie aber verhält es sich umgekehrt? Wenn ein Mensch sich alle diese Fragen bereits beantwortet hat, findet er dann ebenfalls einen Zugang zu dem Thema „reine Ernährung"? Unbedingt – auch dann, wenn er sich zunächst mit aller Kraft dagegen sperrt. Es ist nur eine Frage der Zeit, bis er sich auch diesem Gebiet öffnet. Dieser zweite, entgegengesetzte Weg ist allerdings beträchtlich länger, die Entwicklung vollzieht sich viel langsamer als im erstgenannten Fall.

Die sinnliche Befriedigung

Welche Gründe bewegen Wahrheitssuchende wohl dazu, ja zwingen sie scheinbar, ein Stück Sahnetorte und ein Kännchen Kaffee zu verzehren, obwohl heute jeder weiß, daß dies gesundheitsschädlich ist? Sind es elementare Notwendigkeiten wie Hunger und Durst? Zu diesem Zweck genügt es, Früchte oder Gemüse zu essen, die beide Bedürfnisse gleichzeitig stillen und uns darüber hinaus mit wirklicher Lebensenergie versorgen, statt uns welche zu rauben. Auf die Pseudoenergie der Sahnetorte sollten wir im Namen der Wahrheit, die wir so nachdrücklich erfahren wollen, verzichten lernen. Wir wissen sehr schnell, was Wahrheit bedeutet, wenn wir sie am eigenen Körper empfinden.

Also handelt es sich bei dem Verzehr von Kaffee und Kuchen nur um eine regelrechte Genußsucht, die eine gewisse Abhängigkeit von Aufputschmitteln einschließt. Es hilft nichts, die himmlischen Kräfte anzuflehen, uns von den Auswirkungen unserer „kleinen“ Sünden zu verschonen. Wenn das so einfach wäre, dürften wir vieles tun, was unserer Gesundheit nachhaltig schadet – um anschließend lediglich unsere Übung des „positiven Denkens“ zum Ausgleich durchzuführen. Diese Kräfte solltest Du Dir bewußt für ernsthaftere Situationen bewahren, statt solch schädigenden Vergnügungen nachzugehen.

Um Mißverständnissen vorzubeugen: Natürlich ist das „Sündigen“ eine menschliche Schwäche – aber glaube nicht, Du hättest es in der Hand, alles so zu lenken, wie es Dir gerade paßt, nur weil Du von dem Gesetz des positiven Denkens fasziniert bist. Diese Regel ist bei heuchlerischen Gedanken völlig wirkungslos.

Ob es sich um denaturierte Nahrung, um Süßigkeiten, Alkohol oder Nikotin handelt – alle haben einen gemeinsamen Nenner: Sie bringen sinnliche Befriedigung, haben aber negative Folgen. In allen Fällen muß der Mensch mit Disziplin, Entschlossenheit, Willenskraft und Einsicht an sich arbeiten, um gegen diese Art von Genüssen anzugehen. Sonst befriedigt er seine Sinne ohne Verantwortungsgefühl gegenüber sich selbst und seiner Umwelt und muß logischerweise die Konsequenzen tragen. Wie schmerzhaft und unangenehm diese sein können, hat wohl jeder von uns schon einmal an Körper oder Seele erfahren. Schließlich kommt das Prinzip von Ursache und Wirkung nicht nur zum Tragen, wenn es uns paßt.

Du kannst die Naturgesetze annehmen, über sie nachdenken oder sie belächeln. Trotzdem wirst Du bei ihrer Mißachtung nicht von den negativen Auswirkungen verschont bleiben.

Krishnamurti formuliert es in seinem Buch „Einbruch in die Freiheit“[27)] so: „Sinnesgenuß ist das Grundelement der Gesellschaft; von der Kindheit bis zum Tode trachten wir geschickt, heimlich oder offen nach mehr oder weniger flüchtiger Freude.“

Warum sollte das Leben nicht von Sinnesfreude bestimmt werden? Weil der Lust Leid, Enttäuschung, Frustration, Kummer und Angst entspringen und all diese Faktoren Gewalt provozieren. Wer hat nach einer Enttäuschung nicht schon den Wunsch nach Rache in sich gespürt, der unter Umständen langsam in Gewalt übergeht?

Der Mensch kann nicht sein Leben lang pausenlos sinnliche, an die Materie gebundene Genüsse erfahren. Irgendwann ist er frustriert, spätestens wenn das Erleben der Sinnesfreuden ausbleibt. Die Sehnsucht, diese innere Leere auszugleichen, verführt ihn oft zu unrichtigen Handlungen. Man sollte bei den sogenannten Genüssen des Lebens äußerste Zurückhaltung zeigen und nie vergessen:

Die einzige Freude, die unvergänglich ist, ist die geistige Befriedigung. Sie fordert uns immer wieder heraus und schenkt uns die höchsten Gaben, allerdings nicht materieller Natur, sondern aus feinstofflicher, nicht erfaßbarer Quelle.

Ernährung bei geistig ausgerichteten Seminaren

Da uns die Universitäten fast kein umsetzbares Wissen bezüglich unseres Seelenlebens bieten, existiert heute eine Fülle von alternativen Angeboten durch Lebensschulen. Gelegentlich amüsiere ich mich ein wenig darüber, daß neuerdings vegetarische Menüs bei esoterisch ausgerichteten Seminaren angeboten werden.

Entweder hat die Ernährung keinen „bösen" Einfluß auf geistig orientierte Menschen, oder sie hat einen solchen – dann aber hilft der Verzicht auf Fleisch auch nicht viel, solange Milch- und Käseprodukte sowie Eierspeisen als Ersatz fungieren. Diese Art des Austausches von Nahrungs- und Genußmitteln kann je nach Zusammensetzung der Mahlzeiten schlimmer sein als ein maßvolles Essen eines konventionellen Menüs, vorausgesetzt, man kennt sein jeweiliges Maß. Das heißt, wenn wir aus ethischen (und gesundheitlichen) Gründen auf das Fleisch verzichten wollen, dürfen wir, wie wir im vorigen Kapitel sahen, keinen Unterschied machen zwischen dem Fleisch oder Fisch selbst und anderen tierischen Produkten wie Milch, Käse oder Eiern.

Ich bin immer wieder überrascht, welche Nahrungsmittel angeblich bewußt lebende Menschen zu sich nehmen, welche energieraubenden Stoffe sie ihrem Körper zumuten, mit welcher Art von Ornamenten sie den Tempel ihrer Seele „schmücken und verschönern" – und das alles in dem sicheren Gefühl, richtig zu handeln.

Die Behauptung „Der Mensch kann essen, was er will" ist irreführend und unzutreffend. Wenn Du, lieber Leser, zu den wenigen gehörst, die die Fähigkeit besitzen, die Giftigkeit der denaturierten Nahrung tatsächlich durch mentale Kraft zu neutralisieren, dann freue Dich und sei dankbar. Du solltest aber wissen, daß dies die große Mehrheit der Menschen (noch) nicht kann. Diese Personen müssen zunächst einen anderen Weg beschreiten, um beispielsweise ihre Kopfschmerzen loszuwerden. Sie müssen zuerst die elementarste Stufe erreichen: Den Sinn der Ernährung zu begreifen und entsprechend zu handeln.

Wir mögen uns als geistig ausgerichtete Menschen solange nicht von unserer denaturierten Nahrung lösen, bis wir entweder krank genug sind oder ein hohes Maß an spiritueller Freude erleben, das herkömmliche Gaumenfreuden verblassen läßt.

Wenn es Dir nicht gelingt, im Rahmen eines geistig ausgerichteten Seminars diese spirituelle Befriedigung zu empfinden – an einem Ort, an dem so viel positive Energie versammelt ist –, wann soll sich dann überhaupt das Erlebnis einstellen, auf das Du wartest? Welche Gründe sprechen dagegen, daß ein geistig orientierter Mensch die Vital-Ernährung ausprobiert? Der Betreffende meint vielleicht, seine gesundheitlichen Probleme würden sich durch sein positives Denken quasi von selbst lösen. Es kann aber sein, daß er – wenn es überhaupt gelingt – Jahre auf diese Art der Genesung warten muß. In der Zwischenzeit blockieren zum Beispiel Kopfschmerzen beziehungsweise ihre Ursachen die Energie, die für das positive Denken benötigt wird. Es wird zu einer Kette ohne Ende.

In meinen Augen handeln die spirituellen Lehrer, mögen sie noch so weltberühmt sein, unverantwortlich, die sich prinzipiell gegen die Möglichkeit der Heilung durch entsprechende Ernährung sperren. Wenn sie selbst glauben, eine Tasse Kaffee trinken zu können, ohne Schäden davonzutragen, ist das ihre eigene Angelegenheit – meinen sie zumindest. Sie müssen aber wissen, daß ihre „Jünger" in der Regel ihre Verhaltensweisen genauestens beobachten und nachahmen.

Viele geistig ausgerichtete Menschen überlassen alles dem „Vater", er soll sie ernähren, die Heilung bewirken. Während sie giftige Produkte verzehren, soll er sie gleichzeitig von krankmachenden Stoffen befreien und ihnen ein gutes Gewissen verschaffen. Diese Menschen bezeichnen ihr Leiden oft als karmisch- oder schicksalsbedingt. Wer aber bereit ist, die Krankheit als eine unvermeidbare Tatsache hinzunehmen, wurde schon das Opfer eines negativ beeinflußten Denkens. Dies ist nicht zuletzt durch Verstöße gegen die Naturgesetze verursacht und wird von ihnen weiterhin begünstigt. Solche Verfehlungen sind vor allem in der jeweiligen Ernährungsweise zu finden.

Das heißt: Wir – und nur wir allein – sind für unsere Krankheiten verantwortlich und auch für die unserer Kinder, wenn wir ihnen trotz besseren Wissens ein falsches Beispiel geben. Unsere wichtigste Aufgabe besteht deshalb darin herauszufinden, was wir falsch machen und wo die Ursachen unserer Krankheiten liegen, um uns durch entsprechende Schritte ein Wiedererlangen des kostbaren Gutes „Gesundheit und Glück" zu ermöglichen.

Während meines letzten Indienaufenthaltes bin ich dem Thema Spiritualität und Ernährung nachgegangen. Ich besuchte verschiedene Ashrams und habe mir die Eßgewohnheiten der Meister angeschaut, die den eingeweihten Schülern als Vorbild dienen.

Alle diese Ashrams boten eine entspannende, positive Atmosphäre, die von Konsum und schablonenhaftem Denken weit entfernt ist. Doch kein einziger Meister war in seiner Entwicklung so weit fortgeschritten, daß er auf grobstoffliche Nahrung oder gar auf genüßliches Essen verzichtet hätte. Die meisten von ihnen waren sogar fettsüchtig.

Bei Außentemperaturen um 40 Grad Celsius wurde mittags und abends warm gegessen. Wie kann so etwas sinnvoll sein? Bei diesen Temperaturen ist eine Erwärmung des Körpers durch erhitzte Nahrung belastend. Es mag noch angehen, zu behaupten, daß uns in den kalten Jahreszeiten erhitzte Nahrung wärmt – auch wenn die Wirklichkeit anders aussieht –, aber kann dies für die genannten Umstände in Indien gelten?

Ich bat einen Meister nach dem anderen um Auskunft. Auf meine Frage: „Wieso wird hier in dieser Weise gegessen? Warum kann nicht der größte Anteil aus frischer lebendiger Nahrung bestehen?" erhielt ich niemals eine aufrichtige Antwort. Einer von ihnen sagte mir beispielsweise, es sei ein finanzielles Problem, die Menschen verdienten nichts und könnten demzufolge nichts zahlen. Es ist wohl eher eine Frage des Umdenkens und des veränderten Handelns: Wenn jedes Mitglied täglich ein bis zwei Stunden Gartenarbeit auf sich nehmen würde, reichte dies aus, um die Gemeinschaft autark zu versorgen. Die Jünger und Jüngerinnen ließen aber die Zeit vergehen bei Kaffee, Tee oder Nikotin. Sie hätten für die Arbeit Zeit gehabt, doch von wem sollte der Ansporn kommen, wenn nicht vom Meister selbst?

Feinstoffliche Ernährung

Verlassen wir jetzt vorübergehend den Bereich der grobstofflichen Nahrung, um uns mit der feinstofflichen Ernährung – auch Prana-Ernährung oder kosmische Energie genannt – zu befassen.

Professor Hotema schreibt in seinem Buch „Man's Higher Consciousness"[28)] (Das höhere Bewußtsein des Menschen): „Diese Welt ist überfüllt mit Literatur über Ernährung und Versorgung. Niemand scheint zu realisieren, daß Essen keine natürliche Handlung ist, sondern eine erworbene Angewohnheit wie Rauchen und Trinken. Niemand scheint zu wissen, daß Luft (die kosmische Energie oder Prana beinhaltet) die kosmische Reserve für alles ist, inklusive der Substanzen, die den Aufbau des menschlichen Körpers ermöglichen und aufrechterhalten."

Weiter meint er: „Je weniger Nahrung der Mensch braucht, desto mehr wird er gottähnlich. [...] Sämtliche Theorien unserer Zivilisation leiten den Menschen weg von der Perfektion. [...] Sämtliche Tiere verfügen bei der Geburt über grenzenlose Freiheit. Der Mensch ist das einzige Wesen, das sich von der Erde, ökonomisch gesehen, abhängig gemacht hat."

In dem Buch „The Nutritional Myth"[29] (Der Ernährungsmythos) stellt er fest: „Es ist viel schwieriger zu erklären, warum der Mensch eigentlich essen muß, als zu erklären, daß der Mensch niemals essen sollte."

Die feinstoffliche Nahrung ist nichts anderes als ein Bestandteil unserer Luft, der den größten Anteil unserer Lebensenergie liefert, auch wenn die anerkannte Wissenschaft dies bis heute ignoriert. Diese Energie können wir zum Teil direkt über die Atmung aufnehmen, außerdem über die lebendigen Lebensmittel, die während ihres Wachstums diese Energie speichern. Je frischer die Lebensmittel sind, desto höher ist der Anteil feinstofflicher Substanzen. Dabei ist zu beachten: Die geringste Erwärmung von Lebensmitteln zerstört zwar nicht alle Vitalstoffe, wohl aber diese Art von Energie.

Die umfangreichen Theorien über Diäten, Vitamine oder Mineralien erscheinen ein wenig absurd, wenn wir erfahren, daß es Menschen gibt, die seit Jahrzehnten ohne Nahrung auskommen. Die Ärztin Dr. Barbara Moore aus London ist ein Beispiel für eine solche Lebensweise. In einem Zeitungsartikel wurde sie wie folgt zitiert: „Da ich keine Giftstoffe über die Ernährung zu mir nehme, werde ich niemals krank. Ich mußte ganz langsam vom Vegetarismus zum Frutanismus (Früchteessen) übergehen, zuerst mit roher Nahrung, dann in Form von Säften. Ich bemühte mich, auf die kosmische Ernährung umzusteigen. Heute könnte ich nicht mehr essen, auch dann nicht, wenn ich es wollte, da sich mein Verdauungstrakt enorm verändert hat. Es ist kein verschmutzter Kanal mehr, er wäre nicht in der Lage, die geringste Faser zu verarbeiten. Anstatt mir vorzustellen, mein Leben könnte in zehn Jahren zu Ende gehen, werde ich jünger. Die Tragödie ist, daß Essen eine der größten Vergnügen unseres Lebens ist. Mit dem Essen aufzuhören, ist nur ein unangenehmes Experiment, solange sich der Körper der neuen 'Diät' anpassen muß."

Vertrauter ist den Deutschen der Fall der Bäuerin Theres Neumann aus Konnersreuth. Manche heute noch Lebende haben sie damals besucht. Die einfache Bäuerin hörte im Jahr 1926 während einer Krankheit auf zu essen. Sie lebte 35 Jahre ohne jegliche Speise und Trank weiter, ihre einzige Nahrung war die tägliche heilige Kommunion. Ihr Fall ist unter anderem in einem Buch von Johannes Steiner[30] beschrieben.

In unserer materialistisch ausgerichteten Welt neigen wir dazu, alles als unwahr, Unsinn oder im günstigsten Fall als Wunder zu bezeichnen, was wir selbst nicht wahrnehmen oder durchführen können. Wir vergessen dabei, daß die Dinge, die uns umgeben und uns so vertraut sind, zu einer Welt der Illusion (Maya-Welt) gehören, die wir uns selbst geschaffen haben. Sie entsprechen in keiner Weise der reellen, kosmischen Welt – wie dies unter Umständen die Dinge tun, die wir als Wunder bezeichnen.

Aber lassen wir das Weiterleben der Theres Neumann ruhig als „Wunder" gelten, denn kaum einer von uns ist in der Lage, ohne Nahrung zu existieren. Ich persönlich hoffe allerdings, daß dies eines Tages wieder zur allgemeinen Realität werden wird. Dazu ist zwar eine völlige Umformung dieses Planeten und seiner Bewohner notwendig, aber ich halte es durchaus für möglich.

Natürlich bleiben hierbei viele Fragen offen, die wir momentan nicht beantworten können. Wozu hätten wir dann beispielsweise Zähne und einen Verdauungsapparat? Theres Neumann hatte im Falle ihres Todes die Genehmigung zur Obduktion erteilt – es zeigte sich, daß ihr Darm nur noch ein eingetrockneter Schlauch war.

Als ich vor ein paar Jahren an diese Informationen kam, war ich zutiefst berührt. Ich spürte, daß dies die Lösung wäre, allen lästigen intellektuell- oder suchtbedingten Fragen der Ernährung ein Ende zu setzen, um den Geist zur Ruhe kommen zu lassen. Er wäre endlich nicht mehr mit den Faktoren „Appetit und Gelüste" konfrontiert. Dies wäre echte Freiheit. Freiheit beginnt für mich, wenn die Abhängigkeit von materiellen Gütern endet. Der Mensch könnte seine wertvolle Energie nutzen, um höhere Ziele anzustreben, anstatt sie für die Verdauung zu verschwenden.

Gegenüber solchen Tatsachen schrumpft ein Problem wie das einer ausreichenden Calcium- oder Proteinversorgung zur Lächerlichkeit zusammen. Bereits heute zeigt der bewußt lebende, sich ausschließlich von rohen Pflanzen ernährende Mensch, zu welchen „Wundern" der Körper in der Lage ist, wenn er nicht mit denaturierten Stoffen belastet wird. Ihm reicht weit weniger Nahrung, als dies allgemein propagiert wird. Dies ist nur ein Beispiel für die vielen Irrlehren des Menschen. Daß sich der Körper im Laufe der Zeit an die aufgezwungenen Mengen angepaßt hat, sagt noch lange nichts über ihre Notwendigkeit.

Doch zurück zur heutigen Realität.

Normalerweise ist der Mensch bestrebt, Informationen, die ihn beflügeln, weiterzugeben – in der Hoffnung, daß sie nachgeahmt werden. Jeder Leser möge mir glauben, daß dies gerade bei den angesprochenen Fällen ganz und gar nicht meine Absicht ist. Menschen, die in dieser Weise leben können, sind nach meiner Einschätzung begnadet, es handelt sich bei ihnen um absolute Ausnahmen. Wer aber glaubt, allein durch eine Willensentscheidung auf jede grobstoffliche Nahrung verzichten zu können, spielt wohl eher mit seinem Leben. Auch hierbei trägt jeder die Verantwortung für sich selbst.

Die sogenannte Normalität

Kann sich der Mensch gleichzeitig auf eine „andere“ Weise ernähren als die breite Masse und trotzdem für seine Mitmenschen weiterhin als „normal“ gelten? Wenn es eine Regel, eine Richtschnur für Normalität gibt, kann sie ausschließlich in der Natur zu finden sein. Auch wenn diese heute nicht mehr intakt ist, kann prinzipiell nur sie das Normale bestimmen. Der Mensch ist demnach nur dann normal, wenn er so lebt, wie es die Gesetze der Schöpfung einst für ihn vorgesehen haben. Alles andere ist gesellschaftliche Norm und entspricht in meinen Augen nicht der Normalität der Natur.

Eine Fülle von Lebensgewohnheiten, die ursprünglich nicht normal waren, leiten sich von der Tatsache ab, daß wir in Ländern mit vergleichsweise niedrigen Temperaturen leben. Wo aber wohnen dann die normalen Menschen? Die Antwort lautet: nirgendwo mehr. Auch die von uns als primitiv bezeichneten Völker beherrschen inzwischen den Gebrauch des Feuers und leben deshalb längst nicht mehr ursprünglich.

Viele Menschen tun sich schwer, wenn sie von ihrer Umgebung als „nicht normal“ eingestuft werden. Das „Normale“ ist aber heute nur ein auf das Individuum bezogener Begriff, es hat für jeden von uns eine ganz eigene und persönliche Bedeutung.

In den Bereichen Medizin und Ernährungswissenschaft sollte man mit der Einschätzung „normal“ besonders vorsichtig umgehen. So sind alle Werte, die die medizinische Wissenschaft als menschliche Bedürfnisse der Nahrungszufuhr festgelegt hat, anhand von Patienten ermittelt worden, die sich nach gesellschaftlicher Norm „normal“, das heißt falsch, ernährten.

Weder die Körperfunktionen noch die ermittelten Größenordnungen können eine objektive Normalität aufweisen. Wenn beispielsweise die Weltgesundheitsbehörde WHO einen erstrebenswerten Cholesterinwert bei 180 bis 220 mg/dl ansetzt, ist das nach meiner Einschätzung alles andere als normal. In den USA haben Naturheilkundige diese Norm längst auf 150 mg/dl gesenkt. Der Cholesterinwert eines sich mit lebendigen Lebensmitteln versorgenden Menschen liegt tatsächlich zwischen 150 und 180 mg/dl. Welcher Wert soll nun als Regel gelten?

Die gesellschaftliche „Normalität“ richtet sich üblicherweise nach der großen Mehrheit der Menschen – und diese lebt und verhält sich alles andere als normal, denn sie verletzt pausenlos die Naturgesetze. Wenn Du Dich auf herkömmliche Weise ernährst, mußt Du die „normalen“, bekannten Konsequenzen tragen und zwangsläufig erkranken. Willst Du unter diesen Umständen noch immer „normal“ sein?

Das Kranksein wird insoweit als ein üblicher, ein „normaler“ Zustand angesehen, als jeder mehr oder weniger darauf wartet, eines Tages wirklich krank zu werden. Es wird suggeriert, dies sei unabwendbares Schicksal. Ein immer wieder gehegter Gedanke realisiert sich im Guten wie im Bösen. Die in der Vorstellung schon seit Jahren vorbereitete (und fast gepflegte) Krankheit wird früher oder später tatsächlich auftreten, auch bei robusten Menschen. Menschen, die sich bemühen, die Zusammenhänge zu erkennen und die entsprechenden Konsequenzen daraus ziehen, entgehen dagegen dieser Kausalkette.

Mit einer Ernährungsweise, die gesellschaftlich als „nicht normal" eingestuft wird, wirst Du logischerweise als „nicht normal" lebender Mensch angesehen. Nimm das auf Dich, trage es mit Würde oder gar mit Stolz. Du weißt jetzt, was es heißt „normal" zu sein und welcher Preis dafür zu entrichten ist.

Dr. John Diamond, der Autor des Buches „Der Körper lügt nicht"[31] stellt zu diesem Thema fest: „Wenn wir ein Tier sehen, das sich nicht aufrecht und stolz und voller Lebenskraft bewegt, kommt uns gleich der Gedanke, daß etwas nicht stimmt. Die müden und deprimierten Leute auf der Straße kümmern uns jedoch nicht. Was wir beim Tier als ungesund bezeichnen, sehen wir beim Menschen schon fast als normal an. Es entspricht zwar dem Durchschnitt, ist aber nicht normal. Sehen wir jemanden voller Energie und Lebenskraft über die Straße gehen, so drehen wir uns um und starren ihn an, als wäre er eine Rarität. Dabei sollte das der normale Zustand sein."

Alltägliche Gewohnheiten

Warum handeln wir überhaupt so, wie wir es Tag für Tag tun? Verhalten wir uns nicht nur in dieser Weise, weil wir es in unserer Familie und unserer näheren Umgebung so und nicht anders gelernt und erfahren haben? Wären wir ein paar hundert Kilometer entfernt in einem anderen Land geboren, hätten wir womöglich ganz andere Verhaltensweisen, vielleicht gerade die, die wir jetzt bei den dort Lebenden kritisieren. Praktisch alle Lebensgewohnheiten sind übernommene Gepflogenheiten, sie stellen einen Teil unserer Kultur dar, die uns von Menschen anderer Länder und Religionen unterscheidet.

Glücklicherweise werden diese – zumindest bei uns – mit der Zeit flexibler gehandhabt. Wir sollten den überlieferten Sitten und Bräuchen nicht nachtrauern, sie sind nicht wertvoll, nur weil sie von unseren Urgroßeltern stammen. Auch diese und viele andere Generationen zuvor waren in Irrtümer verstrickt. Wir selbst bereiten so heute die Irrtümer von morgen vor.

Die alltäglichen Gewohnheiten sind das Ergebnis einer langen Entwicklung, die uns von Generation zu Generation immer stärker von unseren ursprünglichen Lebensverhältnissen entfernt hat. Wir bedenken leider nicht, daß diese Entwicklung eine Mitschuld an unseren Krankheiten trägt.

Nehmen wir zum Beispiel den Beginn des Tages, das morgendliche Erwachen und Aufstehen. Ist es etwa normal, daß wir von einer Krachmaschine namens Wecker aus dem Schlaf gerissen werden? Richtig und vernünftig wäre es doch wohl, nach fünf bis sieben Stunden Schlaf von selbst zu erwachen. Dies kommt allerdings kaum bei jemandem vor, der sich auf herkömmliche Weise ernährt. Ganz im Gegenteil. Häufig steht er noch unter der Wirkung der am Tag zuvor aufgenommenen Zivilisationskost und anderen schlechten Lebensgewohnheiten und hat große Mühe, sich aus diesem beklemmenden Zustand zu befreien.

So benötigt der Mensch morgens heiße Getränke, die seinen Kreislauf ankurbeln, und setzt diese Mittel im Laufe des Tages immer wieder ein – bis es schließlich zu entsprechenden Krankheiten kommt. Der Herzinfarkt ist in breiten Schichten immer häufiger geworden – nach den Ursachen und den notwendigen Veränderungen fragt jedoch kaum jemand.

Ist es normal, von einer Sekunde zur nächsten aus der Dunkelheit in (künstliches) Licht zu wechseln? Ist es normal, Mittel zu benutzen, um den Körper zu „waschen"? Ist es normal, daß der Mensch kein kaltes Wasser mehr verträgt, weil er seinen Körper an temperiertes Wasser angepaßt hat? – Aber Allergien, die Ausdruck der vielen Verstösse gegen die Natur sind, werden mit großer Selbstverständlichkeit hingenommen.

Die Liste dieser Beispiele ließe sich beliebig verlängern. Überlege genau, welche weiteren unsinnigen Gewohnheiten die große Mehrheit der Menschen pflegt. Was bringen sie Dir wirklich?

Wenn Du auf einige dieser scheinbaren Selbstverständlichkeiten verzichtest, wirst Du des öfteren von Deinen Mitmenschen beargwöhnt oder gar verspottet werden. Lasse Dich dadurch in keinem Fall verwirren. Vielleicht wirst Du gefragt werden, ob Du einer Sekte angehörst. Was ist unter diesem Begriff eigentlich zu verstehen? Wäre die Zahl der Katholiken oder der Mohammedaner vergleichsweise gering geblieben, würden ihre Glaubensgemeinschaften noch als Sekten bezeichnet, dagegen könnten heutige Minderheiten, die als Sektierer belächelt werden, bei großem Zuspruch plötzlich zu Anhängern einer Weltreligion werden. Zur Erinnerung: Als die Christen anfangs noch eine Minderheit darstellten, wurde ihre Glaubensgemeinschaft die Sekte der Nazarener genannt. Du siehst, es handelt sich bei diesen Kategorien in erster Linie um Größenordnungen, die wenig über Inhalt und Qualität der jeweiligen Bewegung aussagen.

Meinetwegen kann auch die hier vorgestellte Ernährungsphilosophie als Sektierertum bezeichnet werden. Das Entscheidende ist, daß jeder sein eigener Meister sein und bleiben darf. Deine Befreiung wird nur da eingeschränkt, wo Du Dir selbst Grenzen setzt. Sie kann erst dann vollendet werden, wenn Du bereit bist, Dich von allen Beschränkungen zu lösen.

Versuche, diese Fesseln abzuwerfen, entferne Dich von dem schablonenhaften Denken und den scheinheiligen Traditionen. Beginne, Dich frei zu fühlen, beginne einfach, wirklich zu leben.

Die Nahrungsumstellung

Die Motive für eine Ernährungsumstellung sind zahlreich. Nach meiner Erfahrung kann man die Menschen, die zu einer Umkehr zur lebendigen Nahrung bereit sind oder diese bereits eingeleitet haben, in vier Gruppen einteilen:

1. Die Personen, die sich durch eine Krankheit gezwungen fühlen, ihre Ernährungsweise zu ändern.
2. Diejenigen, die aus verschiedenen Gründen gerne etwas an ihren Ernährungsgewohnheiten ändern würden, aber innerlich noch nicht vollkommen dazu bereit sind.
3. Die Menschen, die sich bereits seit einiger Zeit mit lebendiger Nahrung versorgen, aber eine intellektuelle Bestätigung und/oder moralische Unterstützung benötigen.
4. Schließlich jene, die unter keinerlei Beschwerden oder Symptomen leiden, die aber die Rohkost als Nahrung höchster Schwingung nutzen möchten, um in der geistigen Entwicklung leichter und schneller voranzuschreiten.

Allen, die sich mit der Durchführung der Umstellung schwer tun, kann ich einen gemeinsamen Rat geben: Es ist empfehlenswert und lohnend, sich in einem entsprechenden Zentrum oder während eines Wochenendseminars in diese Ernährungsweise einführen zu lassen und außerdem eine Selbsthilfe zu besuchen. Die Umstellung der Ernährung in einem geeigneten Milieu zu erleben, die Aussagen anderer auf dem Weg zur Heilung befindlicher Patienten zu hören, die vielen (notwendigen) technischen Hinweise zu erhalten und schließlich die seelische Unterstützung durch das gemeinsame Erlebnis zu erfahren, sind eine große und wichtige Starthilfe. In der Gemeinschaft vollzieht sich die Veränderung in völlig anderer Weise als allein zuhause – womöglich in Gegenwart eines Mitmenschen, der wenig Verständnis für diese Entscheidung und ihre Konsequenzen aufbringt.

Ist es aber überhaupt möglich, unseren Körper quasi von heute auf morgen an die rohe, lebendige Nahrung zu gewöhnen? Soll sich eine Umstellung abrupt oder sukzessiv vollziehen? Diese Frage kann nicht allgemein, sondern nur individuell beantwortet werden, weil dies im wesentlichen vom körperlichen und seelischen Zustand des betreffenden Menschen abhängt. Auch unterliegen viele Abläufe unserem gut funktionierenden vegetativen System, das wir nicht mit unserem Willen beeinflussen können.

Untergewichtigen Personen ist von einer sofortigen und abrupten Nahrungsumstellung abzuraten. Sie sollten sich bei einem qualifizierten und verständnisvollen Arzt Rat holen und nicht eigenmächtig eine Entwicklung einleiten, die sie in ihrem Verlauf und ihren Auswirkungen nicht kontrollieren können. Menschen mit einer schwach funktionierenden Leber sollten ebenfalls vorsichtig sein.

Das hauptsächliche Problem einer Ernährungsumstellung liegt generell eher im psychischen Bereich. Diese Schwierigkeiten und Hemmungen hindern viele Menschen, die nötige Disziplin aufzubringen. Dazu kommt die Frustration, die sich durch den Verzicht auf eine Form des Lebensgenusses und unter anderem durch Hunger oder Pseudohungergefühle einstellt.

Doch kann sich jeder selbst beobachten und auf diese Weise herausfinden, ob ihm das Fehlen der gewohnten Stoffe in Form von denaturierter Nahrung und verfälschten Getränken seelische Probleme bereitet. Niemand anders als der Einzelne kann entscheiden, ob eine sofortige Umstellung wünschenswert ist oder nicht. Viele Menschen haben über Jahre eine starke und intensive Bindung an ihre Eßgewohnheiten aufgebaut. Dementsprechend schwierig ist es für sie, sich davon zu lösen.

Ich selbst habe mich von heute auf morgen umgestellt. Das erschien mir als der angenehmste und einfachste Weg. Doch mit meiner heutigen Erfahrung kann ich dies, außer bei bestimmten Krankheitszuständen, nicht mehr ohne weiteres empfehlen. Für viele dürfte es vernünftiger und erfolgversprechender sein, die Veränderung Schritt für Schritt anzugehen und langsam aber sicher auf immer mehr denaturierte Produkte zu verzichten, um sie durch lebendige Nahrungsmittel zu ersetzen.

Wenn Du Dich für eine langsame und behutsame Ernährungsumstellung entschieden hast, empfehle ich Dir vor dem allmählichen Übergang auf Rohkost zunächst folgendes: Notiere eine Woche lang sorgfältig und ausführlich, was Du täglich an Essen und Trinken zu Dir nimmst. Überlege dann in Ruhe, auf was Du am leichtesten verzichten könntest. Wohlgemerkt: Verzichten heißt in diesem Fall nicht, sich ungenügend zu ernähren und zu wenig zu essen, sondern denaturierte Stoffe durch lebendige Lebensmittel zu ersetzen.

Zum Beispiel verzehrst Du statt Käse ein paar Nüsse. Am klügsten wäre es darüber hinaus, sämtliche denaturierten tierischen Produkte auf die Hälfte des früheren Maßes zu reduzieren – besonders die Milcherzeugnisse, da sie für unseren Organismus Störfaktoren ersten Ranges darstellen.

Laß Dir dann ein paar Monate Zeit, bis Du Dich sicher genug fühlst, den nächsten Schritt zu tun, der vielleicht darin besteht, weniger Brot, Nudeln oder Reis zu essen. Eine weitere Stufe wäre anschließend der Verzicht auf sämtliche tierischen Produkte. Von da an geht es aufwärts, sie stellen nämlich die hauptsächliche Ursache für unsere anderen Süchte und für unser Fehlverhalten auf vielen Ebenen dar.

Diesen langsamen Weg der Umstellung praktiziert auch Dr. med. J. Fradin mit seiner *„Hypotoxischen Ernährung“*. Auch er legt seinen Patienten ans Herz, zuerst die schädlichsten Elemente Ihrer Ernährung zur Hälfte abzuschaffen, später möglichst ganz. Dr. Fradin empfiehlt folgende Speisen wegen ihrer hohen Stoffwechselbelastung zu vermeiden (die Anordnung ist nicht zufallsbedingt, sondern das Resultat jahrelanger Beobachtung von Patienten und deren Gesundheitszustand):

1. Die Tiermilch und sämtliche Milchprodukte. Wer bisher besonders viel verzehrt hat, sollte sie nicht kategorisch absetzen, sondern allmählich. Ebenso die anderen denaturierten tierischen Produkte.
2. Die gerösteten Speisen wie Toastbrot, Brotrinde, Bratkartoffeln, Kartoffelpuffer, Pommes Frites, Bratlinge aus Soja oder Gemüseallerlei, Gemüsetaschen in Öl gebraten, mit Käse überbackene Speisen, Pizzas, Kaffee, Schwarztee, geröstete Erdnüsse usw. ... und selbstverständlich sämtliche tierischen Produkte wie gebackenen Camembert, Fischstäbchen, Spiegeleier, gegrillte Steaks oder Fisch, Bratwürste und Produkte, die auf Grillpartys verzehrt werden.
3. Geräucherte Ware wie Fisch und Schinken.
4. Ab hier gelten die Regeln der Vollwerternährung, d.h. Einschränkung der raffinierten oder ansonsten veränderten Produkte wie Fette, Zucker, Mehle und daraus hergestellte Erzeugnisse.

Dann sollte man im Laufe von Monaten oder Jahren immer mehr gekochte Produkte durch rohe ersetzen. Um von Zeit zu Zeit die Leberfunktion zu überprüfen, ist der Lebertest im Anhang eine gute Hilfe.

Generell gilt auf jeden Fall: Je einfacher die Nahrung ist, desto einfacher ist ihre Verdauung und desto mehr Nutzen zieht der Körper daraus. Es müßte jedem von uns einleuchten, daß der Organismus wesentlich mehr Arbeit hat, wenn er mit Unmengen von verschiedenen Substanzen beschäftigt wird, als wenn er nur eine einzige Frucht- oder Gemüseart, beispielsweise Birnen, verarbeiten muß.

Der Mythos von der ausgewogenen Mahlzeit

Der Mensch ist das einzige Lebewesen, das eine intellektuell ausgedachte, sogenannte ausgewogene Mahlzeit zu sich nimmt – eine Speise, die aus unzähligen, miteinander vermischten Produkten besteht. Die von Medizinern als unantastbar angesehene Theorie der „Ausgewogenheit unserer Nahrung“ klingt logisch und vor allen Dingen für den Arzt wie für den Patienten beruhigend. Aber auch hier gilt, was

Dr. M.O. Bruker immer wieder zu sagen pflegte: „Das Gegenteil ist die Lösung.“

In der Tat, die Theorie von der Ausgewogenheit klingt zwar gut, sie kommt aber keineswegs unseren körperlichen Bedürfnissen entgegen. Wenn die Nahrungsmittel nur das enthielten, was die Wissenschaft in ihnen entdeckt haben will, wäre das „einseitige“ Essen von rohen Früchten und Gemüsen vielleicht ein Grund zur Beunruhigung. Aber: Der Mensch steht vielleicht erst am Anfang seiner Entdeckungen. Wenn ich bei einer Mahlzeit zum Beispiel nur Äpfel oder Paprikaschoten verzehre, dann esse ich im Prinzip so „eintönig“ wie ein Tier, das auch nur eine Art Nahrungsmittel zu sich nimmt. Ein Apfel oder eine Paprika enthält nach meiner Ansicht genauso viele oder genauso wenige – zumindest aber genügend – Stoffe wie die Pflanzen, von denen sich die Kuh ausschließlich ernährt.

Der wichtigste Faktor, der von den Medizinern nie erwähnt wird, ist die bereits an früherer Stelle angesprochene „Lebensenergie“. Sie wird uns einzig und allein durch rohe Nahrung geliefert, wenn wir sie über Lebensmittel beziehen wollen.

Die Nährstoffe

Möglicherweise taucht bei einigen Lesern die Frage auf, ob wir unserem Körper bei roher Ernährung genügend Nährstoffe zuführen. Tatsächlich aber müßten wir uns fragen: Habe ich das ganze Jahr über trotz des Kochens (also Zerstörens) meiner Lebensmittel Nährstoffe in ausreichendem Maß erhalten? Selbstverständlich nicht! Die Prozedur des Erhitzens vernichtet den größten Teil der Nährstoffe und hat auf die übrigen einen schädlichen Einfluß.

Biologische Nahrungsmittel werden Dich, wie ich schon erwähnt habe, zweifellos am optimalsten versorgen – allerdings nur, wenn Du sie in rohem Zustand verzehrst. Und selbst chemisch behandelte Nahrung weist, wie die Kirlian-Phototechnik zeigt, noch jede Menge Energie auf. Dagegen werden die besten biologischen Produkte zu toter Materie, nachdem sie erhitzt wurden. So geschieht es, daß Menschen in qualitativer Hinsicht unterernährt, bezüglich der Quantität aber regelrecht überfüttert und in hohem Maße überernährt sind.

Die Gewährleistung einer angemessenen und ausreichenden Versorgung des Körpers beruht sowohl auf der richtigen Menge der Nahrung als auch auf der unverfälschten Beschaffenheit der in ihr enthaltenen Vitalstoffe, nicht aber, wie es häufig angenommen wird, ausschließlich auf deren Vielfältigkeit. Was herkömmlicherweise als vielfältige Nahrung bezeichnet wird, ist nichts anderes als ein undefinierbares Durcheinander, das – wenn überhaupt – nur mühsam verdaut und verstoffwechselt wird und so die Ursache vieler Krankheiten ist.

Praktische Durchführung der Nahrungsumstellung

Zurück zum einfachen Denken und Handeln. Wie wir wissen, sieht die Natur keine Rezepte und raffinierten Menüzusammenstellungen vor. Diese sind ein Produkt unserer Phantasie, die von der Lust am Genuß unterstützt wird.

Frische, unverfälschte Kost ohne jegliche Zutaten ist jedoch für die meisten von uns nicht attraktiv genug. In der Umstellungsphase kannst Du deshalb den Salat selbstverständlich noch mit natürlichen Salatsoßen (siehe Alltagstips!) und Kräutern anmachen. Verwende allerdings bewußt nur noch die Hälfte des sogenannten kalt gepreßten Öls. Die Erfahrung zeigt, daß es manchen Menschen viel besser bekommt, wenn sie nicht gleich vollständig auf das Öl verzichten. Es tritt das gleiche Phänomen auf wie bei Milchprodukten oder anderen konzentrierten Nahrungsmitteln, von denen der Körper mit der Zeit in gewisser Weise abhängig geworden ist.

Wenn Du Dich besser fühlst und Deinem neuen Weg mit größerer innerer Sicherheit begegnest, solltest Du einen Schritt weitergehen und langsam dem Frühstück entsagen. Sofern Du es nicht vollständig aufgeben willst, ist es ratsam, am Morgen nur eine Frucht (oder zwei der gleichen Sorte) zu verzehren.

Besser ist es allerdings, die erste Mahlzeit nicht vor 12 Uhr zu sich zu nehmen. Vor der Mittagszeit solltest Du jedenfalls nichts anderes als Früchte essen (Dies gilt auch für Noch-Nicht-Rohköstler!) – also keine Nüsse, kein gekeimtes Getreide, kein Trockenobst und möglichst auch keine Banane oder Avocado. Du solltest keine alten Frühstücksgewohnheiten wie Butterbrot, Müslis oder vermischte Getreidespeisen pflegen. Solche Nahrungsmittel würden Deinem Körper ein zu hohes Maß an Energie für die Verdauungsarbeit abverlangen, die Dir dann für die wichtige Funktion der Ausscheidung fehlt.

Erfahrungsgemäß wirst Du feststellen, daß eine Frucht am frühen Morgen eher den Appetit anregt und zu weiterem Essen verführt. Dagegen bereitet der Verzicht den Appetit langsam für die Mittagszeit vor, der uns leider weitgehend abhanden gekommen ist. Der Appetit aber ist der entscheidende Faktor, um die rohe Nahrung schätzen zu lernen.

Ein einschränkender Hinweis: Manche Menschen leiden beim Aufstehen unter Hypoglykämie (Sinken des Blutzuckergehaltes unter den

Normalwert). Dies kann Veranlagung oder ein Zeichen dafür sein, daß ihre Organe, wahrscheinlich insbesondere die Leber, noch nicht gesund sind. Die betreffenden Personen sollten deshalb besser bis zur Beseitigung ihres Leidens am Morgen etwas Obst zu sich nehmen.

Gewöhne Dir auf jeden Fall an, zwischen dem Zeitpunkt, zu dem Du Dich an den Tisch setzt, und dem Beginn des Essens eine kleine Pause einzulegen. Atme dreimal langsam tief ein und aus, meditiere kurz oder sprich ein Gebet.

Wenn Du schon im voraus der Meinung bist, nicht genügend Zeit für das Essen zu haben, solltest Du es lieber ganz lassen oder nur die Hälfte verzehren, dafür ohne Hektik. Eine Mahlzeit, die nur hinuntergeschlungen wird, hat zwar unser Hungergefühl gestillt, bringt dem Körper aber eher Probleme, als daß sie ihm die nötigen Nährstoffe zuführt.

Schließlich rate ich Dir: Übe Dich darin, immer weniger zu essen. Dies gilt nicht für Untergewichtige. Wer dazu in der Lage ist, für den werden sich viele weitere Ratschläge praktisch erübrigen. Die Menge der aufgenommenen Nahrung spielt eine ungeheuer wichtige Rolle.

Falls Du noch Medikamente nimmst, frage einen kompetenten Arzt, der für diese Art der Ernährung Verständnis zeigt, ob Du es wagen kannst, sie langsam abzusetzen. Denke daran: Die natürlichen Heilstoffe befinden sich in den für den Menschen bestimmten Lebensmitteln.

Die hier beschriebenen Änderungen und Umstellungen können Jahre in Anspruch nehmen – es vergeht einige Zeit, bis sie Dir in Fleisch und Blut übergegangen sind. Das Geheimnis besteht letztendlich darin, überhaupt zu beginnen – denn nichts zu tun, heißt automatisch, rückwärts zu gehen.

Meine Empfehlung für den täglichen Ablauf läßt sich demnach wie folgt zusammenfassen:

Morgens: Entweder fasten oder ein Glas mineralstoffarmes Wasser oder eine Frucht zu sich nehmen.

Mittags (in der Regel nicht vor 12 Uhr): Eine Fruchtmahlzeit aus möglichst nur einer Fruchtsorte.

Nachmittags: Wenn Du Hunger hast, iß entweder eine Frucht oder – nach Möglichkeit nur in der kalten Jahreszeit – ein paar Nüsse, Trokkenfrüchte oder eine Banane.

Abends gegen 19 Uhr: Zur Abwechslung Gemüse oder Salate. Mittag- und Abendessen können auch ausgetauscht werden.

Dabei lautet die zentrale Frage in bezug auf das Gemüse: Mit oder ohne Soße? Anfangs sollte das Öl auf alle Fälle auf die Hälfte der bisher verwendeten Menge reduziert werden. Wenn die Leber nach einer Zeit der Nahrungsumstellung wieder richtig arbeitet, sollte auf das Öl verzichtet werden, denn mit ihm wird – wie wir aus einem früheren Kapitel wissen – der Ernährungsinstinkt ausgeschaltet. Generell sind nur solche Sorten auszuwählen, die auf schonende Weise gewonnen wurden. Bei der Herstellung kann es von einem Öl zum anderen Differenzen bis zu etwa 40 Grad geben. Erkundige Dich deshalb vor dem Kauf des angebotenen Öls über dessen Erhitzungsgrad – dies ist für Deine Gesundheit sehr wichtig. Wenn das Öl zu heiß behandelt wurde, sind die meisten zuvor in den Früchten oder Pflanzen enthaltenen wertvollen Substanzen praktisch vernichtet worden. Dafür haben sich durch die Hitze neue, dem Körper unverträgliche und gefährliche Stoffe gebildet.

Falls Du innerhalb einer Mahlzeit noch Rohes und Gekochtes gemeinsam essen willst oder glaubst, es tun zu müssen, beginne immer mit dem Verzehr der rohen Lebensmittel, gleichgültig, ob es sich um einen Salat oder Früchte handelt. Lege eine Pause von mindestens dreißig Minuten zwischen dem Essen der rohen und der gekochten Nahrung ein – je länger diese dauert, desto besser ist es. Wenn Du Dir vornimmst, künftig siebzig bis achtzig Prozent Deiner Nahrung in rohem Zustand zu essen, empfehle ich Dir, zunächst eine dreiwöchige Kur mit reiner Vital-Ernährung – um so leichter wird Dir dann später eine Kombination aus siebzig Prozent roher und dreißig Prozent zubereiteter Nahrung fallen. Für Untergewichtige gilt auch hier wieder, solche Versuche – unter ärztlicher Aufsicht – auf ein kürzeres Maß zu beschränken.

Hungergefühle

Eine Mahlzeit aus rohen Nahrungsmitteln bleibt – je nach ihrer Zusammensetzung – etwa eine halbe Stunde im Magen. Wenn es sich um ein einziges Produkt handelt, ist diese Zeitspanne sogar noch kürzer. Sie liegt bei Melonen oder Trauben beispielsweise bei etwa 15 Minuten. Die gekochte Nahrung dagegen verweilt zwei Stunden lang, ein Gericht aus tierischen Produkten sogar doppelt so lange im Magen. Die am Anfang häufig auftretenden Hungergefühle sind oft der Grund für einen Abbruch der Nahrungsumstellung. Wenn wir die Zusammenhänge kennen, können wir mit solchen Begleiterscheinungen besser umgehen.

Wir sind seit der Kindheit an ein bestimmtes Gefühl gewöhnt, das zwischen Zufriedenheit durch Sättigung und Unwohlsein durch Völlerei liegt. Dies vermittelt uns eine gewisse Sicherheit. Bei der rohen Nahrung dagegen erleben wir fast das Gegenteil. Eine halbe Stunde nach der Mahlzeit ist der Magen wieder leer. Zusammen mit dem Hunger bildet sich eine unterschwellige Unruhe, wir empfinden einen Mangel an Sicherheit. Dieser Zustand ist uns nicht vertraut. Hunger verbinden wir meist mit „Mangel", dessen extremste Form das Erlöschen des Lebens ist. Manche Menschen haben tatsächlich schon bei geringfügigen Hungergefühlen Angst, sie könnten mit ihrem Leben spielen. Die Erfahrung zeigt jedoch, daß der Mensch trotz Hunger, oder besser gesagt Pseudo-Hungergefühlen, mit rohen Mahlzeiten gut versorgt ist. Bedenken in dieser Richtung sind also unangebracht. Wir müssen nur lernen, mit den neuen Empfindungen umzugehen.

Viel essen ist prinzipiell falsch – und das tun fast alle Menschen. Sich bescheiden mit wenig gekochter Nahrung zu versorgen, kann unter Umständen weniger schädlich sein, als Unmengen roh zu essen. Eine Umstellung auf Rohkost bedeutet gemeinhin den Verzicht auf das Gewohnte. Dies führt häufig zu Frustrationen, die dann automatisch über die Menge ausgeglichen werden. Bis zu einem halben Jahr darf man die Sache etwas locker betrachten, die Menge spielt in dieser Zeit keine ausschlaggebende Rolle, doch nach und nach sollte man sie dann reduzieren. Wichtig ist dies vor allem bei den Früchten.

Extrem Hungrige müssen selbst ausprobieren, was für sie auf Dauer das Richtige ist, wie oft und wieviel sie essen müssen. Ein Glas Wasser ist oft die einfachste Lösung, die Zeit zwischen den Mahlzeiten zu überbrücken.

Kann natürlicher Fruchtzucker schädlich sein?

Jean Huntziger, Heilpraktiker und Führer eines Rohkostzentrums[32)] erzählt seine Geschichte folgendermaßen: „Ich war jahrelang Vegetarier. Dann merkte ich, daß meine Entwicklung weiterging und aß zum größten Teil roh. Später kam ich zur Instinkt-Therapie, die mir die offizielle Erlaubnis zum Schlemmen gab. Dies nützte ich aus und aß sehr viele Früchte, so ebenfalls meine Familienmitglieder. Nach einer Weile zeigten sich bei uns bestimmte Entzündungsherde, bei denen es sich nicht mehr um die berühmten Ausscheidungsprodukte handeln konnte, mit denen immer alles entschuldigt wird. Die Giftstoffe werden nämlich erst durch die vom Körper nicht bewältigte Menge an verzehrtem Zucker produziert und dann täglich als Pickel, Furunkel und sonstige Herde ausgeschieden. Also senkte ich meinen Fruchtzuckerkonsum drastisch und siehe da, alle diese Probleme inklusive der Müdigkeit verschwanden. Mir taten es an die 200 Familien nach, die ebenso eine allgemeine Besserung ihres Gesundheitszustandes erfuhren. Ich selbst bin Läufer und konnte beobachten, wie ich durch die Reduzierung der Früchte, d.h. des Zuckers, neue Kräfte gewann und meine Strecke wesentlich leichter bewältigte."

Guy Claude Burger warnt neuerdings ebenfalls vor zu vielen Früchten, und Kulvinskas, Fachmann auf diesem Gebiet und Autor des sehr empfehlenswerten Buches „Leben und Überleben – Kursbuch ins 21. Jahrhundert"[33)] empfiehlt Früchte nur noch in sehr kleinen Mengen. Er empfiehlt heute, nach einer längeren Übergangsernährung mehr Gemüse, Salate und Keime und weniger Früchte zu sich zu nehmen.

Das Hauptproblem bei Früchten ist also die Zuckermenge. Der neue Rohköstler lehnt vielleicht Gemüse in seiner Rohform ab, und da er von drei Äpfeln nicht satt wird, ißt er viel zu viel süße Früchte. Damit fangen seine Probleme an. Wer so weise ist, im Laufe der Jahre seine Nahrungsmenge auf die Hälfte zu reduzieren, läuft meiner Meinung nach keine Gefahr der Zuckerüberernährung. Aber dies braucht Geduld und Disziplin. Fälschlicherweise geht heute niemand mehr hungrig zu Tisch. Unterwegs stopft man sich noch schnell etwas in den Mund, um sich zu beruhigen. Wenn Du Dich mit den rohen Gemüsen nicht anfreunden kannst, ist es eine große Hilfe, ein wenig zu fasten. Hunger ist der beste Koch. Aus diesem Grund empfehle ich ja auch, wie die Instinktos, auf das Frühstück zu verzichten. Das tägliche Minifasten ist meiner Meinung nach das Geheimnis vieler Gesundungen. Das Wohlstandssystem verführt die Menschen jedoch genau zum Gegenteil.

Jean Huntziger meint, daß es für Leute, die zu viele Früchte essen, weil ihnen das nackte Gemüse nicht schmeckt, immer noch harmloser ist, Gemüse als Salat anzumachen, als durch das Obst übermäßig Zukker zu konsumieren.

Der entscheidende Ratschlag lautet nach wie vor: Verlaß Dich auf Dein eigenes Empfinden. Du erfährst selbst, was für Dich und Deinen Körper in welcher Situation und zu welcher Zeit das Richtige ist – vorausgesetzt, Du betrügst Dich nicht. Wenn Du anfangs des öfteren Hungergefühle verspürst, dann tue in dieser Phase, was Du für angemessen hälst. Lerne, Dein eigener Lehrmeister zu sein, indem Du aufmerksam die Sprache Deines Körpers zu verstehen suchst. Doch sei geduldig mit Dir. Vergiß nicht, Du hast Deinen Körper 20, 40 oder vielleicht 70 Jahre lang schlecht ernährt und konditioniert. Erwarte also keine Wunder.

Das Kauen als Vorverdauung

Gründliches Kauen ist ein wichtiger Prozeß der Vorverdauung. Wenn wir die Tierwelt beobachten, können wir feststellen, daß in vielen Fällen die Nahrung nicht sorgfältig gekaut, sondern sehr oft verschlungen wird. Ein Mensch, der die Mahlzeit ebenfalls hinunterschlingt, weist in seinem Verhalten eine Ähnlichkeit zu diesen Tieren auf. Vielleicht war eine solche Eßweise für den Menschen in früheren Zeiten richtig, doch heute zeigt die Erfahrung, daß eine gut gekaute und eingespeichelte Mahlzeit wesentlich leichter verdaut wird, als eine in aller Eile verschlungene Speise. Zu hastiges und gieriges Essen über mehrere Jahre wirkt sich negativ auf den Verdauungstrakt und die anderen Organe des Körpers aus.

Daß es aber – trotz all seiner Bedeutung – nicht allein auf das sorgfältige Kauen ankommt, zeigt ein anderes Beispiel: Verzehre sehr bewußt eine Mahlzeit, die nur aus Sonnenblumenkernen besteht. Diese müssen fünfzig- bis einhundertmal gekaut werden, ehe sie in den Magen gelangen. Du wirst später feststellen, daß sich trotz des gewissenhaften Kauens noch immer ein paar ganze Kerne im Stuhlgang befinden. Dies ist also nicht auf den ungenügenden Kauvorgang zurückzuführen, sondern darauf, daß wir im Mund nicht alles unter Kontrolle haben. Wenn der Speichel sich in großen Mengen bildet, schlucken wir automatisch, ohne es zu merken, ein wenig dieser Flüssigkeit mitsamt Nahrung bereits während des Kauens hinunter. Mit diesem Beispiel möchte ich all diejenigen beruhigen, die bei eventuellen Stuhlproben von ihren Ärzten den Vorwurf zu hören bekommen, sie kauten nicht lange und sorgfältig genug, und dies könne die Ursache für ihre Magenschleimhautentzündung sein.

Hier sei nebenbei bemerkt, daß Sonnenblumenkerne zwar Bestandteil der Vital-Ernährung sind, ich aber nicht glaube, daß sie ursprünglich für den Menschen bestimmt waren. Schließlich sind sie für ihn selbst umständlich zu sammeln und zu schälen.

Die Lebensmittel mit einem besonders hohen Anteil an Kohlenhydraten (rohes Getreide, Bananen, Avocados, gerocknete Früchte etc.) müssen besonders gründlich gekaut und mit Speichel vermischt werden. Der Speichel enthält das Enzym Ptyalin, das die Kohlenhydrate vorverdaut, der Magen aber nicht.

Die Beachtung dieser Regel ist von großer Bedeutung, zumal wenn Lebensmittel in gekochtem Zustand gegessen werden. Aber auch ein Frischkornbrei wird von vielen Menschen nach dem Verzehr als ein Klumpen im Magen empfunden. Dies nicht nur, weil er eine unnatürliche Mischung ist, sondern auch, weil ein Brei (wie Suppe, Pudding, Quark etc.) oft zu bloßem Hinunterschlingen verführt. Die schwerwiegendsten Verdauungsstörungen auf diesem Gebiet werden jedoch durch Brot verursacht – leider insbesondere durch Vollkornbrot.

Der Amerikaner Fletcher ist seinerzeit durch das gründliche Kauen schmerzfrei geworden und hat damit vielen Menschen den Weg zu einer Genesung gewiesen. Seine Methode wurde unter dem Namen „Fletchismus" weltberühmt.

Die Frage der Mundhygiene

Ein anderer wichtiger Aspekt der Vorverdauung ist die Mundhygiene. Sie hat sich in den zivilisierten Ländern zu einem wahren Mythos entwickelt. Die Mundpflege ist aber nur deshalb notwendig geworden, weil wir die Naturgesetze nicht respektieren. Der Mensch hat seine Nahrungsmittel zerstört und damit unter anderem im Mundbereich unnatürliche Bedingungen geschaffen. Es wäre aber interessant zu klären, wodurch bei einigen Rohköstlern der Zahnschmelz angegriffen wird.

Ich selbst habe die ersten zwei Jahre nach meiner Nahrungsumstellung völlig auf das Zähneputzen verzichtet. Ausgerechnet während dieses Zeitraums sind an meinen Zähnen keinerlei Schäden entstanden. Früher hatte ich auf diesem Gebiet große Probleme. Seit meinem dreizehnten Lebensjahr wurden bei jeder Kontrolluntersuchung irgendwelche Zahnschäden festgestellt. Heute jedoch – nachdem ich mich von Rohkost ernähre – sieht das ganz anders aus.

Meine Kinder wurden zwar von gezuckerten Tees und einem Übermaß an Süßigkeiten als Babys und Kleinkinder weitestgehend verschont, doch haben sie dies später im Kindergarten alles nachgeholt. Trotzdem haben sie bis heute als einzige ihrer Klassen keine Anzeichen von Karies. Ich dränge sie nicht zum Zähneputzen – ganz im Gegenteil –, und sie tun es auch äußerst selten. Ist das positive Ergebnis ein Zufall, oder doch eher auf den Verzicht des Zähneputzens und, nicht zu vergessen, der noch schädlicheren Einnahme von Fluor-Tabletten zurückzuführen?

Vermeide in jedem Fall Zahnpasten, die Fluor, antibakterielle, vor Entzündungen schützende und andere potentiell krank machende Substanzen enthalten. Die Natur sieht den Abbau solcher Stoffe in unserem Mund nicht vor, weil sie uns derartige Substanzen niemals angeboten hat.

Die genannten Stoffe begünstigen eine Säurebildung. Ich vermute, daß diese Säure unsere Zähne angreift und in verstärkter Form genau das verursacht, was eigentlich bekämpft werden sollte, nämlich Karies.

Von der betroffenen Industrie und den Zahnärzten wird das Entstehen von Karies vor allem mit der mangelnden Mundhygiene begründet. Wenn dieser Zusammenhang bestünde, dürften unsere Vorfahren, die weder Zahnbürsten noch Zahnpasten kannten und benutzten, schnell alle ihre Zähne verloren haben – dies war in der Regel nicht der Fall. Noch heute ist ein schönes, natürlich breites Gebiß das Kapital der nicht zivilisierten Menschen.

Nach diesen Erläuterungen wird es uns überdies begreiflich, warum wir trotz bester biologischer und unter Umständen sogar roher Nahrung noch immer unter leichten Verdauungsstörungen leiden können. Auch diese können nämlich von den genannten unnatürlichen Substanzen der Zahnpasta hervorgerufen werden. Wir verschlucken immer minimale Mengen mit dem Speichel.

Das Ritual des Zähneputzens ist nichts anderes als ein Alibi. Es ist zu einem nicht zu unterschätzenden Bestandteil unserer Kultur geworden und dient in erster Linie der Beruhigung der Menschen. Mit dem Zähneputzen werden die Ernährungssünden scheinbar wieder beseitigt, alles ist angeblich wieder sauber und rein. Die Welt scheint wieder in Ordnung zu sein, bis zur nächsten Sünde.

Mit derartigen Wiedergutmachungen greifen wir in wichtige Bereiche ein, ohne die Folgen unseres Handelns auch nur abschätzen zu können. Das ist mit dem Risiko verbunden, etwas Substantielles und Notwendiges zu beeinträchtigen oder zu verlieren. Wir schädigen zunächst die Gesundheit unserer Zähne – dann die des gesamten Verdauungsapparates. Das Zähneputzen wie auch andere moderne Lebensgewohnheiten, die wir ohne großes Nachdenken seit Jahrzehnten pflegen, hat uns bereits manipuliert und konditioniert. Nach drei Tagen reiner Rohkosternährung prüfe selbst, ob Du überhaupt noch an das Zähneputzen denkst und ein entsprechendes Bedürfnis verspürst. Noch nie in der Menschheitsgeschichte wurden die Zähne so intensiv und sorgfältig gepflegt – doch gleichzeitig ist die Anfälligkeit für Karies immer weiter gestiegen. Dürfen wir hier weiterhin einen krassen Bezug zwischen einer mangelnden Pflege und der Karies-Entstehung sehen und dies als Ausrede vorschieben?

Ernährungsumstellung als bleibender Wegweiser

Zum Schluß wollen wir noch einmal kurz auf eine grundsätzliche Auswirkung der Nahrungsumstellung zu sprechen kommen. Wenn Deine Krankheit hauptsächlich auf eine falsche Ernährungsweise zurückzuführen ist, mußt Du Dir darüber im klaren sein, daß Du nach einer längeren Phase der Umstellung auf rohe Lebensmittel wahrscheinlich nicht mehr zur vorherigen, herkömmlichen Ernährung zurückkehren kannst, zumindest nicht ohne weiteres.

Wenn der neue Weg erst einmal eingeschlagen ist, wird der Körper derart sensibilisiert, daß er kaum noch „Gesetzesübertretungen" duldet. Du wirst – glücklicherweise – immer wieder daran erinnert, auf den richtigen Pfad zurückzukehren, weil Dein Körper im Falle der Mißachtung der Naturgesetze wahrnehmbare Reaktionen wie Allergien oder Schmerzen zeigen wird.

Eines steht dabei fest: Die Symptome der beginnenden Krankheiten arbeiten nicht mehr auf die heimtückische Art und Weise, in der das bei den „normalen" Menschen sehr lange geschieht – sie kommen vielmehr nach einer Nahrungsumstellung intensiv und offensichtlich zum Ausbruch. Das ist Deine Chance zur Gegenreaktion – die ersten deutlich wahrnehmbaren Symptome rufen Dich sofort zur Disziplin auf.

Bei einem Seminar von Guy Claude Burger hörte ich einmal eine dreißigjährige, krebskranke Frau sagen: „Das leuchtet mir ja alles ein, die Theorie klingt logisch, und dennoch möchte ich lieber sterben, als mich so zu ernähren." Dabei wies sie auf den mit rohen Lebensmitteln gedeckten Tisch. Sie meinte wohl, lieber sterben zu wollen, als auf all ihre geliebten Speisen zu verzichten. Es ist aber nicht schwer, sich an eine neue Ernährungsweise zu gewöhnen. Es wird nur dann etwas mühsamer, wenn die falschen und ungesunden Ernährungsgewohnheiten im Körper bereits Suchterscheinungen ausgelöst haben.

Der Fall dieser krebskranken Frau ist eine traurige Geschichte, die aber die allgemeine Einstellung der meisten Menschen aufzeigt. Die Freundin der genannten Patientin, die sie begleitete und nicht ahnte, was auf sie zukommen würde, war dagegen von der Rohkost sehr angetan und stellte ihre Ernährung prompt um. So verschieden sind die Empfindungen und die Bedürfnisse der Menschen – so unterschiedlich ist aber auch ihre Bereitschaft zur Entwicklung der Seele ausgeprägt. Daher darf man sich über die manchmal sehr stark voneinander abweichenden Einstellungen nicht wundern, man muß sie einfach akzeptieren.

Versuche, niemals den geistigen Aspekt der Ernährung aus den Augen zu verlieren. Die Welt besteht aus unzähligen verschiedenen Schwingungsarten, also auch der Mensch und alle ihn umgebende Materie. Die Lebensmittel kann man, kurz gesagt, in solche mit hoher und solche mit niedriger Schwingung einteilen. Natürlich hat die rohe, biologische, das volle Leben enthaltende Nahrung die höchsten Schwingungen, dagegen die sozusagen totgekochte gar keine. Wer roh ißt, bahnt sich den Weg zu immer höheren Schwingungsebenen und nähert sich so dem Sinn seines Lebens. Wer der Materie verhaftet bleibt, hat es wesentlich schwerer, auf dem geistigen Weg vorwärts zu kommen. Deswegen ist es leicht erklärbar, daß wir mit einer Nahrungsumstellung auch unseren Bekanntenkreis wechseln. Zu starke Schwingungsunterschiede erzeugen Disharmonien, die von beiden Seiten wahrgenommen werden.

Die Anpassung des Körpers

Der menschliche Organismus hat unter dem ständigen Einfluß denaturierter Nahrung seine Abwehrkräfte praktisch lahmgelegt und duldet leise leidend, was mit ihm geschieht, was ihm zugefügt wird – und das seit Jahren. Er ist nicht mehr in der Lage, zu reagieren. Diese Unfähigkeit zu Gegenreaktionen kommt seinem Untergang gleich.

„Aber mein Großvater ist trotz des Zigarrenrauchens, trotz des Verzehrs von Schweinefleisch und Rotwein erst im Alter von 95 Jahren gestorben." Wer kennt nicht solche gern zitierten Aussagen, die dem Menschen, der nichts von einer Umstellung seiner Ernährung wissen will, dazu dienen, sich zumindest seiner Umwelt gegenüber freizusprechen?

Dabei ist aber eines zu bedenken: Wer am Ende des zwanzigsten Jahrhunderts mit 95 Jahren stirbt, hatte die meiste Zeit seines Lebens nicht die Möglichkeit, all die Gifte in seinem Körper aufzunehmen, die jüngere Menschen seit den fünfziger und sechziger Jahren von Geburt an in ihrem Organismus ansammeln. Am Ende des vorigen und zu Beginn des jetzigen Jahrhunderts gab es weder die Möglichkeit, Genußmittel in solcher Fülle zu verzehren, noch die finanziellen Mittel, sich das zu beschaffen, was heute den jungen Körper gleich in den ersten wichtigen Aufbaujahren schädigt.

Heute kann sich bereits jedes Kind für wenig Geld das reinste Gift in Form von Süßigkeiten, Pommes Frites oder Hamburgern selbst besorgen – und dies zu jeder Tageszeit. Den Möglichkeiten der freiwilligen Vergiftung sind keine Grenzen gesetzt. Viele bewußt lebende Eltern fühlen sich diesem Problem gegenüber nahezu machtlos.

Was aus den Menschen wird, die sich in dieser Weise ernähren, wenn sie einmal ein hohes Alter erreichen sollten, wissen wir heute noch nicht zu sagen. Die Genußmittelindustrie besteht noch nicht lange genug, um Vergleiche zu ermöglichen.

Die heute zu registrierenden Krankheiten entwickelten sich – und werden es weiterhin – parallel zu dem sogenannten Fortschritt einer Lebensmittelindustrie, die unter dem Schutz entsprechender Gesetze steht. Dafür sind Menschen verantwortlich, die die wesentlichen Zusammenhänge nicht kennen oder aus Profitgier ignorieren. Sie verfahren nach dem Motto: Was ich nicht weiß, macht mich nicht heiß. Man glaubt beispielsweise, nach der Sterilisation der Lebensmittel eine Art von Unbedenklichkeitserklärung abgeben zu können, weil sie Krankheitserreger vernichtet. Auf diese Weise wird dem Menschen eine falsche Sicherheit vorgegaukelt. Daß die so behandelten Nahrungsmittel für den Organismus erst recht sehr gefährlich sind, wird nicht eingeräumt.

„Warum sieht meine Tante, die sich seit Jahren gesund ernährt und auch sonst ständig um ihr Wohlbefinden bemüht ist, nicht gesünder aus?“ Das ist eine andere Frage, die den umgekehrten Fall beschreibt.

Abgesehen davon, daß solche Fragen oftmals nur gestellt werden, um Menschen, die sich falsch ernähren, ein (scheinbares) Alibi zu verschaffen, ist folgendes zu bedenken: Die betreffende Frau gehört, so nehme ich an, zu denjenigen, denen eine besonders schwache Konstitution vererbt wurde. Das heißt: Das Beste wäre für sie gerade gut genug. Und: Es ist weniger wichtig zu wissen, ob ein Mensch, der seine Ernährung umgestellt hat, vollkommen gesund ist, als vielmehr zu erkennen, wie es ihm heute im Vergleich zur Vergangenheit geht. Nur darauf kommt es letztendlich an.

Es ist für den Durchschnittsbürger kaum zu verstehen, warum manche Menschen sich trotz ungezügelten Essens und Trinkens ihres Lebens erfreuen, während er selbst – trotz vermeintlich disziplinierten Verhaltens – nicht den erwarteten und gewünschten Erfolg erzielt. Diese Menschen möchten das größte Wohlbefinden erleben, sind aber im Grunde nicht bereit, die entsprechende Gegenleistung zu erbringen. Nicht selten denken sie: „Ich lebe wesentlich gesünder als mein Nachbar, aber ihm geht es scheinbar besser als mir. Warum soll ich dann weiterhin auf so viele leckere Speisen verzichten?“

Eine solche Denkweise ist grundfalsch. Wir müssen lernen, nicht sämtliche Schicksale unserer Mitmenschen mit unserem eigenen Lebensweg zu vergleichen. Es wird von jedem etwas anderes erwartet. Jeder muß mit seinem Leben, mit seiner speziellen Situation fertig werden, ohne neidisch über den Zaun zu den Nachbarn zu schauen.

Im Leben allgemein Erfolg zu haben, ist sicherlich ein guter Schutz gegen Krankheiten. Nur so ist es zu erklären, daß bestimmte Menschen (beispielsweise Beschäftigte der Mode- oder Filmbranche) trotz eines sehr ungesunden und oft chaotischen Lebenswandels über Jahre hinweg weiterhin glücklich und gut aussehen. Das gleiche Phänomen ist bei jungen Managern zu beobachten. Ihr beruflicher Erfolg und die Befriedigung ihres Egos durch die gehobene Machtposition, die sie einnehmen, sind ausschlaggebend für ihr strahlendes Äußeres.

Die grundsätzliche Frage lautet aber: Wie lange geht es solchen Leuten so gut, wie lange scheinen sie vor Glück und Gesundheit zu strotzen? Sie sind auch nur gewöhnliche Menschen und verfügen über einen gleichermaßen verletzlichen Organismus, wenn auch nicht über das gleiche Erbgut. Früher oder später müssen sie sich den durch ihren Lebenswandel hervorgerufenen Problemen stellen.

Der sich nicht so hervorhebende Bürger wird oftmals in einer früheren Phase mit persönlich unerfreulichen Lebensumständen konfrontiert, die ihm – glücklicherweise – auch den Beginn einer Krankheit entsprechend früher ankündigen. In meinen Augen sind eben solche Menschen wirklich glücklich zu schätzen, weil sie durch die sich abzeichnende Krankheit die Chance haben, frühzeitig zu reagieren und ihr Leben zu verändern, während die gehetzten und erfolgreichen Menschen aus allen Berufssparten bis zum körperlichen Zusammenbruch, Herzinfarkt oder einer anderen schwerwiegenden Krankheit unbewußt leben.

Ich habe drei solcher Fälle eines totalen Verfalls von strahlenden, angeblich gesunden Menschen erlebt. Nach den Normen der Leistungsgesellschaft waren diese Menschen „perfekt“, doch ihre Krankheitsentwicklung verlief bei ihnen ganz anders, als dies üblich ist – sie mußten zwar nicht jahrelang leiden, dafür starben sie jedoch relativ jung und unerwartet. Einmal begraben, werden diese medizinischen Fälle vergessen. Am Leben bleiben oft solche, die sich abmühen und nicht immer so gesund aussehen.

Die Sucht nach denaturierten Produkten

Sämtliche denaturierten Lebensmittel – dazu zählen leider auch manche unserer sehr süßen Früchte, die überzüchtet wurden und im Geschmack wesentlich attraktiver erscheinen, als es von der Natur jemals vorgesehen war – machen den Menschen süchtig. Er kann nicht mehr einschätzen und kontrollieren, wieviel er von ihnen genießen darf, ohne Schaden zu erleiden, weil sich keine natürliche „Bremse“ bemerkbar macht.

Die Begriffe „Unverträglichkeit“ oder „allergische Reaktion“ sind heute in Mode gekommen. Es handelt sich bei diesem Phänomen nicht um eine freiwillig eingegangene Zeiterscheinung, sondern um eine sich zwangsläufig ergebende Entwicklung. Die vermeintlich größten Experten stehen ihr hilflos gegenüber.

Schau Dir bewußt ein paar medizinische Sendungen im Fernsehen an. Menschen mit akademischen Titeln dürfen ihre Meinung zu einem Thema äußern, das sie nur einseitig, nämlich „wissenschaftlich“, beleuchten. Personen, die aufgrund ihrer Erfahrungen zu völlig anderen Ergebnissen gekommen sind, als sie von den herkömmlichen Theorien nahegelegt werden, kommen jedoch nicht zu Wort.

Solche Sendungen laufen in der Regel nach dem gleichen Schema ab. Oft wird am Thema vorbeigeredet, keiner sieht oder will einen Zusammenhang sehen zwischen der Ernährungsweise und den Reaktionen des Körpers. Das Resultat: Nach der Sendung ist der Zuschauer meist nicht schlauer als zuvor. Auf die Frage: „Welche Ursache hat diese Krankheit?“ wird meist nur vorsichtig, fast entschuldigend geantwortet: „Das wissen wir leider nicht.“

Wozu haben wir eine analysierende, forschende und überdies sehr kostspielige Wissenschaft? Um zu erfahren, welche Namen die Krankheiten tragen? Das genügt uns nicht – und nutzt uns vor allen Dingen nichts. Die hochmodernen Testapparate sind anscheinend nicht „intelligent“ genug, um den Zusammenhang zwischen der Art der Ernährung und beispielsweise einer Allergie zu erkennen.

Immerhin erwähnte vor kurzem ein Professor in einer Fernsehsendung, daß eine Beziehung zwischen dem Verzehr von Kuhmilch und der Neurodermitis besteht. Es wird noch eine Zeit dauern, bis es dann heißt: Neurodermitiker müssen auf sämtliche tierische Produkte und für eine bestimmte Zeit gegebenenfalls auch auf Nüsse und Nußprodukte, Sojaprodukte, Hülsenfrüchte und Getreide, also auf Lebensmittel mit relativ hoher Eiweißkonzentration, verzichten. Bis dahin aber werden die Patienten noch nicht mit der vollen Wahrheit konfrontiert, sie erhalten lediglich den kargen Hinweis, Milch doch bitte zu meiden. Besonders Kindern fällt es schwer, sich von der Milch und den Milchprodukten zu trennen. Die meisten Menschen folgen zunächst den Empfehlungen, die von ihnen die geringsten „Opfer“ verlangen. Wer derartigen Krankheiten aber wirklich und wirkungsvoll abhelfen will, muß sich über die Schädlichkeit der Milch und ihrer Erzeugnisse im klaren sein und in dieser Richtung zielstrebig und dauerhaft aufklären.

Die Moderatorin der angesprochenen Fernsehsendung staunte übrigens, als sie hörte, daß es bestimmte Lebensmittel gibt, die die Menschen nicht vertragen, deren allergieauslösende Stoffe aber durch Tests bisher noch nicht nachgewiesen werden konnten. Der auf Genuß ausgerichtete Mensch wird bei einer solch scheinbar unklaren Beweislage auf entsprechende Einwände lässig antworten: „Meine Allergie ist nicht ernährungsbedingt, das wurde ja in Tests bewiesen.“ Solche Menschen sind in der Regel erst dann zur Einsicht und Umkehr bereit, wenn die Überempfindlichkeit gegenüber bestimmten Stoffen schon verheerende Ausmaße angenommen hat.

Ein anderes Beispiel: Ein Kind, das zum ersten Mal raucht, reagiert mit Hustenanfällen, Kopfschmerzen, Übelkeit, Magenschmerzen, Erbrechen, Durchfall und ähnlichen Symptomen. Nach einiger Zeit des regelmäßigen Rauchens verschwinden all diese „Unpäßlichkeiten“ nach und nach. Eines Tages kann das Mädchen oder der Junge stolz sagen: „Jetzt habe ich es geschafft, nun vertrage ich das Rauchen.“

Diese Anpassung haben Millionen vor allem junger Menschen auf sich genommen, weil ihnen unter anderem die Werbung suggerierte, sie würden erst ernst genommen werden, wenn sie rauchten, außerdem würden sie dann, wie das Fotomodell, geradezu strotzen vor Schönheit und Gesundheit.

Wie das erstmalige Rauchen eine Reihe von unangenehmen Reaktionen hervorruft, tun dies alle Mittel, die den Bedürfnissen und Möglichkeiten unseres Organismus nicht entsprechen. Wenn ein Vitalist nach Jahren der Umstellung ein vollständiges deutsches Sonntagsmahl essen sollte, würde er ähnliche Symptome zeigen wie der erwähnte Raucher.

Kaum ein Mensch registriert den Übergang von der bloßen Anpassung zur vollständigen Abhängigkeit von einem Produkt. Erst wenn er eine bestimmte Angewohnheit einschränken oder gar völlig aufgeben will, staunt er über die Schwierigkeiten, die er damit hat. In diesem Stadium ist es zwar zu spät dazu, ohne Probleme auf das Laster verzichten zu können – aber es besteht noch immer die Möglichkeit, sich darum zu bemühen. Dies lohnt sich auf alle Fälle.

Jeder ist Vorbild

Auch an die rohen, natürlichen Lebensmittel muß sich der Mensch wieder gewöhnen und anpassen, wenn er zuvor nur denaturierte Nahrungsmittel zu sich nahm.

Immer wieder werde ich gefragt, ob alle Menschen die Anpassung an eine rohe Ernährung schaffen können. Diese Frage bezieht sich häufig nicht auf die eigene Person, sondern auf Verwandte, Bekannte oder Nachbarn des Fragenden, die seit Jahren krank sind und denen er gerne helfen würde.

Meine Antwort lautet: Ich glaube in der Tat, daß wir modernen Menschen alle eine Umstellung der Ernährung vollziehen sollten und die meisten dies auch könnten. Aber das Erkennen dieser Notwendigkeit ist das eine, die Entscheidung, es tatsächlich zu verwirklichen, das andere.

Fange zunächst bei Dir selbst an, bevor Du versuchst, andere Menschen davon überzeugen zu wollen. Lebe nicht in der Vorstellung, eine solche Ernährungsweise wäre nur für diejenigen gut und notwendig, die bereits unter schwerwiegenden Krankheiten leiden. Wenn sich diese Menschen vor zehn oder fünfzehn Jahren umgestellt hätten, wären sie wohl einigermaßen von ihren Krankheiten verschont geblieben – vielleicht sogar ganz. Wer kann Dir garantieren, daß Du selbst nicht schon die gleichen Krankheiten in Dir trägst, daß Du ihnen den Boden bereitest – sie aber erst in den nächsten Jahren zum Ausbruch kommen?

Wenn Du jemanden beraten willst, fungierst Du als Therapeutin oder Therapeut. Wer aber kann in etwas beraten, das er selbst nie am eigenen Körper ausprobiert und erfahren hat?

Wie willst Du auf die skeptischen Einwände der Betroffenen reagieren, eine solche Umkehr wäre zu anstrengend und in ihren Auswirkungen womöglich nicht kalkulierbar? Welchen Anlaß hat der kranke Mensch, dem Du helfen willst, Deine Ratschläge zu befolgen? Warum soll er glauben, daß seine Krankheit ihre Ursache in der Ernährung haben könnte? Wie willst Du ihm verständlich machen, daß Du Dich selbst nicht mit rohen Nahrungsmitteln versorgst – wenn diese Ernährungsweise doch so empfehlenswert und gesundheitsfördernd sein soll?

Die besten und ausführlichsten Berichte über die gesundheitlichen Auswirkungen von Rohkosttherapien werden ihn nicht aus der Ruhe bringen, wenn Du nicht selbst dahinter stehst und ihm durch Deine Taten ein positives Beispiel gibst. Er muß überdies innerlich zu diesem Schritt bereit sein, er muß diesen neuen Weg hin zu einem gesünderen und sinnvollen Leben bejahen. Wie Du beobachten wirst, trifft dies auf die allerwenigsten Menschen zu.

Wie weit paßt sich der Körper an die rohe Nahrung an?

Das nicht mehr einwandfrei funktionierende Stoffwechselsystem eines zivilisierten Menschen ist des öfteren nicht in der Lage, alle neuen Aufgaben bei einer abrupten Umstellung auf rohe Lebensmittel zu lösen. Ich wiederhole: des öfteren. Es betrifft also nicht alle Menschen.

Zum Vergleich: Ein Mensch, der seit seiner Kindheit in einer Großstadt gelebt hat, kann in reiner Bergluft Schwierigkeiten bekommen, weil er diese Qualität nicht gewohnt ist. Natürlich kann die Luft im Prinzip niemals rein genug sein. Aber die Atmungsorgane des modernen Menschen haben sich auf die verpestete Stadtluft eingestellt, deshalb verursacht die saubere Luft möglicherweise Müdigkeit oder auch Kopfschmerzen.

Sollte man daraus aber schließen, daß beispielsweise reine Gebirgsluft für den Menschen schädlich ist?

Im umgekehrten Fall wird ein Mensch genauso reagieren. Auch bei ihm treten – mangels Anpassung an die veränderten Lebensumstände – Kopfschmerzen und andere Beschwerden auf.

Nach der Nahrungsumstellung auftretende Beschwerden können auf die innerliche Ablehnung einer Anpassung zurückzuführen sein. Wer Bedenken bezüglich der neuen Ernährungsweise hat und ihr anfangs nicht genug Vertrauen entgegenbringt, sollte sich nur langsam auf rohe Nahrung umstellen – wie er im Gebirge nur nach und nach größere Höhen ersteigen würde.

Fälle von hartnäckigen Anpassungsbeschwerden habe ich meist bei Menschen beobachtet, die die Einfachheit der Methode nicht begriffen hatten. Sie machten noch viele Fehler, das heißt, sie aßen oft etwas für sie Falsches, weil sie sich noch zu sehr vom Verstand beeinflussen ließen.

Anpassung an Zivilisationskrankheiten

Viele Vertreter der herkömmlichen Medizin werden Dir sagen: „Ach was, das ist doch alles Unsinn, der menschliche Körper hat sich schon längst an die übliche Nahrung angepaßt." – Ausgerechnet sie sagen so etwas, obwohl sie den ganzen Tag mit dem Behandeln von Krankheiten beschäftigt sind, die auf Fehlernährung beruhen. Wenn unsere unzähligen Gesundheitsstörungen ihrer Meinung nach also keine Zeichen einer Nichtanpassung sind, sollen diese Mediziner erklären, wie eine solche aussehen würde.

Der Arzt weiß, daß sein Patient sich nichts anderes wünscht, als von ihm die offizielle Erlaubnis dafür zu erhalten, seinen gewohnten Lebensstil – und damit auch seine falsche Ernährung – beibehalten zu dürfen. Er, der Mediziner, hat dafür sogar in vielen Fällen Verständnis, weil es ihm selbst oft nicht anders geht. So sind die meisten Patienten trotz eines latent schlechten Gewissens letzten Endes immer wieder mit der Einnahme von Medikamenten einverstanden, obwohl das ihre Probleme in keiner Weise löst, sondern allenfalls verschärft.

Fasten dagegen hat schon sehr vielen Menschen geholfen oder sie sogar geheilt. Ist das nicht ein eindeutiger Beweis dafür, daß unser Körper die Chance der Selbstheilung hat und wahrnimmt, wenn wir aufhören, ihn mit toxischen Stoffen zu belasten? Medikamente gehören übrigens zu den giftigen Produkten ersten Ranges.

Aufgrund seines genetischen Codes hat der Mensch über Jahrtausende hinweg die Urkost als arteigene Nahrung angenommen – bis zu dem Zeitpunkt, an dem der Homo Sapiens seine Intelligenz mißbrauchte, und diese sich dann gegen ihn selbst richtete. Seitdem wurde der menschliche Körper in beträchtlichem Maße negativ beeinflußt, bis einzelne von uns endlich dahinterkamen, wo die eigentliche Wurzel des Übels liegt.

Auf die Frage, ob eine Anpassung des Körpers an unsere denaturierte Nahrung möglich ist, antworte ich mit einem eindeutigen „Nein". Diese Form der Ernährung ist mit den Bedürfnissen des menschlichen

Organismus nicht zu vereinbaren, sie widerspricht in eklatanter Weise allen Naturgesetzen.

Allen Menschen, die bei der Umstellung auf Rohkost Schwierigkeiten haben, denen es auch beim besten Willen nicht immer gelingen will, sich an ihre Vorsätze zu halten, die möglicherweise desorientiert oder etwas labil sind, rate ich folgendes: sehr langsam vorgehen, ein hohes Maß an Geduld aufbringen und nur für jeweils einen Tag zu planen – sich also nicht zuviel auf einmal vornehmen, um sich nicht zu überfordern. Irgendwann – und wenn es Jahre in Anspruch nimmt – werden auch sie, nach vielen kleinen Schritten und Erfolgen, an das Ziel gelangen, das andere Menschen in anscheinend kürzerer Zeit erreichen konnten, dann aber in den seltensten Fällen durchgehalten haben. Letztendlich ist immer das Ergebnis ausschlaggebend – unabhängig davon, wie lange es gedauert hat, diesen neuen Weg erfolgreich zu gehen.

Alles im Leben muß erlernt werden. Erinnerst Du Dich an die vielen Fähigkeiten, die Du Dir seit Deiner Kindheit angeeignet hast, an das Schreiben, das Lesen, das Musizieren oder ähnliches. War das immer leicht? Du weißt, daß wir uns für alles, was wir uns aneignen wollen, öffnen müssen, daß wir unser Bestes geben und auch vorübergehende Nachteile in Kauf nehmen müssen. Was am Ende wirklich zählt, ist allein der Erfolg unserer Bemühungen.

Mit einer Umstellung der Ernährung verhält es sich nicht anders. Auch sie muß erlernt werden und verlangt von uns Opfer und Geduld. Du wirst auf Deinem Weg immer wieder Fortschritte, aber auch Rückfälle erleben. Es heißt: Vervollkommnung auf allen Ebenen.

Schwierigkeiten bei der Umstellung

Jede Methode hat ihre Sonnen- und Schattenseiten. Die Vital-Ernährung ist hier keine Ausnahme. Von allen bekannten Arten der Nahrungsumstellung erfordert sie bei weitem die größte Willenskraft. Deshalb findet sie bislang auch noch relativ wenige Anhänger, obwohl es sehr viele Interessenten gibt und diese Ernährungsform so viele Heilerfolge verbuchen kann. Nicht umsonst ist sie zur Basis zahlreicher Heildiäten geworden.

Es gab eine Zeit, da der Mensch das Erlebnis eines erhöhten Gaumengenusses nicht benötigte, weil er das Paradies in sich trug. Doch je weiter er sich von seiner ursprünglichen Nahrung entfernte, desto stärker und eindringlicher forderte er eine Ernährung, die ihn auf eine andere Art befriedigte, das heißt Ersatz schuf für das, was er verlor. Der heutige moderne Mensch ist sich dieser Tatsachen nicht mehr bewußt und sieht selten einen Grund dafür, zum Ursprung zurückzukehren.

Lebendige Nahrung zu essen, ist kein schwieriges Unterfangen. Die Kunst besteht vielmehr darin, gleichzeitig die alten Eßgewohnheiten aufzugeben. Du kannst sie natürlich beibehalten, aber Gekochtes und Rohes gemeinsam zu verzehren, vertragen die meisten Menschen nicht.

Eher wirst Du Dich lange Zeit mit Nachteilen abfinden müssen, etwa einer Unverträglichkeit wie Blähungen usw. Schließlich wirst Du die rohe Nahrung für diese Unpäßlichkeiten verantwortlich machen, Du wirst Dich wieder von ihr abwenden und die Methode möglicherweise sogar öffentlich kritisieren, ohne Dir Deines Selbstbetruges bewußt zu sein; dabei liegt es eigentlich an den gekochten Nahrungsmitteln. Unbewußt bist Du von Deinem mangelnden Durchhaltevermögen enttäuscht, möchtest aber verständlicherweise einen Schuldigen vorweisen. Das ist aber nicht nötig – Du mußt nur akzeptieren, daß Rückfälle und Rückschritte etwas sehr Menschliches sind.

Zu Beginn der Umstellung haben viele Menschen starke Sehnsucht nach denaturierten Stoffen (Entzugserscheinungen). Sie empfinden ein ständiges Gefühl des Nichtsattwerdens oder des Hungers.

Vielen machen außerdem die Veränderungen der Lebensgewohnheiten oder vielleicht auch eine Einschränkung des Freundes- und Verwandtschaftskreises zu schaffen. Diese Probleme können, sie müssen aber nicht auftreten.

Alle seit Deiner Geburt in Dir aufgestauten und angesammelten Krankheiten können, vereinfacht ausgedrückt, durch eine Fasten- oder Rohkostkur zum Vorschein gebracht werden. Sie treten aus einem ruhenden Zustand an die Oberfläche. Nicht die rohe Nahrung ist es, die Dich krank macht. Es dauert lange, bis sich eine Krankheit in Schmerzen ausdrückt. Du wirst solche Schmerzen aber schon in den ersten Wochen Deiner Umstellung erleiden. Du durchläufst einen Heilungsprozeß, in gewisser Weise eine Krise. Dies kann unter Umständen schmerzhaft oder unbequem sein.

Wenn Dir in einem solchen Fall Zweifel an der Wirksamkeit der Vital-Ernährung kommen, stelle Dir folgende Frage: Wie könnte eine Ernährungsform, die über Jahrtausende hinweg die Menschheitsentwicklung ermöglicht und die Tausende von kranken Menschen gesund gemacht hat, schuld an Krankheiten sein?

Die Krankheiten und Symptome, die bei der Umstellung auftauchen mögen, waren längst in Dir. Sei froh und dankbar, daß Du jetzt über Deinen wahren gesundheitlichen Zustand etwas besser Bescheid weißt – und die entsprechenden Schritte zu Deiner Heilung unternehmen kannst. Jetzt bist Du erst richtig motiviert. Es kann sein, daß Du Dich bisher für gesund hieltest, es kann sein, daß Du die Vital-Ernährung nur spaßeshalber ausprobieren wolltest, um beispielsweise ein paar Kilo abzunehmen – und nun von den tatsächlichen Auswirkungen dieser Ernährungsform überrascht wirst.

Bringe in jedem Fall die nötige Geduld und Gelassenheit auf. Die Natur nimmt sich Zeit, im Gegensatz zu den pharmazeutischen Mitteln. Dafür arbeitet sie tiefgehend, gründlich und vor allen Dingen ohne Nebenwirkungen. Sie kuriert nicht an Symptomen, sondern beseitigt die wirklichen Ursachen Deiner Krankheiten.

Möglicherweise vorübergehende Effekte einer Umstellung der Nahrung auf Rohkost können sein:

- Pickel oder sonstige Hautausschläge, bei Hautkrankheiten zunächst eine Verschlimmerung des Zustandes durch eine vermehrte Giftausscheidung
- tränende Augen
- Grippe, sowie allgemeine Benommenheit
- Schwindel- oder Schwächeanfälle
- niedriger Blutdruck
- starke Gewichtsabnahme, selbst bei dünnen Menschen
- eitrige Ausbrüche, hauptsächlich am Zahnfleisch, an den Beinen (auf Knöchelhöhe an den Außenseiten), an den Nagelbetten oder im Lendenbereich (Lumbal-Dreieck)
- verstärkte Hypoglykämie (Sinken des Blutzuckergehaltes unter den Normalwert)
- Unpäßlichkeiten des Magens und des Darms.

All diese Beschwerden können auftreten – müssen aber nicht. Derartige Symptome können sich auch erst ein Jahr später einstellen, wenn der Körper bis zu diesem Zeitpunkt nicht in der Lage war, eine andere

Lösung zu finden, um mit seinen angesammelten Fremdstoffen fertig zu werden. Dies hängt davon ab, ob wir ihm die nötigen und geeigneten Heilsubstanzen mit der Nahrung anbieten und ob diese vom Körper richtig assimiliert werden.

Wenn Du Dich im Augenblick nicht kräftig genug fühlst, mit solchen möglicherweise auftauchenden Problemen fertig zu werden, verschiebe den Termin Deiner Umstellung. Warte den richtigen Zeitpunkt ab.

Im allgemeinen treten die aufgezählten Nachteile auch nur dann verstärkt auf, wenn Du Deine Ernährungsweise radikal von heute auf morgen veränderst.

Die Gewichtsabnahme

Die Gewichtsabnahme betrifft vor allem zwei Gruppen von Menschen, nämlich die schlanken Personen, die eher zu Untergewicht tendieren, und die Menschen, die seit Jahren an starkem Untergewicht leiden.

Wenn Du zu den stark untergewichtigen Personen zählst, rate ich Dir von der reinen Vital-Ernährung im wesentlichen ab. Theoretiker behaupten, man würde bald erneut an Gewicht zunehmen, wenn man nur ein wenig Bodybuilding (körperliches Training zur Ausbildung guter Körperformen) machte. Da diese Sorte von Sport mir selbst überhaupt nicht liegt, fühle ich mich nicht glaubwürdig, wenn ich diesen Rat weitergebe – besonders, wenn er sich an ältere Menschen richtet, die mit dem Begriff und der damit verbundenen Betätigung in der Regel nicht viel anfangen können. Bewegung oder Muskelarbeit allgemein ist aber auf alle Fälle für jeden wichtig und gut.

Ich selbst habe keinen einzigen Fall erlebt, in dem ein Mensch auf vollkommen natürliche Weise sein früheres Gewicht wieder erreicht hätte. Dies ist selbstverständlich kein endgültiger Beweis dafür, daß ein solcher Gewichtsausgleich ausgeschlossen wäre.

Guy Claude Burger meint dazu: Wenn sich der Mensch ganz und gar nach seinem Instinkt orientiert, nimmt er tatsächlich zu, allerdings kann dies Monate in Anspruch nehmen. Vielleicht stellt bei einer derartigen Konstellation eine Kur auf instinktiver Basis tatsächlich den einzigen Weg dar, sich von der herkömmlichen und ungesunden Ernährungsweise zu entfernen.

Deine Umstellung könnte sich dann etwa so gestalten: Du beginnst zunächst fünf Prozent Deiner denaturierten Nahrung durch frische, lebendige Lebensmittel zu ersetzen. Beobachte dabei Dein Gewicht genau. Wenn es wieder stagniert, kannst Du den Anteil der Rohkost auf zehn Prozent erhöhen. Zwischendurch solltest Du immer wieder eine Pause einlegen und für einige Zeit nichts verändern. Danach kannst Du wieder einen Schritt weitergehen.

Für manche Menschen mag es traurig sein, daß sie sich nicht so schnell wie sie wollen oder im Moment gar nicht auf die vollkommene Rohkost umstellen können. Aber Kompromisse sind bei gravierenden Gewichtsproblemen nun einmal nicht zu vermeiden.

Schlanke Menschen sind oft in gleichem Maße mit Giftstoffen belastet wie fettsüchtige. Bisher hatten sie den Vorteil, ohne Angst vor dem Dickwerden essen und schlemmen zu können. Jetzt aber werden die Rollen vertauscht, denn die fettsüchtigen Menschen haben es bei der Umstellung der Ernährung besser und leichter. Das ist kein Trost, sondern eine Tatsache.

Wenn mir schlanke Menschen sagen: „Vital-Ernährung? Um Himmels willen, ich möchte ja nicht abnehmen", merke ich, daß sie das Entscheidende nicht verstanden haben. Das Hauptziel sowohl des Fastens als auch der Vital-Ernährung besteht nicht darin, abzunehmen, sondern darin, den Organismus zu reinigen – auch wenn der Gewichtsverlust eine unumgängliche Begleiterscheinung darstellt.

Niemand hat Übergewicht, weil er „dick und kräftig" sein will. Entsprechendes gilt für Untergewichtige. Bei Unter- wie bei Übergewicht handelt es sich um eine grundsätzliche Störung des Stoffwechsels, die nicht selten von psychischen Faktoren ausgelöst wird – in ihnen aber nicht ihre Ursache hat.

Diejenigen, die die Veranlagung zum Dick- oder Dünnsein haben, wissen selbst am besten, daß eine derartige Disposition im allgemeinen kaum zu beeinflussen ist. Hier möchte ich besonders die untergewichtigen Personen in Schutz nehmen, die pauschal und oft ungerechterweise als magersüchtig bezeichnet werden.

Die Magersucht ist eine charakteristische Krankheit junger Mädchen im Pubertätsalter, die sich weigern, die von der Gesellschaft definierte weibliche Rolle mit allen ihren Nachteilen anzunehmen. Indem sie verhindern, daß sich die weiblichen Rundungen ausbilden, möchten sie den Verpflichtungen entgehen, denen Frauen immer noch unterworfen sind. Ist dieses Verhalten so verwunderlich?

Ein anderes Problem stellt sich den sogenannten „schlechten Futterverwertern". Sie können Nahrung in großen Mengen zu sich nehmen, ohne von den Stoffen zu profitieren, die sie ihrem Körper auf diese Weise zuführen. Dies beruht zum größten Teil auf einer mangelnden Funktion des Stoffwechselsystems.

Diese untergewichtigen Menschen sind nicht dünn, weil sie es wünschen, sondern weil das ihre spezifische Schwierigkeit darstellt. Sie leiden auch nicht – wie das gern hinter ihrem Rücken behauptet wird – unter besonderen seelischen Beschwerden. Ihre Sorgen und Nöte sind nicht größer oder kleiner als die jedes Durchschnittsbürgers.

Um dem Untergewicht wirksam zu begegnen, schafft in diesen Fällen nicht das übermäßige und vielleicht betont fetthaltige Essen Abhilfe, sondern manchmal sogar das genaue Gegenteil. Betroffene sollten mäßig essen und den Fettanteil an der Nahrung wesentlich reduzieren, weil ihre Leber seit Jahren überbeansprucht wird und einer Erholungsphase bedarf. Fasten ist nur unter medizinischer Kontrolle ratsam.

Schlanke und untergewichtige Menschen verlieren proportional mehr an Gewicht als Fettsüchtige. Wenn Du also bisher ein normales Gewicht hattest, kann es sein, daß Du für eine Weile untergewichtig wirst.

Deine ästhetische Erscheinung kann also vorübergehend ein wenig in Mitleidenschaft gezogen werden. Sei stark und selbstbewußt genug, entsprechende Bemerkungen Deiner Mitmenschen mit Ruhe und Gelassenheit zu ertragen. Nicht selten verbirgt sich hinter solchen spöttischen Anspielungen nichts anderes als Neid. Im Grunde haben fast alle fettsüchtigen Menschen nur den einen Wunsch: schlank zu werden, auch wenn sie nach außen stolz über ihre Fettpolster sind.

Du mußt Dir klarwerden, was Dir wichtiger ist: weiter einen durch die unzähligen Giftstoffe geschädigten Organismus zu haben – mit dem Risiko, eines Tages schwer zu erkranken –, oder gewisse Nachteile infolge Deiner Nahrungsumstellung für begrenzte Zeit in Kauf zu nehmen.

Du wirst in dieser Phase mit Aussagen konfrontiert werden wie etwa: „Ihre Kost kann wohl nicht die richtige sein, wenn Sie dabei so viel abnehmen.“ Es mag sein, daß Du momentan den Eindruck vermittelst, Dich falsch zu ernähren – dennoch steht eindeutig fest, daß die sogenannte normale Kost die eigentlich unpassende und gefährliche ist. Warum sonst leiden wohl so viele der über Fünfzigjährigen, die sich auf herkömmliche Weise ernähren, an Übergewicht und an den dadurch bedingten Gesundheitsstörungen?

Möglicherweise hast Du im ersten Abschnitt der Umstellung eine Zeitlang leichtes Untergewicht, aber Du wirst Dich wesentlich wohler fühlen als früher – und Du wirst viel mehr und länger arbeiten können, ohne zu ermüden oder die Konzentration zu verlieren. Falls Du durch die Nahrungsumstellung zu viel an Gewicht verloren hast, weil Du die Zusammenhänge nicht kanntest und es auch trotz Disziplin und Geduld nicht wiedererlangst, möchte ich Dir eine Empfehlung geben, die einige wahrscheinlich erst schwer verstehen werden. In Notfällen muß man eben auch Kompromisse akzeptieren.

Versuche, täglich ein wenig denaturiertes Getreide (kein Brot) zu Dir zu nehmen. Diesen Vorschlag bekam ich von Betroffenen, die sich in den meisten Fällen mit gekochtem Reis geholfen haben. Der Reis sollte nur ein bis zwei Minuten kochen und dann in fest verschlossenem Topf noch zwanzig Minuten ziehen. Sehr gut geeignet ist der spezielle Stuplich-Gartopf[34)]. Achte darauf, daß das Getreide bei möglichst geringer Temperatur gart. Besorge Dir am besten ein Thermometer und prüfe die Temperatur. Wenn sich Dein Gewicht wieder stabilisiert hat, verzichte dieses Mal nicht plötzlich und radikal auf das Getreide – vielmehr solltest Du es langsam und stufenweise absetzen.

Dieser Abschnitt hört sich vielleicht für viele sehr widersprüchlich an – auf der einen Seite warne ich vor zu starkem Gewichtsverlust, auf der anderen zähle ich die vielen Vorteile auf, die selbst dann vorhanden sind, wenn man relativ viel abnimmt. Hier muß ich darauf hinweisen, daß es ein großer Unterschied ist, ob man sehr schlank wird, oder ob man an die Grenze des gefährlichen Untergewichtes kommt. Letzteres zwang mich dazu, einen alternativen Weg anzubieten.

Leber- und Darmfunktionsstörungen

Es können noch weitere Probleme auf den neuen Rohköstler zukommen, die sich erst nach einiger Zeit einstellen und deshalb vom Anfänger oft nicht ernstgenommen werden. Wer eine gut funktionierende Leber und einen ebensolchen Darm hat, kann sich sorglos sofort umstellen. Die meisten Menschen sind aber mittlerweile so degeneriert, daß sie eine plötzliche Umstellung auf die Urnahrung auf Dauer nicht mehr vertragen. Ich selbst mußte diese Erfahrung machen, da ich zu den Menschen gehöre, die sich nur für schwarz oder weiß entscheiden können, statt den „goldenen Mittelweg“ zu wählen, was sicher manchmal weiser wäre.

Durch die Zivilisationskost ist bei vielen die ursprüngliche, natürliche Darmflora reduziert oder teilweise zerstört. Der Körper hat deshalb nicht die Möglichkeit, die für ihn mittlerweile ungewohnte Nahrung zu verarbeiten. Irgendwann setzt ein Gärungsprozeß ein, es kommt zu Blähungen, Durchfall und ähnlichem. Zwar schaffen es einige der Betroffenen, sich selbständig von ihren Symptomen zu befreien, ob es gelingt oder nicht, hängt aber ab von der Schwere des dysbiotischen Zustandes (unnatürliche Bakterienflora, teilweise fehlen beispielsweise die Bifidobakterien) und weiterhin von eventuellen Unverträglichkeitsreaktionen des Darmes. Im letzteren Fall muß sich der Betroffene prüfen lassen, welche Lebensmittel er nicht verträgt. Dann stellt er sich einen individuellen Rohkostplan zusammen, den er einhält, bis die Umstellungsphase beendet ist und er wieder seine gesamte Urnahrung verträgt.

Bei größerer Schädigung muß die Darmflora in der Regel mit anderweitigen Mitteln aufgebaut werden, da sie sich in den meisten Fällen nicht selbst durch die Heilstoffe der Rohkostnahrung regeneriert, was ich aber früher annahm. Wer seine Darmflora aufbauen lassen will, muß sich gründlich informieren. Eine standardisierte Symbioselenkung ist in den meisten Fällen sinnlos. Sowohl die Zusammensetzung als auch die Menge der gegebenen Bakterien oder ihrer Stoffwechselprodukte müssen individuell gewählt werden. Es sind also eine individuelle Beratung und eine ebensolche Symbioselenkung nötig. Die Dauer der Regeneration hängt vom Zerstörungsgrad der Flora ab und von der Disziplin, die der Betroffene für die Ernährung und die Therapie aufbringt.

Über die Möglichkeiten der Darmregeneration und auch darüber, wie die vielen Gifte ausgeleitet werden können, die der Mensch ein Leben lang akkumuliert hat, kann das „Forum Allergie“[11)] Auskunft geben. Wir sind das Opfer vieler Gifte, die der Mensch leider selbst produziert hat. Neben den Giften aus Ernährung und Getränken belasten wir uns noch mit Medikamenten jeder Art und sei es „nur“ ein „harmloses“ Schlafmittel, außerdem mit Impfstoffen, Amalgam, Formaldehyd, Asbest, Kunstdüngern, Abgasen, Farbstoffen, Lacken, Sprays, Kosmetika und anderen Drogeriemitteln. Winzige Bestandteile davon können seit unserer Kindheit in uns ruhen. Diese Akkumulation führt oft zu dem, was wir dann „Allergie“ nennen. Erst das Ausleiten dieser Stoffe aus dem Körper schafft eine gute Basis für die allgemeine Rehabilitation.

Von den Organen übernimmt die Leber die meiste Ausscheidungsarbeit, da sie 75 Prozent der schädlichen Substanzen entgiftet. Durch die Rohernährung wird der Körper entgiftet und die Depots aufgelöst, um den gewohnten Zustand beizubehalten. Wenn keine Ausleitung vorgenommen wurde, werden durch die Umstellung auf Rohkost die seit Jahrzehnten in den Gelenken und Geweben angesammelten Giftstoffe mobilisiert, gelangen in die Blutbahn, überfluten das Gehirn und können dadurch eine vorübergehende Schwäche, Kopfschmerzen und Reizbarkeit hervorrufen. Die Hauptlast jedoch muß die Leber tragen. Je nach Funktionstüchtigkeit verkraftet sie diese immensen Mengen an Giftstoffen länger oder kürzer. Sie arbeitet zuerst auf Hochtouren, bis sie bei einigen Menschen nach einer bestimmten Zeit fast blockiert. Sie arbeitet dann nur noch auf Sparflamme. Da die Leber kein schmerzempfindliches Organ ist, nimmt der Betroffene die Auswirkungen ihrer gebremsten Tätigkeit nicht wahr. Die Anzeichen tauchen erst nach einigen Monaten oder Jahren auf (siehe Leberfunktionstest im Anhang). Unglücklicherweise sind weder die Leberwerte noch die Blutwerte noch das Befinden des Menschen aussagekräftig für den reellen Leberzustand. Es kann durchaus sein, daß sich ein bis zwei Jahre nach der Umstellung der Leberzustand verschlechtert hat, obwohl sich der Mensch allgemein wesentlich besser fühlt.

Diese Erkenntnisse haben mich unter anderem dazu gebracht, die Veröffentlichung dieses Buches zu verschieben. Ich wollte den Leser nicht einfach ohne Hilfestellung „im Regen stehen lassen" und habe es vorgezogen, noch einige Abschnitte hinzuzufügen, die die Probleme ansprechen und auf die Vorzüge einer langsamen Umstellung hinweisen. Es gibt in Deutschland leider viel zu wenig Stellen, die den Umstellenden bei Schwierigkeiten beraten können. Die Ernährungsmedizinische Klinik in Villingen[35] ist nicht ohne Grund auf Monate ausgebucht. Auf der Basis von reiner Rohkost werden dort Stoffwechselkrankheiten und speziell Allergien ohne Cortison behandelt. Es ist zu hoffen, daß sich bald noch mehr Kliniken umstellen, da die Erfolgsquote dieser Klinik bei 85 Prozent liegt. Dies ist die höchste in ganz Deutschland.

Weitere Schwierigkeiten bei der Umstellung

Zu Beginn der veränderten Ernährungsweise kann es vorkommen, daß Du nachts ein- bis zweimal aufstehen mußt, um zu urinieren, oder daß Du allgemein unter Schlafstörungen leidest. Ich selbst konnte am Anfang meiner Umstellung eine ganze Woche lang nicht einschlafen und war mehr oder weniger Tag und Nacht auf den Beinen, ohne müde zu sein.

Andere leiden anfangs an Müdigkeit (was nicht mit Schläfrigkeit verwechselt werden darf; siehe vorn), an Schwindelgefühlen oder leichten Ohnmachtsanfällen. Dieser Zustand dauert aber – wie beim Fasten – nur ein paar Tage an.

Weiterhin kann es vorübergehend zu Haarausfall, trockener Haut und Verstopfung kommen, da der Körper sich erst an das neue Material gewöhnen muß. Im letzteren Fall ist es ratsam, Trockenfrüchte und Nüsse zu reduzieren.

Die Umstellung auf rohe Nahrung bringt auch eine Veränderung im Sexualverhalten mit sich, besonders bei Männern. Der Verzicht auf Reizstoffe vermindert die sexuelle Lust, die bis dahin in unangebrachten Situationen eine Last war. Viele halten dies anfangs für einen Potenzverlust, tatsächlich gleichen sich aber die Bedürfnisse beider Geschlechter an. Die Betroffenen fühlen sich entspannter und freier.

Tagebuchnotizen zu einer Verbesserung des Gesundheitszustandes

„Liebe Jamila Peiter,
nachdem ich – sehr beeindruckt – von Ihrem Seminar in Bringhausen am Edersee zurückgekehrt war, beschloß ich, nunmehr streng nach Ihren Richtlinien 'Rohkost – ohne Wenn und Aber' zu leben.
Meine Erfahrungen und Eindrücke möchte ich Ihnen gerne in den folgenden Tagebuchnotizen übermitteln.

7. September 1988
'Beginn der strengen Vegan-Vitalkost nach Jamila Peiter' steht in meinem Tagebuch. Großes Ausrufezeichen! Und darunter, ganz groß und schwarz unterstrichen: 'Bitte, vergiß nie, wenn Du wieder anderen Sinnes werden solltest und meinst, nicht auf die gewohnten Gaumengelüste verzichten zu können, wie schlimm es Dir bis zum heutigen Tage ergangen ist.'

So schlimm, daß ich absolut nicht mehr leben und kämpfen wollte. So müde der ewigen Plage mit dem ständig entzündeten Darm, dem revoltierenden Magen und allein gelassen mit der brennenden Frage: Was kann, was darf, was soll ich denn noch eigentlich essen, um ein einigermaßen gesunder, froher Mensch zu werden?

Ist so etwas überhaupt noch möglich nach den lebenslangen Beschwerden und Krankheiten? Was habe ich noch anderes zu erwarten als Siechtum?

Fast 73 Jahre bin ich nun alt, und die letzten zwanzig Jahre nimmt mein Bemühen um Gesundheit mehr und mehr die Form des nackten Überlebenskampfes an. Mein Gewicht ist durch die wiederholten Fastenkuren und durch die ständigen Durchfälle auf fast 100 Pfund gesunken, bei einer Körpergröße von 170 cm. Ich habe mir geschworen: Wenn Du dieses Minigewicht von 100 Pfund erreicht hast, dann gibst Du den Kampf auf!

Das soll heißen, daß ich entweder anfange, alles wahllos zu essen, worauf ich Lust habe, ungeachtet der Folgen, die ich leider nur allzu gut kenne – oder daß ich mich schön still in meine vier Wände zurückziehe und einfach alles geschehen lasse, bis mein Lebensfünkchen erloschen ist. Genauso wie es die Tiere machen, wenn man sie gewähren läßt.

Aber – da ist noch etwas in mir, das sich einfach nicht mit diesem Weg abfinden will. Ich spüre noch so viel ungebrochene Lebenskraft in mir. Gibt es nicht noch einen dritten, einen besseren Weg, den Weg der Vernunft, frage ich mich.

'Vitalkost, Vegankost, Rohkost total', es ist alles so wunderbar einleuchtend, was uns da in Bringhausen nahegebracht wurde. Noch dazu für mich, da mir die ganze Richtung ja seit langem bekannt ist, vor allem durch Walter Sommer aus Ahrensburg, den großen Ernährungsforscher. In seinem Buch 'Das Urgesetz der natürlichen Ernährung'[10] habe ich wieder und wieder gelesen. Es ist auf diesem Gebiet so etwas wie die Bibel für den Christen.

Seit Jahren versuche ich danach zu leben – versuche, wohlgemerkt. Aber konsequent genug habe ich die totale Rohkost doch nie durchgeführt, die Verhältnisse waren immer stärker, und es kamen stets Hindernisse dazwischen. Oder habe ich mir dies nur eingeredet, obwohl ich gemerkt habe, daß ich da offensichtlich auf dem richtigen Weg wäre?

Nun aber: Keine Ausrede mehr! Es ist Sommer und mein Biogarten hat alles in Hülle und Fülle anzubieten, was ich brauche, jetzt soll es richtig losgehen! Der Zeitpunkt kann nicht günstiger sein!

12. September 1988

Fünf Tage habe ich es nun schon ausgehalten mit den leckeren Erdbeeren, den Äpfeln und Birnen, den frischen Möhren und Radieschen und all den knackigen Sachen, die so gut munden. Mein Geschmacksempfinden ändert sich langsam, und ich freue mich auf meinen geraspelten Kohl schon fast genauso, wie ich es früher bei meinen Lieblingsgerichten – beispielsweise Kartoffelpuffer mit Apfelmus – getan habe.

Und – oh Wunder – erste Erfolge stellen sich ein!

Meine Zunge ist schön rosig geworden! Seit ich denken kann, war da immer der häßliche, graue, übelriechende Belag – er ist buchstäblich über Nacht verschwunden! Vor lauter Freude, und um mich wieder und wieder zu vergewissern, strecke ich – wo immer ich eines Spiegels ansichtig werde – meine Zunge heraus und lache mir zu.

Morgens, auf dem 'stillen Örtchen', geht es zum Unterschied von früher plötzlich wirklich 'still' zu. Nicht mehr mit Kanonendonner und Schlachtengetümmel, und der Anblick meines 'Endergebnisses' ist durchaus erfreulich. Genauso wie es sein soll!

14. September 1988

Ich fange an, wieder Zukunftspläne zu schmieden, und gehe pfeifend und singend durch den Tag. Meine Nachbarin fragte mich, ob ich das große Los gewonnen hätte, und ich antwortete: Ja!

15. September 1988

Gestern hatte ich Besuch. Meine geliebte Enkelin war da, und wir hatten einen sehr schönen Tag miteinander. Aber heute habe ich

Bauchschmerzen, Durchfall und andere wohlbekannte Zustände, die nicht sehr erfreulich sind.

Kein Wunder nach den 'Orgien' des Vortages: Hier ein Schnippelchen Käse – ach, das bißchen wird wohl nicht gleich was ausmachen –, dort ein Fitzelchen Kuchen – nur mal eine kleine Kostprobe –, hier ein Schnäppchen, dort ein Häppchen – wer wird sich deswegen gleich so haben? Es war ja wieder einmal alles so schön appetitlich und verführerisch angerichtet, wer kann da widerstehen? Bin ich denn eine Heilige? Wenn ich schon nur knapp 100 Pfund auf die Waage bringe, die wollen doch schließlich auch einmal 'richtig' und vor allem 'lecker' gefüttert sein.

16. September 1988

Nach diesem 'Ausrutscher' heißt es nun also, wieder schön von vorn anzufangen.

Aber ich merke bald: Jetzt ist es sehr viel schwerer geworden! Ich habe 'Blut geleckt', bin sehr niedergeschlagen und hadere mit mir selbst.

Zum ersten Mal in meinem Leben weiß ich wirklich, was es bedeutet, süchtig zu sein. Und diesen Qualen sollte ich nun in Zukunft immer ausgesetzt sein?

Ich weiß, daß es die verschiedensten Arten der Sucht gibt: Alkohol, Nikotin, Rauschgift, auch von Liebessüchtigen hat man schon gehört, Schlafsucht, Fett- und Magersucht, auch Streß kann zur Sucht führen – und was nicht sonst noch alles! Ich habe oft versucht, mich in die Lage solcher – wie ich glaubte – labiler Menschen hineinzuversetzen. Heute weiß ich, wie wenig Ahnung ich von solchen Dingen hatte. Jetzt, wo ich auch von einer Sucht – ja, wie ich meine, von der schlimmsten aller Süchte, der 'Sucht nach gekochten Kartoffeln' – befallen bin, werde ich nie wieder ein Urteil über jemanden fällen, der seiner Gelüste nicht Herr werden kann.

Da liegt sie in meiner Phantasie vor mir auf dem Teller: schön goldgelb, rissig die Schale, würzig-duftiger Geruch in die Nase steigend, zart butterschmelzend die Geschmacksknospen der Zunge verheißungsvoll umschmeichelnd, mit Salz abgerundet und so perfekt von der Natur erdacht, wie sie kein Gourmet der Welt hätte besser erfinden können: meine Kartoffel!

Zum Greifen nahe liegt sie – und doch steht der Engel mit dem Flammenschwert davor und gebietet: Halt! Stößt mich zurück in die gnadenlose, die kartoffellose, die erbarmungsloseste Not! Ich versuche Ausflüchte und Entschuldigungen dafür zu finden, wie ich möglichst bald ohne schlechtes Gewissen an meine 'Traumkartoffel' gelange.

Sicher hatte Dr. X recht, wenn er mir empfahl, mich ja nicht auf irgendwelche Ernährungsformen einzulassen, hießen sie nun Waerland-, Walter Sommer-, Dr. Bruker-, Prof. Kollath-, Vegan-, Vital- oder Vollwertkost. Nein, meine ganz spezielle Magda-Helene-Schröder-Kost gelte es zu entwickeln. Na also! Die scheint doch nicht das geringste gegen Kartoffeln zu haben!

17. September 1988

Heute merke ich einmal mehr – wie so oft in der Vergangenheit –, wie schwer es für den heutigen Menschen ist, der sich vielleicht 70 oder 60 oder auch nur 20 Jahre lang in der üblichen Art ernährt hat, seine altgewohnten und ihm lieb gewordenen Eßgewohnheiten über den Haufen zu werfen. Es erscheint schier unmöglich. Zumindest, wenn nicht ganz massive Anzeichen in Form von allerhand Beschwerden bis hin zu den schlimmsten Krankheiten andeuten, daß da ja wohl ein arger Fehler in der Ernährungsweise stecken muß. Und selbst dann wehrt man sich mit Händen und Füßen und macht eher das 'Schicksal' dafür verantwortlich, greift gierig nach Argumenten und trügerischen Hilfen, die es erlauben, so weiterzumachen wie bisher.

So war es, als ich vor vielen Jahren Vegetarierin wurde, später, als ich aufhörte, Milch, Milchprodukte und Eier zu verzehren – und nun wieder dasselbe Dilemma beim Übergang auf Rohkost. Dabei sollte ich doch allmählich wissen, daß alles nur eine Sache der Gewohnheit ist, die sich bald einspielt.

19. September 1988

Es geht mir schlecht, die Stimmung ist auf den Nullpunkt gesunken, ich liege im Bett und überlege, wie es weitergehen soll.

20. September 1988

Nun haben sie also doch wieder gesiegt, sie, die 'Schulmediziner'. Nachdem die mühsam errungenen paar Gramm Lebendgewicht, die ich tatsächlich in den Wochen der strengen Obst-, Gemüse- und Nüsse-Rohkost angefuttert hatte, dem morgendlichen beschleunigten Stuhlgang zum Opfer gefallen sind, und ich anstelle des angedeuteten Bäuchleins nur noch ein schmerzendes, grummelndes, beleidigtes Etwas spüre, ist der Gang zu Dr. X schon vorprogrammiert.

Er bedient mich auch prompt, außer mit einem tröstlichen Schulterklopfen, das ich dankbar anzunehmen geneigt bin, mit den neuesten Untersuchungsergebnissen. Und – wie könnte es anders sein, so hat man es ihn gelehrt – mit den dazu passenden Antibiotika.

Wahrscheinlich werde ich sie sogar nehmen! Um wieder einmal, zum x-ten Mal auszuprobieren, ob es nicht doch etwas gibt, was dieses

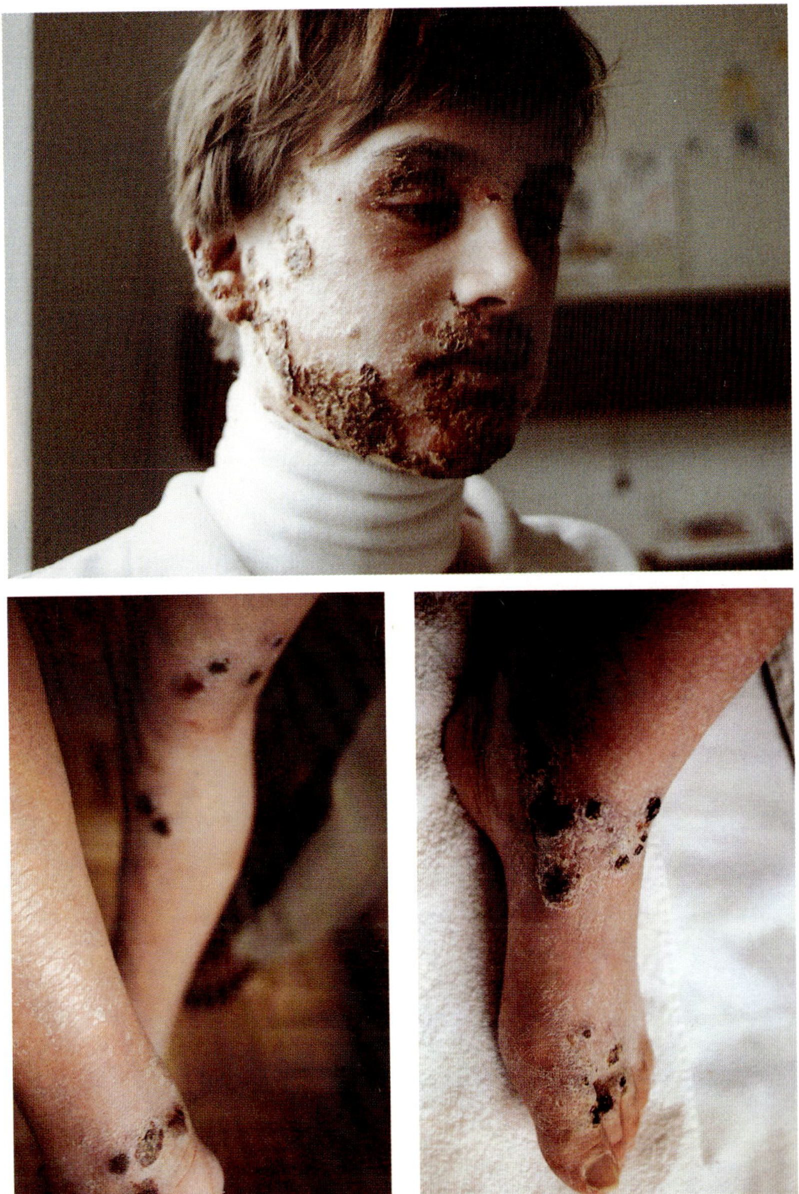

Neurodermitis: Höhepunkt der Giftausscheidung, speziell des Cortisons, nach Beginn der Therapie mit tierisch-eiweißfreier Kost unter Unterstützung von homöopathischen Medikamenten.

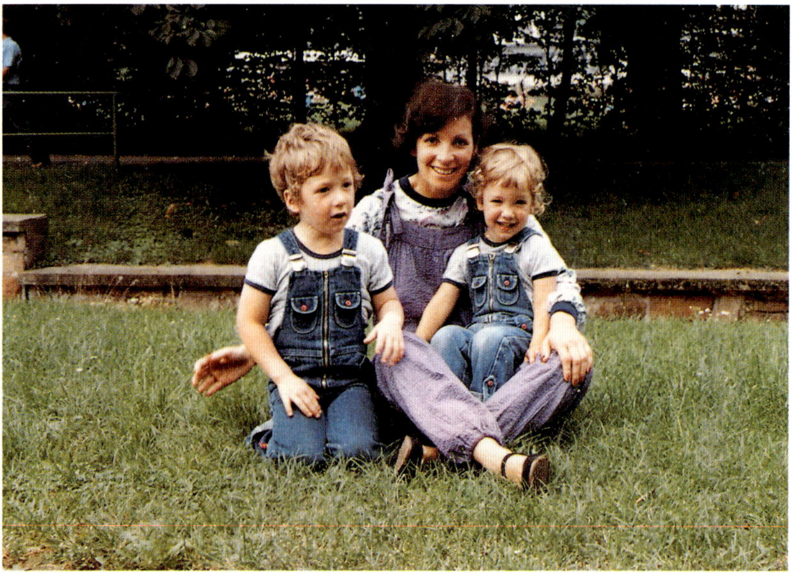

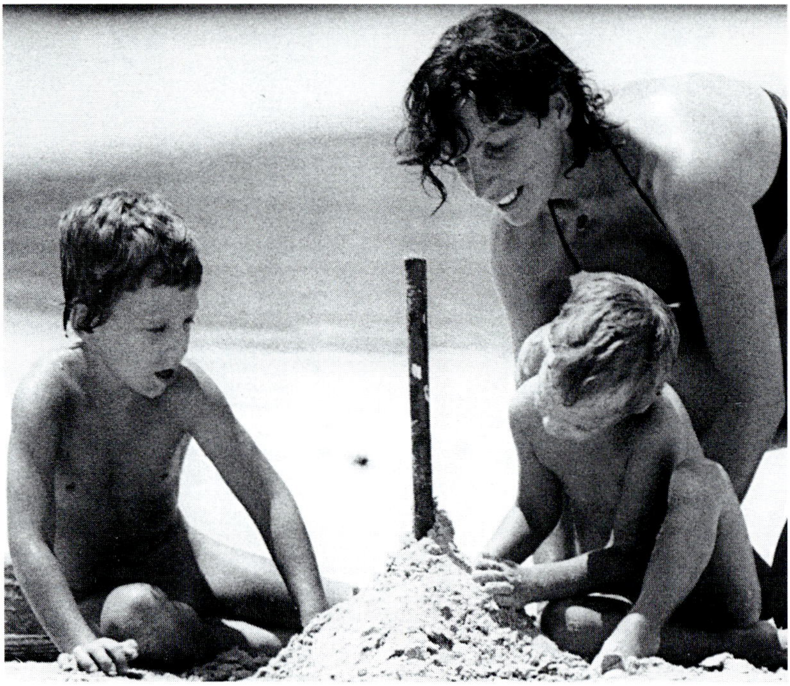

Die Autorin mit ihren beiden Söhnen. *Photos S. V–VIII: Jamila Peiter*

beständige Rumoren und Zwacken in meinen Eingeweiden zum Stoppen bringt. Und selbstverständlich in der Hoffnung, daß mir das erlaubt, in aller Ruhe meine alten Eßgewohnheiten wieder aufzunehmen. Obwohl ich ganz genau weiß, daß ich eines Tages – früher oder später – die Quittung für dieses Verhalten bekommen werde.

Wie soll ich dann Frau Peiter beim nächsten Seminar in München, für das ich mich angemeldet habe, erklären, warum ich so wankelmütig geworden bin?

Nun ganz einfach: Ich werde die Wahrheit sagen, so wie es sich zugetragen hat und wie ich es oben schon versucht habe, darzulegen: wie vielen Anfechtungen und Versuchungen man ausgesetzt ist, wie oft man sich überwinden und seine Gelüste in Zaum halten muß. Das ist die schlichte, einfache Wahrheit.

Dieses wunderbare Vorrecht meines Alters möchte ich jetzt auskosten. Weil ich im Leben immer meinte, auf dieses und jenes Rücksicht nehmen zu müssen, habe ich beschönigt, verdreht, verharmlost, vertuscht. Mich gefragt: Was werden die Nachbarn, die Eltern, all die Verwandten sagen? Jeder tut es so. Wir merken es kaum mehr, sind uns nicht mehr bewußt, wie sehr wir uns und anderen etwas einreden, was gar nicht den Tatsachen entspricht.

Manche werden verstehen, was ich tue und warum – und mich deswegen vielleicht sogar schätzen. Viele werden schockiert sein, mich insgeheim auslachen oder sogar für verrückt halten! Was macht es?

Wenn ich morgen vor dem Herrn der Schöpfung stehen sollte – was mich nicht im geringsten schreckt –, möchte ich sagen können: Wenigstens jetzt, wo ich an der letzten Etappe meines irdischen Daseins angelangt bin, habe ich versucht, ehrlich zu sein und das zu sagen, was ich als Wahrheit empfinde!

14. Oktober 1988

Wie sieht es heute, drei Wochen nach der letzten Tagebucheintragung aus?

Noch nicht einmal diesen intimen Zeilen mochte ich meinen verzweifelten Kampf mit einem – schlechteren – Ich anvertrauen.

Die schön rosarot gefärbten Pillen liegen unangetastet, mein Kartoffelbestand fast ebenso, bis auf einige wenige, die ich roh als Saft zur Magenberuhigung und Heilung eingenommen habe. Deren herb-erdiger Geschmack ist so wenig zungenschmeichelnd, daß er wohl schwer irgendwelche Süchte erzeugen dürfte.

Meine Küche bleibt kalt und wird es auch in Zukunft – so hoffe ich – bleiben. Gelegentliche Rückfälle sind natürlich niemals ausgeschlossen, das ist menschlich. Ein Tag der Bettruhe und des Saftfastens bringt die Sache schnell wieder ins Lot.

Immer noch fühle ich den unwiderstehlichen Drang, mir selbst meine Zunge herauszustrecken, um mich zu vergewissern, daß sie mir immer noch und wieder – nach dem Rückfall am 15. September und der dadurch hervorgerufenen Unterbrechung – rosig und gesund entgegenlacht.

Und jeden Morgen steige ich frohlockend auf die Waage. Tendenz: zwar langsam, aber doch stetig steigend! Der runzelige, leere Kartoffelsack, als der ich so lange herumgelaufen bin, füllt sich allmählich wieder. Ich fange an, mich wieder als Frau zu fühlen, wieder wie eine solche auszusehen, sogar an den richtigen Stellen!

Seitdem ich diese umwerfenden Erfolge sehe und viel mehr noch spüre, seit diesem Moment weiß ich, daß ich nun gefeit bin gegen alle Anfechtungen. Die herrlichsten Düfte lassen mich zur Zeit kalt, das Wasser, das mir im Mund zusammenläuft beim Anblick der verlokkendsten Delikatessen, schlucke ich mit Leichtigkeit herunter – und wenn mich irgendwo gekochte Kartoffeln anlachen, lache ich einfach zurück.

'Daß die totale Rohkost der Weisheit letzter Schluß für jeden sei, vor allem, wenn sie von heute auf morgen eingeführt wird, möchte ich natürlich nicht behaupten. Die Entwicklung und Forschung geht immer weiter. Wir sind alle Lernende!' sagte Frau Peiter in aller Bescheidenheit auf ihrem Seminar.

Um nichts auf der Welt möchte ich dieses unvergleichliche Gefühl mehr missen, das mich – sozusagen als Nebenprodukt meiner Gesundung – immer befällt bei dem Gedanken: Du bist Herr geworden über Dich selbst! Du hast Deine Gaumengelüste, die Knechtschaft Deiner Zwänge, die Fremdeinflüsse überwunden, endgültig besiegt.

Du gehorchst nur Deiner inneren Überzeugung. Dein Instinkt hat Dich wieder gelehrt, das für Dich Richtige auszuwählen, das ganz spezielle für Dich Richtige.

Magda-Helene Schröder“

Ich danke Magda-Helene Schröder[36)] für ihren Mut und ihre Ehrlichkeit. Viele unter den Lesern werden sich in einigen Passagen ihrer Beschreibung wiedererkannt haben. Diese Zeilen sollen uns ein Gefühl der Solidarität vermitteln, denn wie es sich immer wieder herausstellt, kann kaum jemand seine Ziele von heute auf morgen erreichen. Und: Nichts davon läuft uns weg. Wichtig ist vielmehr, sich immer wieder das angestrebte Ziel vor Augen zu halten. Was sind schon zwei, fünf oder sogar zehn Jahre, wenn man mitten im Leben steht?

Hautkrankheiten und andere Allergien

Fast alle Krankheiten betrachte ich als allergisch bedingt – das heißt, der Körper verträgt nicht, was ihm zugemutet wird. Er wehrt sich dagegen auf seine Weise – mit allergischen Reaktionen. Dies kann sogar bei natürlichen Lebensmitteln geschehen, beispielsweise bei Äpfeln, Nüssen oder Erdbeeren.

Die Hautkrankheiten und das Asthma haben in diesem Zusammenhang insofern einen „Vorteil", als sie vom Patienten selbst wie auch von seiner Umwelt wahrgenommen und damit rechtzeitig erkannt werden können. Gleichermaßen beobachtet werden kann dann die Rückbildung beziehungsweise das Verschwinden derartiger Symptome im Zuge einer Nahrungsumstellung, die den Verzicht auf denaturierte Lebensmittel und Getränke beinhaltet.

Anders verhält es sich dagegen bei Erkrankungen wie Krebs oder einem sich anbahnenden Herzinfarkt: Sie werden in ihrem Anfangsstadium kaum oder überhaupt nicht wahrgenommen.

Unser Körper ist ständig bemüht, die aufgezwungenen Gifte wieder auszuscheiden. Je nach Konstitution des Menschen wählt der Körper für diese Funktion das entsprechende Organ aus. Bei Dermatosen (Hautkrankheiten) ist dies die Haut. Der Patient muß lernen, die betreffende allergische Reaktion als eine willkommene und für ihn aufschlußreiche Erscheinung anzusehen.

Das heißt jedoch nicht, daß er seine Krankheit „lieben", also passiv dulden soll, wie es ihm von manch ratlosem Therapeuten eingeredet werden mag. Es bedeutet vielmehr, die Zufuhr schädlicher und körperfremder Stoffe stark zu reduzieren oder sogar zu stoppen – und dann zu beobachten, was anschließend passiert.

Die Nahrung eines an einer Hautkrankheit leidenden Menschen sollte demnach aus einem Höchstmaß an rohen Lebensmitteln bestehen. Eine ausschließlich natürliche Nahrung würde ihm – auch bei einer vorwiegend psychisch bedingten Krankheit – eine wesentliche Besserung bringen, vorausgesetzt, sein Körper kann diese Art der Kost annehmen. Bezüglich dieser Frage sind meistens eine individuelle Beratung und Umstellung notwendig.

Aber warum so viele Worte um etwas machen, das jeder Betroffene selbst ausprobieren kann? Es funktioniert, sofern man sich nicht selbst betrügt. Wenn Du schon nach ein paar Tagen der Ernährung mit Früchten und Gemüse aufgibst, weil es noch keine greifbaren Ergebnisse gebracht hat, betrügst Du Dich selbst. Etwas mehr Geduld und Durchhaltevermögen sind schon vonnöten.

Die Nahrungsumstellung kann wie beim Fasten zunächst zu stärkeren Hautreaktionen führen. Dies ist meist auf die vermehrte Ausscheidung von Substanzen aus zuvor eingenommenen Medikamenten zurückzuführen, speziell Cortison. Zwei bis drei Wochen des konsequenten Durchhaltens der neuen Ernährung bringen aber oft schon eine wesentliche Linderung und Besserung. Bei schwerwiegenden Fällen sind unter Umständen ein paar Monate notwendig.

Eine Erfahrung, die ich vor kurzem in Israel machte, möchte ich dem Leser nicht vorenthalten. Das Tote Meer ist für seine Heilkraft bei Hautkrankheiten bekannt. Alle Hotels in dieser Gegend wirken deshalb wie Kliniken. Menschen mit Ekzemen, mit Psoriasis (Schuppenflechte), Akne, Milchschorf und den extremsten Fällen von Neurodermitis kommen hierher, um ihre Krankheiten behandeln „zu lassen".

In meinem Hotel waren zweihundert Urlauber beziehungsweise Patienten untergebracht, darunter nur eine einzige Vegetarierin. 199 Hautkranke, die mit vier bis fünf verschiedenen Milchprodukten den Tag beginnen, die kaum eine der fünfzehn bis zwanzig angebotenen Frühstücksspeisen missen möchten. 199 nicht wissende Menschen, die sich bedauern, sich bedauern lassen, andere bedauern, um den „Genuß" des Wiederbedauertwerdens auszukosten. Kinder, die fröhlich enorme Portionen an Quark und Eierspeisen auf ihre Teller häufen und deren Eltern sagen: „Das arme Kind, es soll sich wenigstens mit dem Essen trösten."

Eine schlimme Situation von kaum zu ertragener Sinnlosigkeit.

Ich habe einige der Patienten wegen ihrer Krankheiten befragt und bekam immer wieder zur Antwort: „Ich habe viele Ärzte konsultiert, aber im allgemeinen reagierten sie sehr aggressiv, wenn ich an ihrer medikamentösen Behandlungsweise zweifelte. Sie wollten mich alle mit Cortison behandeln, aber ich habe inzwischen festgestellt, daß mir das nicht hilft."

Viele dieser Ärzte sind der Meinung, die Krankheit stehe nicht in Zusammenhang mit der Ernährung. Folgerichtig werden von den betroffenen Menschen täglich Fleisch, Omeletts, Süßspeisen, Käse, Alkohol und Kaffee verzehrt. Außerdem sind die meisten dieser Patienten Raucher. Ein Zufall? Am Pool unterhielten sie sich. Worüber? Über ihre Krankheiten natürlich. Die einen mit der Zigarette in der rechten und der Cola-Flasche in der linken Hand, die anderen mit Kaffee und Kuchen. Die Ursache dieses falschen und gesundheitsschädigenden Verhaltens liegt zum größten Teil in einem Mangel an Information.

In der Tat sind am Toten Meer bei Hautkrankheiten trotz des Schlemmens erstaunlich positive Resultate erzielt worden. Zunächst sieht die Haut – ebenso wie bei einer Rohkost-Therapie durch die eingeleitete Heilungskrise von Tag zu Tag schlimmer aus, dann aber bessert sich ihr Zustand. In den meisten Fällen reist der Patient nach sechs bis acht Wochen scheinbar gesund wieder ab. Mit der Rohkost hätte er dafür zuhause nicht länger benötigt und hätte außerdem nicht nur eine oberflächliche, sondern eine tiefgehende Heilung erreicht. So aber ist es nicht verwunderlich, daß die Patienten jedes Jahr wieder ans Tote Meer kommen, weil sich ihre vermeintlich kurierte Krankheit wieder verschlimmert hat.

Die Heilung wird hauptsächlich durch die speziell in dieser Gegend vorkommenden Elemente eingeleitet (beispielsweise Brom). Die positiven Auswirkungen der Sonneneinstrahlung töten die Bakterien ab, die sich an der Oberfläche der Haut angesammelt haben und den Prozeß des Eiterns begünstigen. Nicht zu vergessen ist auch der Faktor Erholung im Urlaub weit weg vom hektischen Alltag.

Die Oberfläche der Haut wird in diesem Fall geheilt – mehr aber auch nicht. Die eigentliche Ursache befindet sich nach wie vor im Organismus, nicht zuletzt in der Leber und im Darm.

Angesichts dieser Situation entschloß ich mich, einen Ernährungsvortrag zu organisieren. Ich rechnete schon damit, daß kein Mensch kommen würde – aber siehe da, es erschienen mehr als sechzig Personen. Viele hatten ein Interesse an weitergehenden Informationen, was aber noch lange nicht heißen soll, daß sie tatsächlich zu einer Nahrungsumstellung bereit gewesen wären. Zumindest wollten sie etwas über die Auswirkungen der Ernährung auf die Gesundheit erfahren. An ihrem Urlaubs- beziehungsweise Kurort war jedoch niemand in der Lage, ihnen das nötige Wissen zu vermitteln.

Die meisten Patienten verschließen ihre Ohren vor dem Vorschlag einer Ernährungsumstellung, weil sie sich ihr Leben ohne Käsebrot und Fleisch nicht vorstellen können. „Das Leben wäre dann nicht mehr lebenswert, es würde sich einfach nicht mehr lohnen, zu leben“, habe ich in diesem Zusammenhang oft gehört.

Während dieses Aufenthalts habe ich den Alltag eines sechsjährigen Jungen verfolgt. Die Mutter meinte, das Kind sei derart von Ekzemen geplagt, das es zumindest das Essen bekommen sollte, was es sich wünscht. Es braucht mehr Trost als alle anderen Kinder, hätten ihr die Ärzte gesagt.

Der Junge nahm das wörtlich und stand schon während des Frühstücks mehrmals auf, um sich weitere Allergie auslösende Speisen auf den Teller zu häufen. Es tat mir weh, das mitanzusehen. Das Kind hatte schon die „perfekte“ Haltung eines Opfers. Es lief gebückt, war in sich gekehrt, schaute nur auf seinen Teller und kratzte sich unentwegt. Sein Gesicht war fast nur ein roter, wunder Fleck. Daß dieser Zustand von der als Trost gedachten denaturierten Nahrung immer weiter verstärkt wurde – auf diese Idee kam niemand.

Am letzten Tag konnte ich mich nicht mehr zurückhalten. Ich fragte die Mutter, ob sie mein Plakat am Aushang gesehen hätte. Sie ließ mich gar nicht aussprechen, sondern sagte sofort: „Alles Unsinn. Ich bin der Meinung, die Ernährung ist eine Religion.“ Wenn sie gewußt hätte, wie recht ich ihr in diesem Punkt gebe. Daß sie im übrigen eine Anhängerin der Religion „Konsum“ war, schien ihr nicht bewußt zu sein.

Allergieauslöser

Prinzipiell sind alle denaturierten oder teilweise manipulierten Produkte Allergie- und damit Krankheitsauslöser. Umgekehrt sind aber nicht sämtliche Nahrungsmittel, die Allergien hervorrufen, auch denaturierte oder verfälschte Produkte. Sie können zwar Auslöser der Krankheit sein, sind aber nicht ihre Ursache.

Der Mensch reagiert – wie auch das Tier – auf Stoffe allergisch, die in der Natur nicht vorkommen, zumindest nicht in der Form, wie wir sie zu uns nehmen. Wenn die Allergie wahrgenommen wird, ist sie der beste Selbstschutz, der darauf hinweist, daß man auf diese Substanzen verzichten sollte.

Die Menschen sind aber „leider“ viel robuster als die Tiere. Ihr Organismus kann die verschiedenen denaturierten Produkte in stärkerem Maße tolerieren. Darüber hinaus setzen sie immer wieder Hilfsmittel ein, die die Toleranzgrenze erhöhen. Ihr Körper rebelliert dann nicht deutlich genug gegen die unnatürliche Lebensweise oder erst zu einem späteren Zeitpunkt.

Mit dem Thema Allergie befassen sich gegenwärtig sehr viele Menschen, zum Beispiel um herauszufinden, wie wir Schokolade oder Butter problemlos vertragen könnten – statt sich die Frage zu stellen, ob diese Produkte überhaupt vertragen werden sollen, ob eine Anpassung wirklich notwendig ist oder ob solche Nahrungsmittel eher als gelegentliche Genußmittel angesehen werden sollten.

Es gibt keine biologisch angebauten Nahrungsmittel, die ein gesunder Mensch nicht vertragen könnte. Dagegen gibt es viele durch die Ernährung vergiftete Menschen, die sogar nach dem Verzehr natürlicher Lebensmittel an allergischen Erscheinungen leiden können.

Wer erfahren möchte, ob er zu der Personengruppe gehört, die aus diesem Grund auf Äpfel, Apfelsinen, Erdbeeren, Paprika, Nüsse oder Kokosnußfleisch überempfindlich reagiert, sollte sich eine Weile konsequent nach seinem Instinkt ernähren, mindestens drei Wochen konsequent. Er sollte Naturprodukte essen, die nicht im mindesten verfälscht wurden, oder auch teilweise fasten. Wenn nach einigen Wochen reiner Vital-Ernährung die zuvor angeblich allergieauslösenden Lebensmittel wieder verzehrt werden, wird sich in den meisten Fällen herausstellen, daß nicht diese natürlichen Nahrungsmittel für die Überempfindlichkeit und die damit verbundenen negativen Auswirkungen verantwortlich waren. Die durch das Fasten und die Rohkostkur vollzogene Reinigung des Organismus erlaubt es dem betreffenden Menschen, endlich wieder die Naturprodukte zu essen, von denen er unter Umständen seit Jahren träumte.

Wir machen oft die Natur für bestimmte Mißlichkeiten, Unregelmäßigkeiten und „Pannen" verantwortlich und meinen, sie würde „versagen". Es mag ja sein, daß die Natur tatsächlich in Einzelfällen nicht das Erwartete leistet. Doch zeigt die Erfahrung, daß das Versagen nicht bei ihr, sondern beim Menschen selbst liegt, der den Sinn einer Versorgung mit natürlichen Lebensmitteln schlichtweg ignoriert.

Manche von einer schwerwiegenden Allergie betroffenen Menschen fühlen sich nicht in der Lage, eine für sie relativ strenge Ernährungsmethode, wie die des Verzichts auf denaturierte Lebensmittel, zu praktizieren. Wer dennoch wissen möchte, worauf er schwerpunktmäßig allergisch reagiert, kann beispielsweise den Pulstest von Dr. Coca[4)] machen, der bereits an früherer Stelle angesprochen und beschrieben wurde. Damit läßt sich in der Regel die Verträglichkeit oder Unverträglichkeit sämtlicher Lebensmittel überprüfen – auch solcher, die in unserem Magen nichts zu suchen haben.

Diese Methode stellt eine alternative Lösung dar, die allerdings – ebenso wie andere herkömmliche Verfahren – nicht völlig problemlos ist. Manche Menschen zeigen an bestimmten Tagen keine oder kaum eine Reaktion auf denaturierte Nahrungsmittel. Ihr Körper toleriert das betreffende Produkt zu diesem Zeitpunkt vielleicht besonders gut.

In solchen Fällen passiert bei herkömmlichen Methoden dann oft etwas Irreführendes und sogar Gefährliches: Der Patient hört aus dem Mund des vorgeblichen Experten, er könne bestimmte Lebensmittel weiter unbedenklich verzehren, sie seien nicht die Ursache seiner Allergie. Dies zeigten die durchgeführten Tests eindeutig. Welch ein Irrsinn! Wissen diese vermeintlichen Spezialisten nicht, wie unverantwortlich sie handeln, wenn sie sich auf derartig fragwürdige und zudem unzureichende Testergebnisse verlassen? Ist ihnen klar, daß sie damit die betroffenen Personen weiterhin leiden lassen?

Wie ich bereits an einer früheren Stelle erwähnte, sind die von Menschen entworfenen und konstruierten Testgeräte nicht „intelligent" genug, alle feinstofflichen Vorgänge aufzuspüren und zu registrieren, die sich zwischen Körper, Seele und Geist, aber auch in Zusammenhang mit der Nahrungszufuhr abspielen.

Ein bewußt lebender Mensch kann wesentlich mehr erreichen, wenn er seine Sensibilität entwickelt hat und die Signale seines Organismus aufnimmt und beobachtet. Er braucht sich letzten Endes nur die Frage zu stellen: Ist eine Pizza, eine Süßspeise oder ein Käsebrot die Form der Nahrung, die ursprünglich für die Aufrechterhaltung der Ganzheit von Körper, Seele und Geist vorgesehen war? Sind meine alltäglichen Verhaltensweisen, meine Zornausbrüche, mein Neid etc. gute und vernünftige Eigenschaften – oder kann es sein, daß sie mich noch kränker machen?

Der nicht bewußt lebende Mensch glaubt dem „Fachmann" und seinen Testergebnissen gerne. Er ändert demzufolge nicht das Geringste an seiner bisherigen Ernährung. Damit hält er die Zufuhr der seine Allergie bewirkenden Stoffe aufrecht. Wenn er die minimale Sensibilität des Erwachens besitzt, wird er sich über kurz oder lang entscheiden müssen. Er wird vor die Alternative gestellt, seine Lebensweise, insbesondere seine Eß- und Trinkgewohnheiten, zu verändern – oder ganz und gar auf die klassische Medizin angewiesen zu sein.

Pilzkrankheiten

Immer wieder mache ich den Leser darauf aufmerksam, daß die rohe Nahrung kein Allheilmittel ist – vielmehr werden die Krankheiten durch den Verzehr fremder und unnatürlicher Stoffe verursacht. Wer sich roh ernährt, ist vor derartigen Substanzen geschützt, infolge dessen verschwinden die Krankheiten.

Auch Pilzkrankheiten bilden sich im Zuge einer Ernährung mit rohen Lebensmitteln zurück. Die denaturierte Nahrung hatte vorher einen „parasitären" Zustand hervorgerufen und gefördert, der von der Natur nicht vorgesehen war.

Zu den hauptsächlichen Symptomen denaturierter Ernährungsweise gehören z.B. Fuß- und Scheidenpilze. Die zum Teil starken Juckreize einer Scheideninfektion können betroffene Frauen in den Wahnsinn treiben. Das (falsche) Kratzen verschlimmert die Entzündung noch. Derartige Erscheinungen können manche Partnerschaft in beträchtliche Schwierigkeiten bringen, wenn man sich gegenseitig für die Krankheit verantwortlich macht. Das eigentliche Problem ist aber nicht die mögliche Ansteckung. Diese Pilze können sich auch entwickeln, wenn man monatelang enthaltsam lebt.

Auch ich litt früher unter Scheidenpilz. Nach einer Phase des Abklingens und der scheinbaren Heilung stellte sich erneut eine Infektion ein – und dies in „schöner“ Regelmäßigkeit. Ich ging unzählige Male zum Arzt. Was aber war das Resultat? Es wurden Abstriche gemacht, ein rein routinemäßiger Vorgang. Anschließend erfuhr ich, welchen Namen die Parasiten dieses Mal trugen – es waren nicht immer die gleichen, meistens handelte es sich jedoch um Candida-Pilze. Wie immer verließ ich die Arztpraxis mit einem Rezept und einem Gefühl der Ohnmacht gegenüber diesem Phänomen.

Der Juckreiz ging zwar nach einer medikamentösen Behandlung zurück, aber die Ursache der Entzündung wurde von niemandem erkannt. Auf die Frage: „Woher kommen diese Pilze?“ bekam ich lediglich zu hören: „Tut mir leid, das wissen wir nicht.“ Eigentlich müßte es richtig heißen: „Wodurch wird die Entwicklung dieser Pilze begünstigt?“ Parasiten findet man in den verschiedensten Formen und in großer Zahl im und am Körper – wie weit und wodurch aber werden sie im negativen Sinne aktiv? Das ist die entscheidende Frage.

Und: Wenn ein Arzt nicht weiß, welche Ursache eine Krankheit wirklich hat, wie kann er sie dann behandeln?

Bei meinen verschiedenen Ernährungsversuchen, die ich konzentriert vor knapp zwei Jahren machte, konnte ich folgendes beobachten: Der Verzehr von Brot wirkte sich eindeutig negativ aus und begünstigte die Entwicklung der Pilze, allerdings nur dann, wenn andere Faktoren gleichzeitig hinzukamen. So beispielsweise Überarbeitung, die automatisch ein geschwächtes Immunsystem bedingt, oder fehlende Bewegung und der Mangel an frischer Luft. Wenn diese Voraussetzungen gegeben waren, wirkte das Brot weniger als Ursache, denn vielmehr als ein Auslöser für die entsprechenden Symptome. Zu einem früheren Zeitpunkt hätte ich die Erkrankung auf den Verzehr der Butter zurückgeführt, die auf das Brot gestrichen wurde, im vorliegenden Experiment hatte ich aber einige Male ausschließlich Vollkornbrot ohne jeden Aufstrich oder Belag gegessen.

Das heißt auf keinen Fall, daß alle Frauen, die Brot essen, auch praktisch zwangsläufig unter Scheidenpilz leiden müssen. Es betrifft nur diejenigen, die gerade auf diesem Gebiet eine körperliche Schwäche aufweisen, und auch die nur zu bestimmten Zeiten, im Zusammenhang mit anderen Faktoren. Es kann durchaus sein, daß es bei Dir nicht das Brot, sondern beispielsweise Vanilleeis ist, das das Wachstum und die Vermehrung der Pilze begünstigt.

An dieser Stelle ein zusätzlicher Hinweis: Eine Frau zeigt im übrigen eine höhere Anfälligkeit für Pilzkrankheiten, wenn sie kurz vor der Menstruation steht.

Vital-Ernährung auch für Kinder?

Alle Erwachsenen sollten sich an dieser Stelle einmal an ihre eigene Kindheit zurückerinnern und sich folgende Fragen stellen:

Wie entstanden unsere heutigen Lebensgewohnheiten? Entsprechen unsere Verhaltensweisen dem, wovon wir als Kinder träumten? Hofften wir nicht auf eine uneingeschränkte Freiheit? Erschienen uns die Ansichten, Einstellungen und Anschauungen der Erwachsenen nicht als weltfremd? War uns die von ihnen aufgezwungene Lebensweise nicht in vielem lästig?

Wenn dies zutrifft – warum mutest Du dann heute Deinen eigenen Kindern das Gleiche zu?

Du hast als Kind die Verlogenheit der Erwachsenen gespürt, inzwischen lebst Du womöglich selbst in einer vergleichbar unwahrhaftigen Situation. Kaum ist der junge Mensch älter geworden, arrangiert er sich in der Regel mit eben den Lebensverhältnissen, die er zuvor so hart kritisierte. Er wiederholt all das, was ihm ein paar Jahre zuvor noch völlig unhaltbar erschien.

Kinder haben eine ausgeprägte Beobachtungsgabe und ahmen die Gewohnheiten ihrer Umwelt nach. Dies gehört zu den elementarsten Instinkthandlungen des Menschen, vor allem in der Kindheit und der Jugend. So sind die Handlungen und Aussagen der Erwachsenen für ihre Kinder wichtige Orientierungslinien. Deshalb müßte uns alles, was sich in Gegenwart der Kinder abspielt, heilig sein. Dies sollte eigentlich für alle Erwachsenen Anlaß genug sein, ihre schlechten Gewohnheiten aufzugeben und statt dessen mit gutem Beispiel voranzugehen. Welche Eltern sind aber klug und einsichtig genug, ihre Kinder als eine Herausforderung an sich selbst zu betrachten?

Diese einführenden Bemerkungen sollen Dir eines deutlich machen: Zureden bewirkt nicht viel oder gar nichts, wenn Du nicht das vorlebst, was Du selbst von Deinen Kindern erwartest. Gehe Deinen Weg – wenn Du ihn überzeugend vertrittst und Glück hast, wird er von ihnen nachgeahmt. Das gilt für alle Ebenen des Lebens, nicht zuletzt aber für die Eßgewohnheiten. Es liegt in Deiner Verantwortung, wie Du sie durch Dein eigenes Handeln weitergibst.

Prinzipiell gilt für Kinder das gleiche wie für die Erwachsenen, die sich mit lebendigen Lebensmitteln ernähren: Sie sollen essen, was ihnen schmeckt. Rezepte und Anleitungen sind überflüssig. Allerdings ist die Vital-Ernährung bei Kindern auf die Dauer nicht leicht zu praktizieren, da diese sehr vielfältigen Einflüssen von seiten ihrer Umwelt ausgesetzt sind.

Einige meiner Mitmenschen wundern sich immer wieder, warum es mir nicht gelungen ist, meine Kinder, die heute zwölf und vierzehn Jahre alt sind, in der Ernährung auf „meinen" Weg zu bringen. Sie meinen, es läge an meiner mangelnden Überzeugungskraft, und ich sollte spätestens an diesem Punkt einsehen, daß die Rohkost wohl nicht die richtige Ernährung für Kinder sei.

Wenn schon Erwachsene sich trotz einiger Leiden nicht von ihrer gewohnten denaturierten Nahrung trennen können oder wollen, was können wir dann von jungen Menschen erwarten, die keinerlei Motivation zur Ernährungsumstellung empfinden? Sie brauchen nur einmal im Kindergarten mit den verführerischen denaturierten Nahrungsmitteln in Berührung zu kommen, schon ist die Sucht nach Süßem geweckt.

Der erste Schritt zu einer derartigen Abhängigkeit wird bereits in dieser frühen Phase getan – wenn die liebe Oma, Tante oder Nachbarin dies nicht schon zuvor eingeleitet hat. Viele weitere Stufen folgen zwangsläufig, bis das heranwachsende Kind beginnt, sich zu besinnen, oder vielleicht durch eine Krankheit eine andere Richtung einschlägt.

Kinder bleiben demnach nur von denaturierter Nahrung verschont, solange ausschließlich wir sie in unserer Obhut haben. Und auch dann ist es schwierig, gegen die es ja nur gut meinenden Verwandten und Freunde anzukommen, wenn sie dem Kind ein wenig Süßes geben wollen.

Wie schütze ich mein Kind vor denaturierter Nahrung?

Sei Du das beste Beispiel, damit hast Du im Prinzip das Dir Mögliche getan. Vor etwa zehn Jahren begann ich, als Vollwertköstlerin (ohne Fleisch, raffinierten Zucker und Mehl) zu leben – und meine beiden Kinder selbstverständlich auch. Doch wie oft wurde ihnen beim Einkaufen ein Stück Wurst oder Gebäck in die Hand gedrückt. Ich versuchte mein Bestes, es zu verhindern.

In den Augen meiner Mitmenschen mag das falsch gewesen sein, aber ich habe getan, was mir in diesem Moment richtig und vernünftig erschien – und das ist meines Erachtens das Wichtigste. Das heißt: Lieber „falsch" als gegen seine Überzeugung handeln, nur um sich den gesellschaftlichen Gepflogenheiten anzupassen und die freundliche Fassade beizubehalten.

Ich hätte es sicher leichter gehabt, wenn ich mich heuchlerisch für die meinen Kindern angebotenen ungesunden Nahrungsmittel bedankt hätte, die ich beim besten Willen nicht akzeptieren konnte. Bei Ablehnungen erlebte ich immer wieder, daß die Menschen verletzt waren. Doch ich lernte in diesen Situationen eines: Ich kann nicht alle zufriedenstellen, wenn meine eigenen Wünsche und die meiner Mitmenschen einander entgegengesetzt sind.

Wenn Du nach diesem Prinzip lebst, wirst Du erfahren, was es heißt, glücklich und frei zu sein. Nach einiger Zeit hatte ich mich an die neue Situation gewöhnt und rettete mich mit der Wahrheit: „Es tut mir leid, wir essen grundsätzlich kein Fleisch und keine Wurst, auch keine Bonbons, weil sie Karies hervorrufen." Wer hätte mir bei letzterem widersprechen können?

Oft erkaufen sich Erwachsene die Liebe der Kinder mit Süßigkeiten. Dies scheint die einfachste und bequemste Art zu sein, Gefühle der Zuneigung zu wecken und zu erfahren. Sie können dabei, so glauben sie zumindest, nichts falsch machen. Die Erwachsenen sind sich ihres „Erfolges" bereits im voraus sicher, denn welches Kind würde ein Geschenk, beispielsweise Schokolade, abweisen?

Die Liebe der Kinder ist wertvoller, als uns bewußt ist. Sie ist zunächst völlig unbedarft und unvoreingenommen und würde es auch bleiben, wenn wir Erwachsene sie nicht als eine Art von Ware benutzen würden – durch konditionierende Regeln, die wir dem Kind praktisch aufzwingen.

Die Zuneigung und Sympathie, die uns Kinder entgegenbringen, überträgt eine bestimmte Energie, die Kraft eines noch unverdorbenen Wesens. Sie macht uns glücklich und zufrieden, ohne daß wir wissen wie diese Empfindungen entstehen.

Die Liebe der Kinder schmeichelt dem, der schenkt – er begibt sich auf diese Weise in eine Art Abhängigkeitsverhältnis, in das er allerdings auch das Kind mit einbindet. Die Beziehung funktioniert nach folgendem Schema: Ich gebe Dir Schokolade, und Du bleibst dafür eine Weile ganz lieb neben mir. Ich koste Deine Liebe aus, dafür wirst Du beim nächsten Besuch wieder belohnt. Auf diese Art und Weise sichern sich Menschen, die nicht mehr echt lieben können oder selbst nicht geliebt werden, ein gewisses Maß an Zuneigung und Geborgenheit.

Doch mit der Zeit werden die Kinder größer und damit eigenständiger und unabhängiger. Die Situation kann sich nun gegen den früheren „Unterdrücker" richten. Solche Kinder, die sich gegen das bestehende Abhängigkeitsverhältnis auflehnen, werden prompt als ungezogen und frech bezeichnet. Der Erwachsene will sich nicht eingestehen, daß er sich ihre frühere „Liebe" zum großen Teil nur erkauft hat.

Wenn Menschen bei verschiedenen Kindern auf Ablehnung und Verweigerung stoßen, sollten sie die „Schuld" zuerst bei sich suchen und nicht leichthin auf andere abwälzen. Es ist an ihnen, die Ursachen dieser Mißstimmung zu erforschen.

Meine beiden Kinder, Jérôme (12) und Christoph (14), haben bis heute noch keine Anzeichen von Karies, was in unserer Zeit eine Seltenheit darstellt. Dieser erfreuliche Zustand, den man fast als eine

„Anomalie" bezeichnen könnte, ist nicht darauf zurückzuführen, daß sie nichts Süßes essen – das tun sie in der Tat zur Genüge. Ich sehe den wahren Grund hierfür vielmehr darin, daß ich sie ohne süße Getränke und Süßigkeiten aus dem Supermarkt aufwachsen ließ.

Darüber hinaus haben sie für das unnatürliche Ritual des Zähneputzens nichts übrig. Auf die Schädlichkeit dieser Angewohnheit habe ich bereits in einem früheren Kapitel hingewiesen.

Ein Punkt ist in diesem Zusammenhang dennoch zu bedenken: Wer sich falsch ernährt, wie dies auch die meisten Kinder tun, beginnt leicht abzuwägen, ob das Zähneputzen womöglich das kleinere Übel ist. In einer derartigen Situation gibt es meiner Ansicht nach keine eindeutig unwiderlegbare Antwort. Man sollte aber auf jeden Fall auf Zahnpasten verzichten, die den körperfremden Stoff Fluor enthalten.

Schon 1976 lehnte ich instinktiv eine Fluor-Behandlung mittels Tabletten ab. Damals war die Gefährlichkeit dieser Substanz noch nicht so bekannt wie heute. Wer sich hierüber besser informieren will, sollte unbedingt das Buch „Vorsicht Fluor"[37)] von Dr. med. M. O. Bruker lesen.

Nun aber zu einem Punkt, der mir sehr wichtig ist: Wie verhält man sich als verantwortungsbewußter Erwachsener bei Ausflügen, in Situationen also, in denen die Kinder bestimmte unnatürliche Eß- und Trinkgewohnheiten geradezu erwarten?

Bei solchen Gelegenheiten nehme ich stets nur Wasser zum Durstlöschen mit. Wer das nicht mag oder wem das nicht schmeckt, hat nach meiner Einschätzung entweder gar keinen richtigen Durst oder will mit einem denaturierten Getränk nur sein Verlangen nach etwas Süßem befriedigen. Zur Erinnerung: Ein Liter Cola enthält nicht weniger als 44 Stück Würfelzucker, was einer Menge von 110 Gramm entspricht.

Dies erkläre ich auch den Freunden meiner Kinder, die an einem Ausflug teilnehmen – worauf ich manchmal zu hören bekomme, bei mir sei es aber langweilig. In solchen Fällen bleibt mir nichts anderes übrig als abzuwarten, bis diese Kinder groß geworden sind und die Zusammenhänge verstehen. Vielleicht begreifen sie dann, warum ich damals so „langweilig" war.

In diesem Zusammenhang erinnere ich mich an einen Ausflug in Südfrankreich, den ich vor einiger Zeit mit meinen zwei Jungen machte. Wir nahmen den kleinen Seealpen-Zug gegen 11 Uhr morgens. Ich hatte den Kindern absichtlich kein Frühstück gegeben, damit sich der echte Appetit entwickeln konnte.

Nun saßen wir im Zug, und sie meldeten sich prompt: „Maman, wir haben Hunger." Schön, dachte ich, und nahm aus meiner Tasche einen frischen biologischen Romana-Salat, der mir zuvor von einer

Nachbarin geschenkt worden war. Kaum hatte ich ihn ausgepackt, wurde er von den Kindern auch schon entschieden abgelehnt. Ich sagte daraufhin: „Na, ihr scheint wohl noch nicht ganz so hungrig zu sein." Mein jüngerer Sohn gestand ein: „Ja, ich habe keinen richtigen Hunger."

Also gut, der Salat wurde wieder eingepackt. Dann sagte ich: „Hört mal, ich sehe gerade, daß ich auch eine Packung Kekse dabei habe. Wie wäre es damit?" Das Echo war überwältigend. „Oh, toll!" riefen sie. „Können wir ein paar davon haben?" Auf meinen Einwand: „Ich dachte, ihr hättet noch keinen Hunger ..." antworteten sie: „Na ja, ein wenig doch."

Wie wir an diesem Beispiel sehen können, geht es den Kindern wie den Erwachsenen. Die verfälschte und denaturierte Nahrung setzt die Speichelsekretion in Gang und vermag den Appetit doch noch zu wekken, der zuvor eigentlich kaum oder gar nicht vorhanden war.

Als wir am Ende dieses Ausflugs abends im Zug zurückfuhren, hatte ich noch meinen Salat in der Tasche. Nun stürzten sich meine Kinder darauf, sie nahmen die großen Blätter in die Hand und begannen regelrecht zu „futtern". Die Augen der Mitreisenden wurden immer größer. Mit einem Mal stand eine Frau auf und sagte mit ernster Miene: „Ist das die Art, in der Sie Ihre Kinder versorgen?" Darauf antwortete ich ruhig: „Ja, so versorge ich sie, schauen Sie nur, wie prächtig sie aussehen." Die Frau schüttelte den Kopf, war aber doch durch meinen sicheren Tonfall etwas irritiert. Sie murmelte leise noch etwas wie: „Arme Kinder, eine Rabenmutter habt ihr!"

Meine beiden Jungen essen genauso viel denaturierte Nahrungsmittel wie ihre Altersgenossen auch. Sie können folglich morgen genauso krank werden wie diese – aber sie haben das Leben noch vor sich und somit auch die Möglichkeit, den geeigneten Zeitpunkt zu wählen, an dem sie ihre Ernährung umstellen. Diese Entscheidung sollen sie alleine treffen.

Ich bin gegen jede Ausübung von Druck oder Zwang – erst recht, wenn es sich um Kinder handelt, zumindest bis zu einem bestimmten Alter. Vorschriften bezüglich des Essens sind nur bis zum dritten oder vierten Lebensjahr möglich, danach entpuppen sich entsprechende Anweisungen oder Maßregelungen als eine Form der Unterdrückung. Wir müssen als Eltern abzuwägen lernen. Mit dem Kopf durch die Wand zu wollen, ist der absolut falsche Weg.

Als meine Kinder noch allein von mir versorgt wurden, gab ich ihnen kaum Milch und Milchprodukte. Jérôme, damals ein Jahr alt, und Christoph waren schon mit Lymphatismus (Neigung zu Vergrößerung der lymphatischen Organe), Hautausschlägen und Heuschnupfen belastet. Im Alter von vier Jahren verbrachte Christoph nach dem Verzicht auf Milcherzeugnisse (und selbstverständlich auf raffinierten Zucker) das erste Frühjahr ohne Heuschnupfen.

Es war erfreulich zu sehen, wie der Ratschlag von Dr. med. Bruker, in diesem Fall sämtliche Milchprodukte abzusetzen, Früchte trug. Ich handelte nach dem Motto: Wenn Du eine Heilung erreichen willst, mußt Du die Regeln strikt einhalten. Jede Einschränkung, jedes „so weit wie möglich" ist ein irreführender Kompromiß, wenn man ihn nur mit Blick auf die Gesellschaft eingeht. (Dieser Ratschlag ist – wie wir bereits in früheren Passagen gesehen haben – bei Erwachsenen nicht immer zutreffend.)

Doch man erzieht seine Kinder eben nicht allein. Sie werden von der Umwelt und der Werbung beeinflußt, sie werden zu Geburtstagen, anderen Festen und zur Kirmes eingeladen, wo sie genügend Gelegenheiten haben, mit denaturierter Nahrung und verfälschten Getränken in Berührung zu kommen. Ich habe zahlreiche Kämpfe ausgefochten, um den Konsum dieser unnatürlichen Nahrungsmittel wenigstens halbwegs einzudämmen. Und ich habe mein Ziel nicht aus den Augen verloren, die Kinder – so lange es geht – vor derartigen Produkten zu bewahren.

Wird der Bedarf an Nährstoffen gedeckt?

Nachdem wir eine Weile vegetarisch gelebt hatten, ließ ich bei meinen beiden Jungen eine Blutanalyse vornehmen, um feststellen zu lassen, ob alles in Ordnung sei. Die Ärztin meinte: „Sehen Sie, ganz ohne Milchprodukte geht es eben doch nicht. Die Kinder leiden unter einem geringfügigen Calcium-Mangel. Sie sollten ihnen ruhig etwas mehr Milch geben." Ich war zwar ganz und gar nicht ihrer Meinung – aber was hätte ich ihr antworten sollen? Damals besaß ich noch lange nicht mein heutiges Wissen. Ich wußte deshalb zunächst nicht, wie ich diesen angeblichen Mangel beheben sollte. Mir war aber klar, daß der Verzehr von Milch nicht die Lösung darstellen konnte. Sicher, es hätte sein können, daß die Blutanalyse nach dem Genuß dieses Produkts bessere Werte geliefert hätte.

Was aber, wenn Jérôme zugleich wieder geschwollene Mandeln bekommen hätte, wenn er sich, wie früher, bei jedem Bissen Brot verschluckt hätte? Was, wenn Christoph wieder unter Heuschnupfen gelitten hätte?

Im gleichen Jahr verbrachte ich mit Jérôme sechs Monate in Frankreich. Er war ständig unter meiner Obhut und nahm keinerlei Milchprodukte zu sich. Der Junge ernährte sich auf instinktiver Basis mit rohen, lebendigen Nahrungsmitteln. Danach ließ ich erneut eine Analyse durchführen. Das Ergebnis: Sein Calcium-Wert war stabilisiert. Worauf war diese Entwicklung zurückzuführen? Eines stand jedenfalls fest: Tierische Produkte, zu denen auch die Milcherzeugnisse zählen, konnten nicht dafür verantwortlich sein, da er seit einem halben Jahr kein Gramm derartiger Lebensmittel verzehrt hatte.

Ich möchte den Leser an dieser Stelle nochmals darauf aufmerksam machen, welchen beträchtlichen Schaden wir uns zufügen, wenn wir Milch in denaturierter Form zu uns nehmen, also in Gestalt von Milchprodukten oder von gekochter Kost. Das tun wir zwangsläufig, wenn wir uns nicht gerade Rohmilch besorgen können und sie nicht in ihrem ursprünglichen Zustand trinken. Ich meine nicht, daß der Mensch rohe Milch verzehren soll. Vielmehr will ich darauf hinweisen, daß er – wenn er schon bestimmte Stoffe aus einem Nahrungsmittel erhalten will – diese in hochwertiger und ursprünglicher Form zu sich nehmen soll. Das ist bei der käuflichen Milch, die von der Industrie manipuliert und verfälscht wurde, nun einmal überhaupt nicht der Fall.

Verschiedene Kostformen innerhalb der Familie

Nachdem ich mich selbst auf rohe Nahrung umgestellt hatte, mußte ich noch eine Zeitlang für die Familie kochen. Deshalb kann ich verstehen und nachvollziehen, wie schwer es manche Eltern haben, die einerseits ihre eigene Ernährungsweise verändern und auf der anderen Seite die Familie weiter im üblichen und gewohnten Rahmen versorgen müssen. Und doch ist diese Zweiteilung – trotz aller Schwierigkeiten und Widersprüche – im Zweifelsfall das Klügste.

Ich wurde damals von den verschiedensten Gedanken und Überlegungen geplagt. Sollte ich meine Kinder mit denaturierter Nahrung versorgen oder sie manipulieren und zu einer Ernährungsumstellung mehr oder weniger zwingen?

Heute habe ich mich zum Glück von solchen Gedanken und Zweifeln befreit und kann relativ emotionslos zusehen, wie andere Menschen um mich herum das verzehren, was ich selbst jahrelang gegessen habe – was mich aber krank werden ließ. Ich kann es sogar bei meinen Kindern, da ich sie als eigenständige, freie Wesen betrachte.

Nach langem Überlegen einigten mein Partner und ich uns darauf, daß er sich künftig um das Kochen kümmern würde. Derartige Probleme und Arbeitsteilungen bezüglich des „Küchendienstes“ entfallen nur, wenn sich beide Partner mit rohen Nahrungsmitteln versorgen wollen. Dann kann man sich auch auf eine relativ einfache Küche für die Kinder verständigen.

Eine solche günstige und begrüßenswerte Situation, in der sich beide Elternteile für den gleichen Weg entscheiden, stellt allerdings eine Seltenheit dar. Und auch dann kann es gelegentlich zu Rückfällen kommen – möglicherweise zu regelrechten Eßorgien. Solche vorübergehenden Erscheinungen sind ein Teil der Erfahrungen, die man während dieser Umkehr und Weiterentwicklung macht.

Wenn sich beide Partner darin einig sind, diese Art der Ernährung zu bejahen und konsequent zu praktizieren, ist die Chance groß, daß die Kinder ihrem Verhalten folgen und sich, ohne es bewußt zu registrieren, auf eine rohe Ernährung umstellen – wenn nicht heute, dann morgen. Sollten sich die Eltern damit aber selbst noch schwer tun, dürfen sie ihren Kindern kein Theater vorspielen und sie täuschen, sondern müssen ihnen klipp und klar sagen: „Ja, es ist schwierig und mühevoll, wir versuchen uns umzustellen, aber das heißt auch, daß wir noch 'Fehler' machen.“ Ein Kind nimmt nämlich sehr deutlich unehrliche Verhaltensweisen, wie beispielsweise Heuchelei oder Unwahrhaftigkeit, wahr. Anders verhält es sich dagegen bei der Entscheidung über den Verzehr eines bestimmten Genußmittels. Hier nimmt das Kind, wie ein Erwachsener, keine innere Stimme mehr wahr und gibt sich dem „Vergnügen“ voll und ganz hin.

Es wird sich im Zweifelsfall dem Elternteil zuwenden, der ihm denaturierte Nahrungsmittel, wie Schokolade oder Pommes Frites, anbietet. Meine Kinder machen da keine Ausnahme, sie sagen mir zum Beispiel deutlich: “Maman, bei Dir gibt es keine Schokolade und kein Käsebrot, wir essen lieber bei Papi.“

Als ich in einem der letzten Sommer einmal ein Eis kaufte und sogar – entgegen meiner Gewohnheit – eines mit ihnen aß, waren sie glücklich, eine „normale“ Mutter zu haben. Nachdem ich dann aber, noch ehe wir die Straßenbahn zur Heimfahrt erreicht hatten, unter den Auswirkungen dieser denaturierten Nahrung litt, fühlten sie sich mitschuldig. „Du darfst das nicht essen, das weißt Du doch“, ermahnten sie mich jetzt.

Für derartige Situationen des inneren Zwiespalts gibt es keine pauschalen und allgemeinen Regeln. Jede augenblickliche Lage ergibt sich aus einer anderen Stimmung und der betreffenden Umgebung.

Ich lebe in der Hoffnung, daß die Kinder eines Tages ihre „verrückte“ Mutter verstehen werden, und registriere bereits eine tendenzielle Entwicklung zu meiner Lebensanschauung. Sie beginnen zu reifen und merken, daß ihre Mutter doch nicht ganz auf den Kopf gefallen ist. Sie kommen dann von sich aus zu mir. „Maman, heute möchten wir bei Dir essen.“ Das bedeutet, rohe Lebensmittel zu verzehren, etwas für das Wohlbefinden zu tun und sich von dem schlechten Gewissen zu befreien, das sie haben, wenn sie beispielsweise trotz Ausschlag oder Schnupfen eine Pizza essen.

Meine Kinder haben schon zu oft gesehen, wie es mir oder meinen Freunden erging, wenn wir uns kleine Sünden erlaubten. Sie hören überdies oft Gespräche bei meinen Vorträgen mit, gerade auch die Berichte der Teilnehmer. Das alles geht nicht spurlos an ihnen vorüber.

Einmal kam mein Jüngster zu mir und erklärte, er wolle seine häßliche Warze am Knie loswerden und deshalb wie ich roh essen. Also begann er seinen ersten freiwilligen Rohkosttag – es fiel ihm ganz schön schwer. Gegen 17 Uhr (die kritische Zeit) litt er unter einem starken Verlangen nach Brot. Die Abhängigkeit von denaturierten Kohlenhydraten bleibt auch den Kindern nicht erspart. Dafür konnte er so viele Bananen essen, wie er wollte.

Abends vor dem Einschlafen fragte er mich nach einer kleinen Überraschung. Ich brachte ihm etwas verschämt einen kleinen Apfel, obwohl mir klar war, daß er nach anderem verlangte, nach einer Praline, einem Keks oder etwas Ähnlichem. (Derartige Produkte habe ich natürlich nicht im Hause, und das wissen die Kinder auch.) Er biß also einmal in den Apfel und schlief kurz danach ein.

Beim Aufwachen am nächsten Morgen rief er: „Hurra, ich habe meinen ersten Rohkosttag geschafft!“ Er war mächtig stolz auf sich – und hatte auch allen Grund dazu.

Manche Kinder, die von Geburt an diese Ernährungsweise kennenlernen, und andere, die über eine besondere geistige Disposition verfügen, essen gern Nahrungsmittel in rohem Zustand. Als ich nach meiner Umstellung erstmals wieder eine Freundin besuchte, brachte ich eine Menge Orangen mit. Ich aß meine Früchte, während sie und ihre Kinder (damals sieben und acht Jahre) ihre normale Mahlzeit zu sich nahmen. Die Kinder schauten mir interessiert zu. Nachmittags äußerten sie dann den Wunsch, auch Obst essen zu wollen. Es war mir eine große Freude, meine Mahlzeit mit ihnen zu teilen. Heute sind die beiden fast zu Vitalisten geworden.

Die damals siebenjährige Nathalie erzählte mir einmal: „Manchmal ist es leicht, nur roh zu essen. Aber sobald ich gekochte Nahrung verzehre, möchte ich immer mehr davon. Ich kann dann nicht mehr aufhören. Aber hinterher bin ich nicht froh. Wenn ich Brot esse, habe ich das Gefühl, daß alles hier klebt!“ – dabei machte sie mit ihrer Hand eine kreisende Bewegung vor dem Brustbereich. Sie gab damit eine sehr treffende Beschreibung für den schleimbildenden Charakter dieses Nahrungsmittels.

Wir können heute kaum einen Schritt aus dem Hause tun, ohne mit irgendeiner suggestiven Werbung konfrontiert zu werden – von den entsprechenden Fernsehspots einmal ganz abgesehen. Sie erinnert uns daran, was wir essen sollen und vor allem, worauf wir auf keinen Fall verzichten dürfen, wenn wir zu den glücklichen, gut aussehenden und gesunden Menschen gehören wollen. Diese Art der Werbung nistet sich auch im Gedächtnis und in der Gedankenwelt unserer Kinder ein und manipuliert ihre Verhaltensweisen, wenn wir sie nicht aufklären. Auf den Plakaten werden junge, strahlende Menschen gezeigt, die angeblich nur deshalb voller Schwung und Tatkraft sind, weil sie Cola oder Milch trinken und Camembert oder Schokolade essen.

Das Unterbewußtsein registriert das Gesehene und speichert es. Das ist einer der Gründe dafür, daß Kinder (und Erwachsene natürlich auch) später im Supermarkt zu einem bestimmten Produkt greifen. Es ist daher die Aufgabe der Erzieher – sowohl der Eltern als auch der Lehrerinnen und Lehrer – die Kinder so früh wie möglich auf die Tricks und Mechanismen der Werbung aufmerksam zu machen, damit sie (rechtzeitig) zu kritischen Konsumenten werden können.

Die instinktiven Reaktionen des Kindes

Wir Eltern fühlen uns oft ohnmächtig und hilflos, wenn wir versuchen, etwas Konkretes und Greifbares für die Gesundheit unserer Kinder zu tun. Wir investieren viel Zeit, Geduld und Geld – und erreichen häufig nur, daß unsere Umwelt uns als Außenseiter, Fanatiker und Spinner ansieht. Trotzdem dürfen wir nicht aufgeben. Wir müssen uns für unsere Ziele und Vorstellungen einsetzen, auch ohne Hilfe von außen. Das absolut Wichtigste ist, ein gutes und überzeugendes Beispiel zu geben.

Grundsätzlich stehen viele Kinder – und gerade solche, die von Anfang an auf „andere" Art und Weise als die große Mehrheit der Bevölkerung ernährt wurden – der Vitalkost unvoreingenommen und keineswegs skeptisch oder gar ablehnend gegenüber.

Wenn es dennoch zu Schwierigkeiten und Mißverständnissen kommt, hat dies meist einen anderen Grund: Wir Eltern versuchen oft, unseren Kindern Verhaltensweisen und Handlungen anzugewöhnen, die uns angenehm sind – die aber nicht den Bedürfnissen der Kinder entsprechen, sondern ihnen in vielen Fällen sogar entgegengesetzt sind. Beispielsweise überfüttern die meisten Eltern ihre Kinder, oder sie versüßen Getränke wie Tees mit Zucker, weil sie selbst ein entsprechendes Verlangen nach Süßem haben.

Wir dürfen nie vergessen, daß die Welt der Kinder eine ganz andere ist, als wir sie uns vorstellen. Sie ist noch wesentlich stärker vom Instinkt geleitet als die unsere. Ein Beispiel: Wir bemühen uns oft darum, alles Gemüse und sogar die Früchte klein zu schneiden oder verschiedene Lebensmittel zu vermischen – das aber wollen viele Kinder überhaupt nicht. Sie essen lieber die Frucht oder das Gemüse „am Stück", das macht ihnen viel mehr Spaß.

Ein anderes Beispiel: Wenn es am Tisch einen Streit gibt zwischen Kindern und Eltern, reagieren die Kinder meist wesentlich gesünder als die Erwachsenen. Sie verweigern instinktiv das Essen, wofür sie dann oft noch ermahnt werden. Nimm Dir dies als Vorbild. Laßt alles liegen, sprecht Euch aus und eßt erst weiter, wenn sich die Gemüter beruhigt haben und alle wieder froh und entspannt sind. Zum Essen zu zwingen ist zwar die klassische, aber falsche Handlung.

Um Deine Kinder ein wenig mit rohen Nahrungsmitteln vertraut zu machen, kannst Du so vorgehen: Spreche Dich mit einer anderen Familie ab und bereite eine schöne, abwechslungsreiche und bunte Gemüseplatte vor (die Farben Rot und Gelb sollten unbedingt vertreten sein). Arrangiere alles in ganzen oder größeren Stücken – also beispielsweise Spinatblätter, Kohlrabi- und Paprikaviertel oder ganze Maiskolben.

Beobachte genau, was welches Kind auswählt, und ob es bei jeder rohen Mahlzeit zu dem gleichen Produkt greift. Rege es in diesem Fall ein wenig an, auch einmal etwas anderes zu probieren. Aber: Die Ausübung von Druck oder Zwang ist völlig zwecklos, allenfalls hat sie einen negativen Einfluß.

Laß alles so geschehen und ablaufen, wie es sich ergibt – ohne festen Plan, wie sich alles abspielen und auf welche Resultate es hinauslaufen sollte. Wenn die Kinder gar nichts oder sehr wenig von der Gemüseplatte verzehren wollen, mußt Du auch dies akzeptieren.

Vergewissere Dich vor der nächsten rohen Mahlzeit, daß sich die Kinder nicht bereits zuvor mit Süßigkeiten, Milch oder anderen ungesunden Nahrungsmitteln sättigen, was die natürliche Sperre gegen rohe Gemüse erklären würde. Für Große wie für Kleine gilt also, daß sie alles essen (manchmal ist dies mit dem Wort „leider" zu versehen), wenn sie ausreichend Hunger haben. Unter diesen Bedingungen wird dann auch optimal verdaut. Wenn man eine Mahlzeit ausläßt, stürzen sich die Kinder in der Regel auch auf das Gemüse.

Biete zwanzig bis dreißig Minuten später in gleicher Weise eine reichhaltige und anregende Früchteauswahl an. Das, was die Kinder bei Gemüse und Obst immer oder regelmäßig auswählen, solltest Du ihnen künftig häufig anbieten. Von Zeit zu Zeit darf die Zusammensetzung aber durch ein neues Produkt ergänzt werden, damit sie die Möglichkeit haben, durch andere Auswahl ihre Bedürfnisse zu decken.

Das Einbeziehen der Kinder

Es gibt prinzipiell keinerlei Unterschiede in der Ernährung von Kindern, Heranwachsenden, Erwachsenen oder älteren Menschen. Mit einer Ausnahme: Der Säugling hat Anspruch auf (Mutter-) Milch. Die Faustregel heißt für alle Altersgruppen folglich, das zu essen, was einem in rohem Zustand schmeckt, dann ist man gut und ausreichend versorgt. Für den Fall, daß nicht alles roh gegessen wird, möchte ich wiederholen:

Die Speisen sollten so einfach wie möglich zubereitet sein. Die schädliche und ungesunde Vielseitigkeit der denaturierten Speisen dient allein der Befriedigung der Geschmacksnerven und des Intellekts.

Es ist vernünftiger, eine komplette Mahlzeit aus rohen Früchten oder Gemüse zu bereiten und die nächste dann aus gekochten Nahrungsmitteln, als beide Formen der Ernährung miteinander zu vermischen. Gerade für Menschen, die sich auf rohe Nahrung umstellen, weil sie bereits unter Verdauungsproblemen leiden, ist es günstiger. Wenn Du dennoch nicht auf einen Salat oder Früchte zu gekochter Nahrung verzichten willst, gilt die Regel: die rohen Lebensmittel mindestens eine halbe Stunde (eine längere Zeitspanne ist besser) vor der denaturierten Speise verzehren.

Ich gehe bei den folgenden Darstellungen und Hinweisen davon aus, daß Deine Kinder nicht an einer Krankheit leiden. Wenn dies aber der Fall sein sollte, ist es unmöglich und unverantwortlich, pauschale und allgemeingültige Ratschläge erteilen zu wollen.

Der Faktor der Gaumenfreuden und der Emotionen sollte bei Kindern stärker berücksichtigt werden als bei uns Erwachsenen, weil sie noch nicht über unsere Erfahrungen verfügen und – wenn keine entsprechenden Symptome und Krankheiten auftreten und zum Ausbruch kommen – keine Motivation für eine Ernährungsumstellung empfinden. Überlege ehrlich, ob Du selbst bereit gewesen wärest, auf Dein Käsebrot zu verzichten, wenn Du nicht an Rheuma oder anderen Gesundheitsstörungen gelitten hättest.

Wenn sich Deine Kinder einmal freiwillig für eine Obstmahlzeit entscheiden, hast Du schon viel gewonnen. Von dem Tag an kannst Du einmal pro Woche für die ganze Familie ein Essen zusammenstellen, das nur aus reifen Früchten besteht. Wenn dies mit der Zeit zur Gewohnheit geworden ist, kannst Du das Angebot an rohen Nahrungsmitteln auch auf Gemüse und Salate ausdehnen.

Anfangs darf nicht gespart werden. Das Kind soll das erhalten, was ihm am besten schmeckt. Denke daran, daß es sich um eine Regenerationstherapie handelt – und rufe Dir ins Gedächtnis, wieviel Geld Du schon für Medikamente ausgegeben hast. Statt dessen investierst Du heute präventiv in Heilstoffe, die sich in den lebendigen, biologischen Nahrungsmitteln befinden. Sei also großzügig, auch wenn Du Dich dadurch möglicherweise auf anderen Gebieten etwas einschränken mußt. Wenn die Kinder schon um die Schädlichkeit der denaturierten Nahrung wissen, ist es wichtig, mit ihnen zu besprechen, was sie für den jeweiligen Monat von ihren bisherigen Eßgewohnheiten aufzugeben bereit sind. Wenn sie sich auf solche Einschränkungen noch nicht einlassen wollen, solltest Du darauf auf keinen Fall bestehen. Die Kinder haben dann in ihrer Entwicklung noch nicht den Punkt erreicht, an dem eine Umkehr sinnvoll ist. Habe Geduld und warte ab, bis der richtige Augenblick gekommen ist.

Sofern das Kind mittlerweile dazu bereit ist, mittags roh zu essen, bleibt ihm noch immer die abendliche Mahlzeit, um das an verfälschter Nahrung zu sich zu nehmen, auf das es großen Appetit hat. Versuche in dieser Phase, die tierischen Produkte nach und nach vom Tisch zu verbannen. Beginne mit der Milch und den Milcherzeugnissen, später solltest Du auch den Anteil an Getreide (Brot, Nudeln, Reis) reduzieren. Im Grunde unterscheidet sich das Vorgehen nicht von dem bei der Nahrungsumstellung eines Erwachsenen.

Wenn sich die Kinder aber beispielsweise am Abend für Spaghetti entscheiden, sollten wir das akzeptieren, auch wenn wir um die negativen Auswirkungen der verfälschten Kohlenhydrate wissen. Bei dieser zweiten Mahlzeit des Tages besteht neben der Sättigung das hauptsächliche Ziel darin, das Gemüt des Kindes zufriedenzustellen und ihm wirklich das zu geben, was es für sich als Gaumenfreude ausgewählt hat. Das bedeutet selbstverständlich nicht, daß Du dem Kind einmal am Tag denaturierte Nahrung geben mußt – es soll nur, wenn es dies wünscht, eine Art von „Belohnung" dafür sein, daß es zu Mittag seine rohe Speise zu sich genommen hat.

Sollte das Kind des öfteren nach rohen Lebensmitteln verlangen, bremse es nicht, sondern freue Dich über diese Entwicklung. Die Ernährungsumstellung wird sich direkt auf seine geistige Entfaltung – und auf die Deine natürlich auch – auswirken.

Die wesentlichste Regel, die Du beachten mußt, lautet: Zwinge Dein Kind nie, etwas zu essen, was es instinktiv ablehnt, ob es sich nun um gekochte oder rohe Nahrungsmittel handelt. Es gibt zum Beispiel heute genügend Babys und Kleinkinder, die instinktiv gefrorenes Gemüse (sogar das aus dem eigenen Garten stammende) nicht verzehren wollen.

Wie könnte eine Nahrung, die das Kind ablehnt, seine Gesundheit positiv beeinflussen? Und das ist es doch, was Du letztendlich erreichen willst. Seine ablehnende Haltung wird Dir oft nicht gelegen kommen, doch vergiß Deinen verletzten Stolz, Deine Bequemlichkeit, zwinge es nicht zu der von Dir vorgesehenen Nahrung.

Auch das beste biologisch angepflanzte Gemüse, dessen Beschaffung Dir viel Mühe bereitet hat, wird dem Kind nichts bringen, wenn es das Produkt instinktiv verweigert. Die betreffenden Nahrungsmittel müssen nicht unbedingt – nur weil sie biologisch sind – den tatsächlichen Bedürfnissen des kindlichen Organismus entsprechen, erst recht nicht in gekochtem Zustand.

Ich höre immer wieder Eltern sagen: „Als ich klein war, wollte ich das Gemüse, das meine Mutter gerade putzte, am liebsten roh essen, aber das durfte ich nicht. Gekocht schmeckte es mir dann nicht mehr." Es ist ein Jammer, daß solche instinktiven, natürlichen Bedürfnisse und Verhaltensweisen von ihren Eltern einfach ignoriert wurden. Diese Kinder hätten die Chance gehabt, sich von denaturierter Nahrung fernzuhalten, denn sie verfügten über die besten Dispositionen. Jetzt geht es darum, selbst als Eltern nicht den gleichen Fehler zu machen.

Solange ein Kind nur mit unverfälschten Lebensmitteln konfrontiert wird, trifft es seine Entscheidungen aufgrund des Geruchs- und Geschmackssinns. Diese sind aussagekräftiger und wertvoller als der Inhalt sämtlicher Bücher, die angeblich wissen, was das Kind essen soll und was nicht. Sei deshalb glücklich über das Reaktionsvermögen Deines Kindes. Und: Respektiere seine Wünsche auch dann, wenn deren Erfüllung etwas mehr Aufwand und Mühe erfordert, als wir es üblicherweise in unserem mittlerweile durchorganisierten und rationalisierten Haushalt gewohnt sind.

Ein Kind fühlt sich automatisch von Süßem angezogen. Wahrscheinlich braucht sein Körper zu Beginn Fruchtzucker für den Aufbau des Gehirns. Dieser ist im Obst in ausreichendem Maße vorhanden. Aus meiner Sicht ist es dennoch nicht sinnvoll, ein Kind ausschließlich mit Früchten zu versorgen. Die negativen Folgen einer zu hohen Zufuhr habe ich schon besprochen. Ein gewisser Anteil an Gemüse sollte – seine Zustimmung und seine Bereitschaft vorausgesetzt – das Nahrungsangebot ergänzen.

Wenn Deine Kinder keine Milch mögen, kannst Du dankbar sein und mit ruhigem Gewissen darauf verzichten. Gib ihnen dafür in der Winterperiode ab und zu ein paar Nüsse, zum Beispiel nachmittags zwischen den Mahlzeiten – und mische sie möglichst nicht mit anderen Lebensmitteln. Du wirst sehen, daß der Verzicht auf Milch, Milchprodukte, Brot und Süßigkeiten schon bald dazu beiträgt, das Kind vor der nächsten Erkältung zu schützen (zumindest vor einer starken Grippe), außerdem vor Asthma und Allergieschüben. Überdies hemmt der Verzehr von Milch sehr oft seinen natürlichen Appetit.

Es ist schließlich empfehlenswert, einmal in der Woche einen sogenannten „Entziehungstag" zu praktizieren. Die ganze Familie verzichtet dann auf tierische Produkte einschließlich Butter und Sahne. Oder auf denaturierte Kohlenhydrate, die in Brot, Nudeln, Reis und Kartoffeln enthalten sind. Derartige Versuche sind spielerische Tests, bei denen Du Deine eigene Abhängigkeit wie auch die Deiner Kinder überprüfen kannst.

Die Angewohnheit, eine Mahlzeit mit einem Nachtisch zu beenden, ist für die Gesundheit gleichsam eine Katastrophe. Ein solches Dessert – ob es sich nun um eine Süßspeise oder um Käse handelt – bringt erhebliche Verdauungsprobleme mit sich, auch wenn wir sie nicht wahrnehmen. Es kann somit den ganzen Wert der zuvor genossenen gesunden Mahlzeit entscheidend mindern. Statt dessen solltest Du zum „Nachtisch" beispielsweise folgendes anbieten: ein paar Rosinen, Sonnenblumenkerne, Sesamsamen, ein halbes Löffelchen Honig oder ein paar Feigen. Ideal ist es, jeweils nur eines der genannten Nahrungsmittel vorzusehen. Das Kind soll auch hier die Einfachheit der Ernährung kennenlernen.

Auf keinen Fall sollte nach einer denaturierten Mahlzeit Obst gegessen werden. Die gekochte Nahrung muß den Magen bereits verlassen haben, bevor Früchte verzehrt werden, andernfalls ist die optimale Verdauung im Magen nicht gewährleistet. Zudem sollten sich Kinder wie Erwachsene während des Essens das Trinken ganz abgewöhnen, dafür im Bedarfsfall spätestens eine halbe Stunde vor der Mahlzeit trinken.

Kinder und Kinderkrankheiten

Was sich heute in vielen Praxen von Kinderärzten bei der Behandlung von Krankheiten abspielt, ist unverantwortlich und in höchstem Maße gefährlich. Die Verzweiflung und Unsicherheit der Eltern wird in vielen Fällen schamlos ausgenutzt. Entschieden zu häufig greifen Ärzte schon bei sehr kleinen Kindern zu Antibiotika und tun so, als hätte es zur Heilung der Kinderkrankheiten nie etwas anderes gegeben.

Wenn Eltern sich gegen diese Medikation zur Wehr setzen oder auch nur den geringsten Widerstand zeigen, werden sie mit dem Hinweis auf das angeblich unkalkulierbare Risiko beim Verzicht auf Antibiotika eingeschüchtert.

Ich habe sämtliche Krankheiten meiner Kinder ohne derartige Hilfsmittel kuriert und an die drohenden Gefahren, von denen der Kinderarzt sprach, nicht recht glauben mögen. Zu solchen Zeiten habe ich ausnahmsweise alles stehen und liegen lassen, um nur für die erkrankten Kinder da zu sein. Sie brauchen in solchen schwierigen Phasen besonders viel Liebe, Zuwendung und Geborgenheit. Zu kritischen Zeiten habe ich die Temperatur überwacht und fast stündlich gemessen, um zu verhindern, daß sie 40 Grad Celsius übersteigt.

Die herkömmliche Medizin bekämpft heute bereits das geringste Fieber mit Medikamenten – während auf der anderen Seite die Naturheilkunde in bestimmten Fällen künstliches Fieber als Therapeutikum einsetzt.

Wie ist dieses praktisch entgegengesetzte Verhalten zu erklären? Fieberanfälle haben insofern ihren Sinn, als dadurch die zerstörerisch wirkenden Bakterien auf natürliche Art und Weise vernichtet werden. Das Verbrennen bestimmter Bakterien durch das Fieber bewirkt eine innere Reinigung des Körpers und auch des Geistes.

Die Natur verfügt in aller Regel über entsprechende Selbstheilungskräfte. Ich habe meinen Kindern deshalb „nur“ Wadenwickel angelegt und/oder Heilerde eingesetzt, die speziell auf Leber, Darm, Lendenbereich und gegebenenfalls den Hals wirken soll. Da viele nicht genau wissen, wie man damit umgeht, ist ein genauer Heilerde-Führer notwendig.

Die Kinderkrankheiten sind wichtige Reinigungsprozesse, die die Abwehrkräfte des heranwachsenden Menschen stärken. Die Intensität dieser Erkrankungen – so Guy Claude Burger – entspricht dem Vergiftungsgrad des Körpers. Wenn die Giftausscheidungen mit Hilfe von Medikamenten verhindert werden, sammelt sich das Gift weiter im Körper an und bildet das Grundpotential für spätere schwerwiegende Erkrankungen.

Wird der Ausbruch der Kinderkrankheiten auf diese unnatürliche Weise unterbunden, stellt das in gewisser Hinsicht eine Vorbereitung für die verschiedensten Zivilisationskrankheiten (wie beispielsweise Allergien) dar, mit denen unsere Kinder in immer stärkerem Maße zu kämpfen haben. Erlittene Kinderkrankheiten garantieren andererseits natürlich nicht eine zukünftig glänzende Gesundheit, aber sie schaffen eine Basis dafür, daß spätere Erkrankungen nur in abgeschwächter Form auftreten oder sogar vermieden werden können.

Wenn ein Kind an Grippe erkrankt ist, ist es zunächst wesentlich, für eine Entleerung des Darms zu sorgen – entweder oral mit Glaubersalz, das etwas unangenehm schmeckt, oder durch Einläufe mit lauwarmem Wasser, das etwas frische Kamille enthält (filtriert)[38)]. Danach soll das Kind Wasser trinken. Wir sollten das Wort „Essen“ einem kranken Menschen gegenüber (gleichgültig welchen Alters) überhaupt nicht in den Mund nehmen. Kinder verfügen meist noch über den ausgeprägten Instinkt, nur dann etwas zu essen, wenn sie wirklich Hunger haben. Bei Fieber tritt kein natürlicher Appetit auf.

Der Körper braucht zur Genesung viel Energie – er sollte deshalb in der schwierigen Krankheitsphase nicht unnötig Kraft für die Verdauung aufwenden müssen. Also empfiehlt es sich, ihm nur Wasser oder Kräutertee anzubieten. Wenn sich dennoch Hungergefühle einstellen, genügt am ersten Tag der Saft frisch gepreßter Früchte oder Gemüse. Auf keinen Fall darf der Kranke Milch trinken, sie würde die Infektion nur noch intensivieren.

In der Zeit des hohen Fiebers ist Ruhe das beste Mittel, das wir dem kranken Kind bieten können. Störende Ablenkungen durch andere Familienmitglieder, Radio, Cassetten oder Fernseher sind daher zu vermeiden. Es ist außerdem gut, den Raum abzudunkeln und stündlich für ein paar Minuten zu öffnen, die frische Luft tut dem Patienten gut.

Wenn das Kind zwei bis drei Tage lang gefastet und vollkommene Ruhe genossen hat, kannst Du ihm ein wenig Obst neben sein Bett stellen. Du brauchst nichts zu sagen, sein Instinkt wird es nach der Frucht greifen lassen oder nicht. Dann beginnt es langsam wieder zu essen. Du solltest Dir wegen des (vorübergehenden) Fastens keine Sorgen machen, wir alle, auch die Kinder, verfügen über ausreichende Reserven.

Um Dich in diesem Punkt noch mehr zu beruhigen, zitiere ich hier aus dem Buch „Geburt und Kindheit" von Dr. W. zur Linde[39)]. Ich bin zwar nicht mit allem einverstanden, was er darin zum Ausdruck bringt, dennoch enthält seine Schrift genug Wissenswertes, um sie für Dich interessant zu machen.

Er stellt beispielsweise fest: „Wenn die Kinderkrankheit vorbei ist, die übrigens nicht länger dauert, als wenn Dein Kind medikamentös behandelt wird, dann hast Du ein Kind vor Dir, das ein Stückchen größer geworden ist, weniger am Körper als in seiner geistigen Reife." Du hast als Erzieher Dein Bestes getan und kannst auch stolz auf Dich sein. Der Magen des Kleinen ist jetzt etwas zusammengeschrumpft, nütze die Gelegenheit, um ihm künftig nicht so viel auf den Teller zu laden. Am besten sollte er lernen, sich selbst zu begrenzen, denn wie immer, ich werde es zu wiederholen nicht müde, ist die Menge der Nahrung unter Umständen wichtiger als ihre Qualität.

Der negative Einfluß des Rauchens

Einen nachhaltig negativen Einfluß auf die Kinder hat der Nikotingenuß der Erwachsenen. Wenn auch nur ein Elternteil raucht, ist zu erwarten, daß die Kinder später diese gesundheitsschädliche Angewohnheit nachahmen und ebenfalls rauchen werden. Der Nikotingeruch prägt sich fest ein, auch wenn Kinder nur während der ersten Lebensjahre mit ihm konfrontiert werden. Deshalb wird sie der Zigarettendunst im späteren Leben in die wohlige und angenehme Babyphase zurückversetzen. Die Anfälligkeit für das Rauchen ist also in solchen Fällen viel eher gegeben als bei nichtrauchenden Eltern.

Ich appelliere ernsthaft im Namen unserer Kinder und Enkelkinder an die Erwachsenen, die gedanken- und rücksichtslos bei verschiedenen Anlässen ungeniert in Anwesenheit von Kindern rauchen. Ich denke dabei insbesondere an Kindergeburtstage und vergleichbare Feste. Würden wir die Kinder fragen, ob sie lieber mit oder ohne Zigarettenrauch ihr Fest feiern möchten – wie sähe ihre Antwort wohl aus? Aber die Erwachsenen nehmen auf die Belange der Kinder, auf deren Wohlbefinden und Gesundheit, keinerlei Rücksicht und sind nur bestrebt, ihre Nikotinsucht zu befriedigen. Sie zwingen ihnen damit ihre schädlichen Angewohnheiten auf, ohne einen Widerspruch zu dulden, beziehungsweise zu akzeptieren.

Die Rolle der Wissenschaft

Es gibt eigentlich keine Theorien, die nicht auch Fehler oder Widersprüche enthalten, einfach deshalb, weil alle Theorien von (fehlbaren) Menschen entwickelt werden. Erst recht gilt das für Lehren, die einer spezialisierten und determinierten Wissenschaft entstammen.

Für mich hat Erlebtes und Erfahrenes immer Vorrang vor abstrakten und nicht durch Anwendung am Menschen erprobten Theorien. Letztere können nicht ganz ernst genommen werden, wenn man am eigenen Leib ihnen widersprechende Ergebnisse und Erscheinungen registriert. Derartige Theorien sind häufig das Resultat eingeschränkter und begrenzter fachlicher Untersuchungen, die die Ganzheit des Menschen nicht in Betracht ziehen.

In meinen Augen verhalten sich die einseitig orientierten Wissenschaftler in vielen Fällen wie spielende Kinder. Wir wollen ihnen das Spiel nicht verderben, aber wir sollten sie eben auch nicht alleine weiterspielen lassen. Besonders kritisch wird es, wenn sie ihre Erkenntnisse als absolute „Wahrheiten" ausgeben.

In der Medizin unterscheiden wir heute im wesentlichen zwei Richtungen: die herkömmliche Schulmedizin, die cartesianisch – also der rationalen Erkenntnistheorie von Descartes folgend – orientiert ist, und darüber hinaus verschiedene Schulen, die unter dem Sammelbegriff „Naturheilkunde" zusammengefaßt werden. Sie bieten vielfältige Therapien an, die sich in der Regel günstiger auswirken als die von der Schulmedizin verordneten Medikamente.

Die meisten Menschen glauben seit Jahrzehnten daran, daß allopathische Medikamente (Mittel, die eine der Krankheitsursache entgegengesetzte Wirkung haben) sie heilen könnten – obwohl die tatsächlichen Resultate dem weitgehend widersprechen. Andererseits können aber auch die in kleinsten Dosen verabreichten homöopathischen Mittel (solche, die beim Gesunden die gleichen Krankheitserscheinungen hervorrufen würden, nach dem Grundsatz: Ähnliches durch Ähnliches heilen) allgemein nur zur Unterstützung der Genesung dienen.

Denn solange der betreffende Mensch seine unnatürliche, gesundheitsschädliche Ernährungs- und allgemeine Lebensweise beibehält, erhält er auch seine Krankheit aufrecht. Die pharmazeutischen Mittel stellen in dieser Situation „lediglich" eine zusätzliche Belastung für den kranken Organismus dar, der ohnehin kaum dazu in der Lage ist, mit dem täglichen konventionellen Essen fertig zu werden. Wie soll dieser geschwächte und anfällige Körper die in Form von Medikamenten noch hinzukommenden neuen Giftstoffe verkraften?

Die Gegenwehr der Patienten

Glücklicherweise reagieren einige Menschen angesichts dieser unbefriedigenden Umstände skeptisch auf die Schulmedizin und ihre Methoden. Sie wollen sich nicht weiter mit der geheimnisvollen Fachsprache des spezialisierten Arztes abfinden. Sie wollen verstehen, was ihnen der Mediziner mitteilt. Im übrigen ist es ein Armutszeugnis, wenn ein Mediziner seine Diagnose nicht in einer für jedermann nachvollziehbaren und verständlichen Form darlegen kann oder mag.

Ein Beispiel: In den letzten Jahren ist häufig von einer „vegetativen Dystonie" die Rede (Fehlregulation des vegetativen Nervensystems). Diese Krankheit stellt für die Ärzte – und erst recht für die betroffenen Patienten – ein höchst kompliziertes Phänomen dar. Welche Ursachen ein derartiges Leiden hat und was dagegen getan werden kann, bleibt allerdings trotz aller Fachausdrücke zumeist unklar und macht den kranken Menschen deshalb hilflos und unsicher.

Eine vergleichbare Ohnmacht gegenüber solchen Erscheinungen hat wohl jeder von uns schon erlebt, deshalb sollten wir die Geheimsprache der Ärzte nicht weiter dulden.

Grundsätzlich müssen die Patienten kritischer werden. Es darf ihnen nicht peinlich sein nachzufragen, wenn sie die ärztliche Fachsprache nicht verstehen. Warum sollten sie es auch? Es ist schließlich nicht ihr Metier und der Arzt ist verpflichtet, sich allgemeinverständlich auszudrücken, wie dies auch von anderen Berufssparten verlangt wird. Der Mediziner benennt zwar womöglich die verschiedenen Symptome, doch kennt er selten die Ursache. So erfährt der kranke Mensch meist nicht viel, was ihm konkret weiterhelfen könnte.

Eine vordringliche Aufgabe des Arztes ist es aber, nicht nur die Symptome auftretender Krankheiten zu bekämpfen, sondern vor allem den darunter leidenden Menschen auch zu informieren, wie er derartige Gesundheitsstörungen künftig vermeiden kann.

Sowohl die Medizin als auch vergleichbare Wissenschaften haben genug Gründe, sich einer Art von Geheimsprache zu bedienen. Sie ist ein wichtiges Mittel, die Machtposition zu bestätigen beziehungsweise zu festigen und ihre oftmals nicht haltbaren Theorien zu sichern.

Deine Aufgabe ist von jetzt an, den Arzt deutlich und selbstsicher zu fragen: „Welchen Ursprung hat meine Krankheit? Bitte erklären Sie mir genau, was mit mir los ist." Wenn er Dir ein zusätzliches Symptom nennt, frage unermüdlich in gleicher Weise weiter: „Und welche Ursache hat dieses?"

Irgendwann werdet ihr auf diese Art beide gemeinsam feststellen, was Du in Deinem Leben falsch machst – ob Du nicht genügend Bewegung oder frische Luft hast, ob Du zuviel arbeitest oder zu starkem Streß ausgesetzt bist, ob Du auf Genußmittel wie Kaffee, Alkohol oder Nikotin verzichten mußt oder Dich falsch ernährst. Erst nach hartnäkkigem Nachfragen und intensiver Ursachenforschung wirst Du eine brauchbare und angemessene Antwort erhalten. Es liegt dann in Deiner Hand, selbst in natürlicher Form zu Deiner Genesung beizutragen, statt Deine Zeit in Arztpraxen abzusitzen und weiterhin schädliche und gefährliche Medikamente einzunehmen. Mache nicht den klassischen Fehler, zu glauben: „Ich lebe nicht ungesünder als alle, also kann meine Krankheit nicht von meiner Lebens- oder Ernährungsweise kommen." Vergiß nicht, daß Du ein einmaliges Wesen auf Erden bist, das individuell auf Einflüsse reagiert.

Kürzlich hörte ich von einem Teilnehmer meines Seminars: „Ich bin selbst Arzt und sage immer zu meinen Kollegen, geht nie zu einem Arzt. Ihr wißt selbst am besten, daß er machtlos ist und effektiv nichts für euch tun kann." Dabei lachte er. Er erzählte mir, daß er selbst seinen Krebs durch eine Behandlung bei einem Heilpraktiker, der ihm strengste Rohkost verordnete, geheilt habe. Daraus zog er die Konsequenz, sich jetzt auch zu einem Heilpraktikerkurs anzumelden.

Die Frage, ob die Schulmedizin überhaupt eine Chance hat, auf ihre bisherige Art weiterzukommen und tatsächlich zu helfen, würde ich mit einem klaren Nein beantworten. Selbst wenn sie diese Möglichkeit hätte, wäre – überspitzt ausgedrückt – dem Patienten keine Gelegenheit zur Heilung seiner Krankheit gegeben.

Da die meisten Ärzte nicht zum Umdenken bereit sind, müssen die erkrankten Menschen selbst eine Umkehr und Neuorientierung einleiten wollen. Sie müssen lernen, die Naturgesetze zu verstehen und – sobald ein grundsätzliches Vertrauen gewachsen ist – die eigene Heilung selbst in die Hand zu nehmen, gleichgültig, wie groß der Aufwand an Zeit und Geld auch sein mag. Mediziner, die bereit sind, den neuen Weg einzuschlagen, werden niemals über einen Mangel an Arbeit zu klagen haben. In der Millionen Jahre alten Geschichte wurden schon andere Krisen überwunden als die eben beschriebene. Auch diese ist zu meistern, wenn die Betroffenen demütig und bescheiden genug sind, wieder von vorn zu beginnen.

Unter den Ärzten gibt es sicher einige, die es tatsächlich gut meinen. Von diesen ist in diesem Buch nicht die Rede. Außerdem ist es mit dieser löblichen Absicht allein noch nicht getan. Sie müssen sich vielmehr konsequent um den richtigen Weg bemühen, wenn sie ihrer Berufung wirklich gerecht werden wollen.

Neuerdings beabsichtigen viele etwas ganz anderes: Sie absolvieren ein paar Wochenendseminare, um dann plötzlich als Sachkundige für

Naturheilverfahren, für Homöopathie oder Akupunktur auftreten zu können. Dies stellt – auch wenn es seriöse Helfer darunter gibt – eine neuerliche Irreführung dar, denn es geht ihnen weniger um die Gesundheit als um finanzielle Vorteile. Bei solchen in der Regel zwielichtigen und fragwürdigen Angeboten ist der Patient bereit, eine hohe Summe zu bezahlen, wobei er als Gegenleistung erwartet, seine Gesundheit wiederzuerlangen. Die Menschen sind so weit degeneriert, daß es Jahrzehnte und Generationen dauern wird, bis auf dem Gebiet der Gesundheit wieder Ordnung geschaffen ist. Vor allem müssen die Ärzte selbst damit beginnen, sich umzustellen, damit sie am eigenen Leib erfahren, was es bedeutet, wirklich gesund zu sein. Sie bedürfen, wie die meisten anderen Menschen auch, einer Entgiftungskur, die ihnen eine größere Klarheit des Geistes sowie ein besseres Denk- und Unterscheidungsvermögen vermittelt.

Wenn wir uns wirklich eines Tages wieder an die Naturgesetze halten, speziell im Bereich der Ernährung, werden die meisten Krankheiten nicht mehr auftreten. Die Menschen können ihre gesundheitlichen Probleme lösen, sofern sie sich der Natur und ihren Regeln bereitwillig und ehrlich öffnen.

Die Natur will, daß wir uns wieder in ihr System integrieren – weiter nichts. Die verschiedensten Therapien nützen uns alle herzlich wenig, wenn wir uns nicht auf diese grundsätzliche Veränderung einlassen mögen.

Als Gegenargument höre ich zuweilen, daß wir doch dank der Medizin heute länger leben. Die entsprechenden französischen Statistiken zeigen aber: Die Lebensdauer der Menschen hat sich im Vergleich der Jahre 1960 und 1980 nur um sieben Monate erhöht – also nicht um mehrere Jahre, wie es gern behauptet wird. Dafür erkranken sie heute in der Regel zehn Jahre früher als in der Vergangenheit. Sie leben also letztlich, quantitativ gesehen, ein wenig länger – fristen aber, was die Lebensqualität angeht, ein kümmerliches Dasein.

Es stimmt – auch dies ist ein weiteres, häufig zitiertes Gegenargument –, daß die zivilisierten Menschen nicht mehr aufgrund eines eher harmlosen Leidens wie beispielsweise einer Blinddarmentzündung sterben müssen, weil die moderne Medizin sie rechtzeitig rettet. Es handelt sich bei derartigen Krankheiten aber um solche, die durch unsere gegenwärtige Lebensweise hervorgerufen werden. Sogenannte primitive Völker kennen diese Symptome nicht, es sei denn, sie sind bereits mit der Zivilisation in der einen oder anderen Weise in Berührung gekommen. Ein Blinddarm entzündet sich nur, wenn entsprechende Voraussetzungen (beispielsweise eine falsche Ernährung) und eine damit verbundene Schwächung des Immunsystems gegeben sind.

Die „Krankheitsindustrie“

Der bekannte alternative Politiker Herbert Gruhl schreibt in seinem Buch „Das irdische Gleichgewicht“[40] unter dem Stichwort „Die Krankheitsindustrie“:

„Dieser Abschnitt behandelt nicht die Gesundheit, denn sie hat keinen ökonomischen Aufwand nötig, sondern die Krankheit. Nur die Krankheiten konnten die Medizin zu einer 'Wachstumsbranche' befördern. In den letzten Jahren war sie die erstaunlichste Wachstumsbranche überhaupt.

Bis zur Mitte des Jahrhunderts hat die Medizin mit relativ bescheidenen Mitteln die Lebenserwartung beträchtlich erhöht, was dem supertechnischen Krankenhaus und der Pharmaindustrie nicht mehr gelang. In der Bundesrepublik Deutschland, in den USA und anderen westlichen wie östlichen Industrieländern ist zwischen 1960 und 1978 die Lebenserwartung kaum mehr gestiegen. Aber gerade in dieser Zeit stieg der Aufwand der gesetzlichen Krankenversicherungen in der Bundesrepublik von 9 Mrd. DM (1960) über 24 Mrd. DM (1970) auf 85 Mrd. DM im Jahre 1980.“

Die registrierten Ausgaben im Gesundheitswesen Deutschlands schlagen im Entstehungsjahr dieses Manuskriptes mit 250 Mrd. DM zu Buche. Der tatsächliche Betrag liegt meiner Ansicht nach noch wesentlich höher. Wir haben also alle Gründe, Deutschland als reiches Land zu bezeichnen. Aber weiter mit dem Zitat von Gruhl:

„Gerade der wahnwitzig gestiegene medizinische Aufwand, ohne daß ein erkennbar verbesserter Gesundheitsstand der Bevölkerung damit einherginge, macht deutlich, daß die Haltung des 'Koste es, was es wolle!' ins Leere läuft. Es kostet dann zwar, 'was es will', aber ein erkennbarer Gewinn ist für den Menschen nicht mehr zu ermitteln – mit Ausnahme von Einzelfällen. Aber diesen individuellen Einzelgewinnen stehen auch individuelle Einzelverluste gegenüber. So wurden zum Beispiel 1974 in den USA 2,3 Millionen und im Jahre 1977 fast zwei Millionen unnütze Operationen ausgeführt, an denen mehr als 10 000 Personen starben. In den USA werden doppelt so viele Operationen ausgeführt wie in den europäischen Ländern. In der Bundesrepublik nahmen die Krankenhausfälle zwischen 1970 und 1977 um 50 Prozent zu.

Der 'medizinisch-industrielle Komplex', wie ihn der Berliner Sozialwissenschaftler Martin Jänicke nennt, hat jedenfalls einen Umfang erreicht, der zu seiner Heilwirkung in keinem Verhältnis mehr steht. Die Krankheiten, die er bekämpft, produziert er zum guten Teil selbst. Darauf hat, wenn auch manchmal in überspitzter Form, Ivan Illich hingewiesen. [...]

Der Mensch macht sich selbst krank, weil er hemmungslos geworden ist. Der ungehemmte Glaube an den Fortschritt der Medizin und des Wohlstands führt zu Sorglosigkeit. Manche ergeben sich den Süchten, deren wiederholte Heilung sie von der ärztlichen Kunst erwarten. Hier hat sich ein sich selbst verstärkender Kreislauf entwickelt. Nach dem derzeitigen Verbrauch schluckt der Bundesbürger im statistischen Durchschnitt während seines Lebens 36000 Tabletten, wozu noch die Spritzen, Einreibungen und flüssigen Mittel kommen.

Wie lukrativ das Geschäft für die Pharmaindustrie ist, ergibt sich daraus, daß sie es sich leisten kann, jährlich für 1500 Millionen DM kostenlose Musterpräparate zu verteilen. Sie war eine der eindrucksvollsten Wachstumsbranchen der letzten Jahrzehnte. Die Pharmaindustrie der wichtigsten westlichen Länder produzierte im Jahr 1969 für 66 Mrd. DM und 1979 für 133 Mrd. DM. Die gesamten Kosten für Krankheiten und ihre Folgen dürften im Jahre 1981 erstmals 200 Mrd. DM (in der Bundesrepublik Deutschland) übersteigen. Die Krankheiten schaffen 'Wachstum', Gesundheit ist Stagnation. Wenn jetzt Gesundheit ausbräche, dann gäbe das eine schlimme Rezession in der Krankheitsindustrie."

Es fällt mir schwer, aus diesem Buch nicht weiter zu zitieren. Ich empfehle jedem, es ganz zu lesen. Es ist auch für Leser geeignet, die sich im allgemeinen nicht sehr für Politik interessieren.

Kehren wir aber an dieser Stelle noch einmal kurz zu dem Komplex der allgemeinen Lebensdauer zurück. Wenn man der Bibel Glauben schenken darf, haben die Menschen früher 120 Jahre und länger gelebt. Diese Zahl wird durchaus – wenn auch äußerst selten – noch heute erreicht. Ich denke dabei wieder an Dr. Norman Walker, der strikt nach den Naturgesetzen lebte und im hohen Alter von 116 Jahren starb, wobei er bis zuletzt im Besitz seiner körperlichen und geistigen Kräfte war.

Eigentlich darf sich kein Arzt rühmen, einen Patienten geheilt zu haben. Die Genesung erfolgt immer aus dem Inneren des betroffenen Menschen selbst. Sie ist verbunden mit seiner Disziplin. Der Patient muß geduldig die Entzugserscheinungen, etwa beim Verzicht auf Milch und Milchprodukte, am eigenen Leib erfahren und ertragen lernen. Diese Anstrengung ist allein sein Verdienst. Die Therapeuten haben nur die bescheidene Funktion des Anstoßes und eines Katalysators. Mehr nicht. Sie können demnach nur eine moralische Stütze sein.

Die meisten alternativ orientierten Ärzte und Therapeuten sind nicht couragiert genug, diese Alternativen überzeugend in der Öffentlichkeit zu vertreten. Das tun sie allenfalls beim persönlichen Gespräch mit ihrem jeweiligen Patienten. Doch sobald sie in der Öffentlichkeit auftreten – noch dazu, wenn sie auf ihre zukünftige Karriere bedacht sein müssen –, schlüpfen sie in ein anderes Gewand und meinen: „Die Medizin? Die Wissenschaft? Selbstverständlich brauchen wir sie."

Von einem Teil der Chirurgie, besonders der Unfallchirurgie, einmal abgesehen (dieser macht nicht mehr als fünf Prozent des gesamten medizinischen Aufwands aus): Welche anderen Sparten der Schulmedizin braucht der Mensch heute wirklich noch? Sie sind doch dafür verantwortlich, daß die Bevölkerung zunehmend kränker wird beziehungsweise in diesem Zustand verharrt.

Subjektiv betrachtet gibt es sowohl bei der Schul- als auch bei der alternativen Medizin eine Vielzahl von Heilungen. Wenn ein Mensch durch eine Rohkostkur genesen ist, hört man viele Ärzte sagen: „Der Glaube versetzt eben Berge." Einverstanden. Aber der Glaube hat im Gegensatz zu Medikamenten, zu manchen chirurgischen Eingriffen oder zur Chemotherapie keine schädlichen Nebenwirkungen. Er kostet nichts, er ist die „Medizin" für alle, gleichgültig, ob der Betroffene nun arm ist oder reich. Aber wie verhält es sich mit der Einnahme von Medikamenten? Würden die Menschen solche Präparate benutzen, wenn sie nicht an ihre helfende und heilende Wirkung glauben würden? Nur weil sie diese unterstellen, sind sie bereit, Arzneimittel einzunehmen – also ist hier ebenfalls eine Heilung aufgrund des sogenannten Placebo-Effekts, also des Glaubens, möglich. Dies ist überhaupt das Erfolgsprinzip von Ritualen jeder Art, sei es Tanz, religiöse Riten oder ähnliches. Sie verschonen aber den Körper von der zusätzlichen Auseinandersetzung mit den Giften der Arzneimittel und regen statt dessen seine Selbstheilungskräfte an. Das ist der positive Effekt der sogenannten Geistheilung – und auch des Fastens.

Eine Bemerkung am Rande: In China wurden die Ärzte früher nur für ihre Dienste bezahlt, wenn der Patient aufgrund der Behandlung auch tatsächlich gesund wurde. Blieb er dagegen krank, erhielt der Arzt keinen Pfennig. Dieses Verfahren leuchtet mir ein. Allerdings wäre eine solche Maßnahme in unseren zivilisierten Ländern (mittlerweile auch in China) nicht mehr durchführbar, weil der Mensch ständig dem Einfluß schädigender Stoffe verschiedenster Art ausgesetzt ist. Das war vor mehr als zweitausend Jahren nicht in dem heutigen Umfang der Fall.

Die Schulmedizin tappt in vielerlei Hinsicht im Dunkeln. Unaufhörlich werden neue Methoden, Entdeckungen, Therapien, Instrumente, Medikamente und Ratschläge von „klugen" Professoren und Wissenschaftlern ausprobiert. Hat ein Arzt überhaupt noch die Möglichkeit und die Zeit, sich mit den vielen sogenannten Fortentwicklungen kritisch auseinanderzusetzen? Auch angesichts der Patientenzahl, die er täglich behandelt, erscheint das fast unmöglich.

Von einem Mediziner aus meinem Bekanntenkreis will ich folgende Geschichte berichten. Er gestand mir einmal: „Heute bekam ich es mal wieder mit der Angst zu tun. Ein Patient kam mit einem undefinierbaren Schmerz. Ich hatte keine Ahnung, was es sein könnte." Daraufhin fragte ich ihn: „Was hast Du gemacht?" – „Erst einmal eine Beruhigungsspritze." (Beinahe hätte ich ihn gefragt: „Wem hast Du sie gegeben? Dir oder dem Patienten?") Er fuhr in seiner Schilderung fort: „In der Zwischenzeit konnte ich mir Gedanken darüber machen, was zu tun war. Ich wühlte in meinen Büchern im Nebenzimmer herum." Ein solches Geständnis überraschte mich nicht, es entsprach und entspricht den Ängsten und der Unsicherheit derer, die alles wissen wollen oder sollen – aber falsch ausgebildet worden sind.

Die Bevölkerung erwartet viel von den Medizinern. In Wirklichkeit beherrschen diese weit weniger an umsetzbarem Wissen, als wir Ahnungslosen glauben. Bei einem aufrichtigen und ehrlichen Verhältnis zwischen Arzt und Patienten könnten die Mediziner viel leichter zugeben: dies oder jenes weiß ich nicht. Dabei würden alle nur gewinnen. Statt dessen verrät ihr unnatürliches, übertrieben selbstsicheres und dominantes Auftreten alles andere als Demut, die dem Patienten ein höheres Maß an Vertrauen vermitteln würde. Dies ist aber die entscheidende Basis einer jeden Therapie.

Die Mediziner haben einen Prestigeberuf gewählt, die wenigsten von ihnen sehen darin allerdings auch ein „Geben". So belegt beispielsweise die Tatsache, daß kaum ein Arzt mehr aufs Land ziehen will, sehr deutlich die Art des vorherrschenden „Engagements".

Der junge Student, von seinem starken Ego geleitet, läßt sich von einem Beruf blenden, der ihm Sicherheit und Ansehen garantiert. Er sieht sich bereits in der Machtposition, die er selbst als Patient aus der anderen Perspektive kennengelernt hat. Dabei geht er davon aus, daß ihm, wenn er erst einmal in seinem Beruf tätig ist, die gleiche Ehrfurcht entgegengebracht wird, die er seinem Arzt gegenüber jahrelang gezeigt hat. So motiviert, nimmt er das Studium mit großem Engagement auf.

Besonders grotesk ist die Zulassung zum Medizinstudium aufgrund guter Noten. Was haben Fleiß und intellektuelle Begabung mit den für einen Arzt so wichtigen Eigenschaften wie Einfühlungsvermögen, Geduld und Zuneigung zu tun? Was mit der Bereitschaft zu bedingungslosem Geben, also zu uneigennütziger Liebe?

Im Verlauf wird der Medizinstudent wohl ab und zu erkennen, daß manche Theorien, die ihm im Rahmen seiner Ausbildung nahegebracht werden, nicht ganz stimmen können. Solche Bedenken schiebt er aber beiseite, denn er muß die Prüfungen im Sinne der Professoren ablegen. Später im Beruf wird er dann so stark von der alltäglichen Arbeit beansprucht, daß er nicht die Zeit findet, sich nachträglich über die manchmal fragwürdigen Inhalte seines Studiums Gedanken zu machen.

Bei den Folgen der „Errungenschaften" der modernen Medizin ist ein weiterer Punkt zu bedenken: Was nützt uns ein verlängertes Leben ohne Freude und Tatkraft? Die Mediziner und ihre Gesetze haben entschieden, das Dasein eines Menschen so lange zu erhalten, wie es eben nur geht. Die Qualität dieser Existenz scheint keine Rolle zu spielen. Hauptsache, ihre kostspieligen Apparaturen sind in Betrieb. Kein Wunder, daß jemand, der den Mut hat, menschlich zu handeln (wie beispielsweise Professor Hackethal), von der Öffentlichkeit verurteilt wird.

Hier stoßen wir auf das unvermeidliche Thema Tod, dessen Sinn in unserer modernen und leistungsorientierten Zivilisation verfälscht und entstellt wird. Ein kranker Mensch, gleichgültig, wie lange und wie stark er leiden mag, ist in den Augen dieser Gesellschaft meist besser dran als jemand, der auf natürliche Weise die Erde verläßt. Ich kann mich dieser Einstellung nicht anschließen.

Niemand kennt das vorgesehene Schicksal des jeweiligen Menschen – und niemand darf sich deshalb in solche Fügungen einmischen. Dies soll nicht heißen, daß man nicht sein Möglichstes tun sollte, um ein Menschenleben zu retten. Wieviele aber vegetieren in Krankenhäusern oder Pflegeheimen vor sich hin und werden mit Drogen, entwerteter Nahrung und Medikamenten am Leben erhalten? Das Vordringlichste scheint in diesen Fällen zu sein, daß das Krankenbett belegt ist, daß die Kassen klingeln und unser Bruttosozialprodukt wachsen kann.

Krankheit als Chance

Die Krankheit ist eine Chance, Körper, Seele und Geist zu reinigen und wiederherzustellen. Sie bietet die Gelegenheit, Giftstoffe auszuscheiden und damit zu genesen.

An Krebs Erkrankte waren oft in ihrer Jugend wenig krank. Deren Körper hatte sich scheinbar auf allen Ebenen den schädlichen Einflüssen angepaßt. Immer wieder wurden Krankheiten – und sei es auch nur eine einfache Grippe – schon im Anfangsstadium medikamentös behandelt und konnten demzufolge nicht voll zum Ausbruch kommen. Die Giftstoffe sammeln sich aber im Laufe der Zeit unbemerkt im Organismus an, bis eines Tages dann eine schwere Krankheit ausbricht. Das geschieht dank einer perfekt organisierten pharmazeutischen Industrie und dank der Ärzte, die die entsprechenden Mittel verschreiben.

Liebe Leserin, lieber Leser, ich gehe nicht gerade sanft mit der herkömmlichen Medizin um, denn ich vertrete die Ansicht, daß der Mensch nicht in seiner Ignoranz verharren darf. Er hat vielmehr die Pflicht, sich mit diesen höchst unerfreulichen Tatsachen auseinanderzusetzen und etwas dagegen zu unternehmen. Ich bringe hier zum Ausdruck, was mich seit Jahren beschäftigt, um den Menschen die Augen zu öffnen. Ich hoffe damit vielen helfen zu können, ihr Leben – und auch ihre Gesundheit – selbst zu bestimmen.

Die Ärzte verurteilen in der Regel alle Therapeuten, die einen anderen Weg als den ihren einschlagen, sie nennen sie oftmals sogar Scharlatane. Ein Teil der alternativen Mediziner belegt wiederum die Schulmediziner mit der gleichen abfälligen Bezeichnung, weil sie Heilung durch die Einnahme von Medikamenten versprechen, wobei keine wirkliche Genesung eintreten kann. Die alternativen Therapeuten, die in vielen Fällen ehemalige Ärzte der traditionellen Ausrichtung sind, wissen meist aus eigener (leidvoller) Erfahrung, in welcher Sackgasse die herkömmliche Medizin steckt.

Weiter wird behauptet, Mediziner, die alternative Wege beschreiten, würden ihre Patienten als Versuchskaninchen benutzen. Selbst wenn dies so wäre, täten sie nichts anderes als die Schulmediziner, die dies unter offiziellem Schutz seit Jahrhunderten praktizieren. Die herkömmliche Medizin braucht derartige Versuchskaninchen. Überlege Dir, wie lange Du diese entwürdigende Rolle noch spielen möchtest.

Die Wissenschaftler mögen vieles erkannt und entdeckt haben, an einer wichtigen Tatsache sind sie aber achtlos vorbeigegangen: an dem Zusammenhang zwischen den Krankheiten und der Ernährungsweise. Hätten sie diese Beziehung vor allen anderen aufgedeckt, wären ihnen viele weitere Entdeckungen, die sich lediglich auf Symptome, nicht aber auf die eigentliche Ursache konzentrieren, erspart geblieben.

Der wissenschaftliche Ausgangspunkt war und ist verfälscht beziehungsweise nicht genügend durchdacht, deshalb kann bei jedem Forschungsergebnis nur ein Bruchteil der Wahrheit zum Vorschein kommen. Dies führt niemals zu einer wirklichen Lösung, sondern unweigerlich in eine Sackgasse. Die Spezialisierung ist nicht Freund der Wahrheit, sondern ihr Feind. Die Fakten, die ein Fachmann sammelt, mögen wahr sein, doch die Schlüsse, die er daraus zieht, sind des öfteren falsch.

In der Tat wird gewissenhaft geforscht, jedoch einseitig. Es gilt das Motto: Ich glaube nur, was ich sehe – und jeder sieht meist, was er sehen will. Interessant aber wird es erst, wenn es darum geht, an etwas zu glauben, das man nicht sieht, aber intuitiv spürt. Das, lieber Leser, ist die Basis meiner allgemeinen Theorie. Wie sagte schon Goethe: „Erkläre das Erklärbare und verehre das Unerklärbare."

„Ist es überhaupt wissenschaftlich bewiesen, daß lebendige Nahrung heilt?" Diesen Einwand höre ich nicht nur von herkömmlichen Wissenschaftlern, sondern auch von Menschen, die behaupten, nicht mehr an die Schulmedizin zu glauben, also von der üblichen Wissenschaft nichts mehr erwarten.

Wer nicht genügend Vertrauen in die Naturgesetze entwickeln kann, um auf die Erkenntnisse der traditionellen Wissenschaft weitgehend zu verzichten, sollte noch eine Weile seine bisherige Einstellung beibehalten. Ein Mangel an Vertrauen ruft Ängste hervor – und dies wiederum ist ein zusätzlicher Faktor, der die Entwicklung einer Krankheit fördert.

Aber noch einmal zurück zu den Behauptungen und Verhaltensweisen der Schulmedizin. Ist etwa die Chemotherapie eine nach wissenschaftlichen Gesichtspunkten zu empfehlende Behandlung? Handelt es sich dabei in vielen Fällen nicht vielmehr um ein massenhaft durchgeführtes Experiment mit äußerst ungewissem Ausgang? Die meisten Ärzte müßten längst zu dieser Erkenntnis gelangt sein, doch viele tun weiterhin so, als wäre die Chemotherapie die Lösung schlechthin. Der Facharzt wird Dir auf einen entsprechenden Einwand hin sagen: „Selbstverständlich ist die heilende Wirkung dieser Therapie wissenschaftlich bewiesen." Daß der Mensch aber im Zuge einer solchen Behandlung unter Umständen systematisch zerstört wird, darüber sprechen sie kaum.

Die Krankheit Krebs existierte bereits vor 3500 Jahren, vielleicht sogar noch früher. Während dieses langen Zeitraums war niemand in der Lage, das „Wundermittel" zu entdecken, das den Krebs ausrotten könnte. 3500 Jahre und in der letzten Zeit Milliarden an finanziellen Mitteln haben dazu nicht ausgereicht. Ich fürchte, es liegt nicht an der Zeit, nicht an den Geldern und auch nicht an der Inkompetenz der Wissenschaftler, sondern daran, daß von jeher in der falschen Richtung geforscht wurde.

Eine kleine Spitze kann ich mir hier nicht verkneifen: Die deutsche Krebshilfe nahm alleine im Jahr 1988 über DM 50 Millionen durch Spenden ein. Ein Zehntel dieser Summe wäre ausreichend, ein Rohkostzentrum für Umsteller zu errichten, ein weiteres Zehntel, um ein Forschungszentrum aufzubauen. Hier würden sich die Spender im Gegensatz zu obigem Beispiel allerdings nicht an etwas beteiligen, was sich letztendlich wieder gegen sie richtet.

Es wird gesagt, der Krebs entstünde durch eine unnatürliche Vermehrung der Zellen. Der Begriff „Krebszellen“ ist uns in diesem Zusammenhang geläufig. Wovon aber werden die Zellen des Organismus versorgt? Von dem, was der Mensch in Form von Nahrungsmitteln zu sich nimmt – von den Elementen aus den Lebensmitteln also, die in mikroskopischer Größe über die Blutbahn bis in den Zellkern transportiert werden.

Und wie sieht es mit der Aids-Forschung aus? Es tauchen immer mehr Berichte auf, die der ursprünglichen Theorie, daß die Aids-Viren das Immunsystem zerstören, widersprechen. Laut diesen Berichten entwickeln sich die Viren nur, wenn das Immunsystem bereits geschwächt ist. Dies geschieht hauptsächlich durch die Lebensweise.

Wenn wir demnach wissen, daß die Gesundheit unserer Zellen von der richtigen Ernährung abhängt, liegt es auf der Hand, sich voll und ganz auf die Qualität der Nahrung zu konzentrieren. Das heißt: Sie muß lebendig sein und alle Stoffe enthalten, die die Natur in ihr vorgesehen hat, sie darf also weder chemisch behandelt noch bestrahlt werden. Sie fungiert schlicht als Mittel, das unsere angeborene Gesundheit natürlich aufrecht erhält.

Der Ausspruch „Ich glaube nur, was ich sehe“ kann natürlich auf viele Bereiche angewandt werden. Es gibt aber auch das Jenseits. Für viele ist dieses Wort unverständlich. Jenseits ist einfach alles das, was sich mit irdischen Hilfsmitteln nicht wahrnehmen läßt. Irdische Hilfsmittel sind Augen, das Gehirn und alle anderen Körperteile, ebenso Instrumente, die die Fähigkeit zu erkennen verstärken beziehungsweise weiter ausdehnen.

Man könnte also sagen: Das Jenseits ist, was jenseits der Erkennungsfähigkeit unserer körperlichen Augen ist. Eine Trennung zwischen Dies- und Jenseits gibt es aber nicht, auch keine Kluft. Es ist alles einheitlich, wie die gesamte Schöpfung. Eine Kraft durchströmt das Diesseits wie das Jenseits, alles lebt und wirkt von diesem einen Lebensstrom und ist dadurch ganz untrennbar verbunden.

Daraus wird folgendes verständlich: Wenn ein Teil davon krankt, muß sich die Wirkung in einem anderen Teile fühlbar machen, wie bei einem Körper. „Kranke“ Stoffe dieses anderen Teils strömen dann zu dem erkrankten über durch die Anziehung der Gleichart, die Krankheit dadurch noch mehr verstärkend. Wird eine solche Krankheit aber unheilbar, so ergibt sich daraus notwendigerweise der Zwang, das kranke Glied gewaltsam abzustoßen, wenn nicht das Ganze dauernd leiden soll. Aus diesem Grund ist es ratsam, sich umzustellen. Es gibt kein

Dies- und Jenseits, sondern nur ein einheitliches Sein. Mit seinem Trennungsirrtum schränkt sich der Mensch nur ein und verhindert gewaltsam seinen Fortschritt.

Der Arzt von morgen

Der ärztliche Beruf in seiner heutigen Form kann mit der Tätigkeit eines Mechanikers verglichen werden. Viele Mediziner haben vergessen, wie sich ein Patient fühlt, der kraftlos und verzweifelt im Bett liegt. Sie gehen mit ihm oftmals wie mit einer Maschine um, die man je nach Bedarf inspiziert oder repariert, wobei unter Umständen einzelne Teile entfernt oder ausgetauscht werden.

Weiß der Arzt, welche Schamgefühle eine Frau empfindet, der er im Krankenhaus plötzlich und ohne ihr Einverständnis die Bettdecke wegzieht und das Nachthemd hochhält, um einem halben Dutzend Studenten die Funktionen ihres Unterleibes zu erklären, wobei er zwischendurch noch mit der Krankenschwester spricht? Die Patientin muß alles über sich ergehen lassen, ihre Intimsphäre existiert scheinbar überhaupt nicht.

Eine derart entwürdigende Szene habe ich mir einmal und nie wieder gefallen lassen. Ich habe mich nach dieser Erfahrung geweigert, weiterhin als „Studienobjekt" zur Verfügung zu stehen.

Ich wundere mich, daß aufgeweckte junge Studenten so viele unlogische, überholte, ja unmenschliche Theorien akzeptieren, von denen sie wissen, daß sie sie später an Menschen anwenden werden. Ein paar Monate vor ihrem Studium standen viele der älteren Generation noch respektlos und skeptisch gegenüber – meiner Ansicht nach mit Recht.

Was aber ist in der kurzen Zeit aus ihrer Energie und Tatkraft gegen das Traditionelle geworden? Wo sind ihre frühere Verwegenheit, ihre Unvoreingenommenheit und ihre „unverdorbene" Logik geblieben? Es scheint, daß sie nicht auf ihre innere Stimme hören wollen, die ihre Pläne, eine brilliante Karriere zu machen, gehörig durcheinanderbringen würde. Sie gehen mehr oder weniger bewußt einen faulen Kompromiß mit ihren Professoren und deren System ein, weil sie im Grunde froh sind, überhaupt einen Studienplatz bekommen zu haben. Die Hochschullehrer selbst nutzen ihre Lage offensichtlich aus. Wie lange wollen diese jungen manipulierten Menschen noch schweigen?

Manche Studenten brechen ihre Ausbildung ab, weil sie das Gefühl haben, sich auf dem Holzweg zu befinden. Sie sollten aber nicht aussteigen, sondern statt dessen nach einer vollkommenen Reform der medizinischen Lehre verlangen, die auf anderen Theorien als denen der anerkannten Wissenschaft beruhen müßte.

Ein praktizierender Arzt muß wissen, daß der Mensch mehr ist als die Summe seiner wahrnehmbaren Körperteile, seiner Gedanken und Verhaltensweisen. Er ist eine Einheit aus Körper, Seele und Geist. Wer heilen will, muß folglich alle drei Faktoren in ihrer Beziehung zueinander berücksichtigen.

Mir ist klar, daß das moderne „Gesundheitswesen" es dem Mediziner kaum mehr erlaubt, sich mit der seelischen Situation des Patienten zu befassen. Wer nur zuhört, verkauft nichts – wer nichts verkauft, kann seinen hohen finanziellen Belastungen nicht nachkommen. Niemand verlangt, daß sich die Ärzte zunehmend verschulden, ich fordere vielmehr eine bewußte Wahrnehmung dieses wirtschaftlich orientierten Krankheitssystems. Das würde dazu führen, daß Menschen es in seiner Gesamtheit boykottieren und ein neues System fordern.

Viele Ärzte verteidigen ihr Verhalten mit dem Vorwand: „Meine Patienten wollen es nicht anders, sie sind nicht bereit, sich selbst zu heilen. Sie wollen keine Verantwortung übernehmen und schlucken deshalb lieber Pillen." Das stimmt leider häufig. Aber es entbindet die Mediziner nicht der Pflicht, ihre Patienten auf die eventuellen Risiken der verordneten Medikamente oder anderer Therapien deutlich hinzuweisen.

Nun stehen aber zahlreiche Ärzte mit den Vertretern der Pharmaindustrie in einer sehr engen Geschäftsbeziehung – um es vorsichtig auszudrücken. Von dieser Seite ist also nicht viel oder überhaupt nichts zu erwarten.

Ich muß zwischendurch erwähnen, daß die hier beschriebenen Verhaltensweisen auf den größten Teil der Ärzteschaft zutreffen, daß es aber glücklicherweise auch Ausnahmen gibt.

Wer als Therapeut anders handelt als die Mehrheit, fühlt sich von diesen Aussagen logischerweise nicht angesprochen und hat es auch deshalb nicht nötig, sich zu verteidigen. Wenn Dich Dein Arzt aber von der „Dummheit" dieser Beschreibungen überzeugen will, hält er es wohl für dringend erforderlich, sich gegen solche Behauptungen zu wehren – in diesem Fall ist Vorsicht geboten.

Ein Ausnahmefall ist beispielsweise mein Kollege Dr. med. H.R. Er empfiehlt nicht nur die Vital-Ernährung, sondern praktiziert sie selbst. Aufgrund der positiven Erfahrungen hiermit ist er heute nicht mehr bereit, jahrelang die Kopfschmerzen seiner Patienten klassisch zu behandeln, wenn sie nicht bereit sind, ihre schädlichen Eß- und Trinkgewohnheiten aufzugeben. Er meint außerdem, daß ein so wichtiges Buch wie „Eine neue Krebstherapie"[41)] von Dr. Max Gerson, das bereits 1954 erschien, auf keinen Fall den Medizinstudenten vorenthalten werden dürfte. – Wieviele Patienten müssen sterben, weil ihnen die Wahrheit nicht zugänglich gemacht wird?

Zur Zeit macht das Buch „So heilst Du Dich von Krebs, Aids und Suchtkrankheiten“[12)] von Chrysostomos von sich reden. Die Werbung für dieses Buch ist verboten, weil es eine Reihe von peinlichen medizinischen Fehlern entlarvt. Zugegeben – der Autor geht nicht gerade zimperlich mit den Ärzten um, aber behandeln die uns besser? Wie schnell überrumpeln sie eine Patientin und amputieren eine Brust, ohne eine Alternative der Krebsbehandlung anzubieten. Außerdem geht es bei ihnen auch nur darum, ihren Ruf und beruflichen Erfolg zu retten – bei den Patienten aber um Leben und Tod. Erstaunlich ist, daß diese sich so allmächtig präsentierende Wissenschaft einen Laien fürchtet.

Angst entsteht nur, wenn ein Mangel an Wissen vorliegt. Könnte es sein, daß die Ärzte doch desorientiert sind und um ihren Broterwerb fürchten? Es ist wichtig, daß alle Menschen erfahren, was sich wirklich abspielt. Ich finde das Werbeverbot für ein Buch in einem angeblich demokratischen Land fast noch intoleranter als damals Khomeinis Verbot, Kritik am Islam zu äußern. Hier wird aber lautstark protestiert.

Wie sollen sich Patienten für Alternativen entscheiden können, wenn ihnen immer nur die einseitige Schulmedizin präsentiert wird! Man kann doch nicht behaupten, daß für alle Menschen richtig sei, was „wissenschaftlich bewiesen“ ist und im Einklang mit der Pharmaindustrie steht – und dies dann noch als Wahrheit und Freiheit ausgeben!

Die meisten Leser werden sich an den Huflattich-Skandal von 1988 erinnern. In der Presse konnte man lesen: „Säugling stirbt an Leberzirrhose – Mutters Kräutertee war tödlich.“ Hierzu meinten die Autoren Dr. med. Hans Peter Schlebusch und Dr. med. Hans-Christoph Scheiner in „Die Vernichtung der biologischen Medizin“[42)]: „Mittels Labor kann man so ziemlich jedes erwünschte Ergebnis erzielen, dabei geht man nach folgendem scheinbar bewährten Strickmuster vor: Man isoliert Einzelstoffe aus phytotherapeutischen Verbindungen, gibt sie in hohen Dosen verschiedenen Tieren im Tierversuch und stellt dann eine hepatoxische und/oder kanzerogene Wirkung fest. Dies kann man, und das kann ich Ihnen jetzt schon voraussagen, nicht nur, wie geschehen, beim Huflattich und beim Beinwell erreichen, sondern bei allen, ich wiederhole: allen phytotherapeutischen Substanzen. Dies kann man aber auch bei praktisch allen Nahrungs- und Genußmitteln erreichen, z.B. beim Kochsalz, beim Bier, bei der Schokolade, beim Kaffee, bei Mandeln, bei Zigaretten: Sie können Blausäure aus den Mandeln extrahieren und erreichen schon mit viel geringeren Dosen als beim

Huflattich einen tödlichen Effekt, Sie können Alkohol aus dem Bier extrahieren, womit bekanntlich schwerste lebertoxische Veränderungen erreicht werden können, Sie können Koffein aus dem Kaffee extrahieren und ihn im Tierversuch applizieren, Sie werden jede Menge tödlicher Zwischenfälle erleben. [...]

Sie müssen also konsequent sein und nicht nur den Huflattich und den Beinwell verbieten, sondern auch das Verbot aller anderen Phytotherapeutika vorbereiten und betreiben, aber auch das Verbot von Bier, Kaffee, Mandeln, Kochsalz usw. [...]

Übrig bleiben für uns dann, und nicht nur als Medikamente, sondern auch als Nahrungs- und Genußmittel, nur noch Arzneidrogen der chemischen Industrie, deren Toxizität in entsprechenden Dosen Sie ja auch nicht in Frage stellen ..."

Der Arzt von morgen, der im Sinne des Patienten und seiner Gesundheit tätig sein will, wird seine Arbeit ganz anders anlegen. Er wird bewußt auf herkömmliche Statussymbole, wie beispielsweise luxuriös ausgestattete Praxisräume, verzichten und den Patienten ohne Kittel empfangen, in einem Raum ohne hochmoderne Apparate, welche unbewußt einschüchtern.

Der Arzt der Zukunft wird keinen Wert darauf legen, mit seinem Titel angesprochen zu werden, weil dies eine zusätzliche Distanz zwischen dem Mediziner und dem Patienten schafft. Seine Behandlungsmethoden werden im positiven Sinne bescheidener, bewährt und damit ungefährlich sein. Er wird durch sein Verhalten und sein Auftreten das Vertrauen der Menschen wecken – was eine Grundvoraussetzung für eine erfolgreiche Behandlung darstellt.

Unser eingeschränktes Wissen

„Der Mensch benutzt nur zehn Prozent seiner geistigen Fähigkeiten", sagte Albert Einstein. Folglich tappt er ziemlich im Dunkeln.

Was ist beispielsweise ein „Vitamin", was „Mineralien" und „Spurenelemente"? Wir wissen heute, daß jede einzelne Substanz eine Rolle im menschlichen Organismus spielt, ebenso wie die Summe aller Stoffe. Eine Substanz entfaltet nur ihren notwendigen Einfluß, wenn sie mit anderen Stoffen zusammenwirken kann, mit denen sie ursprünglich in der Pflanze vereint war.

Betrachten wir als Beispiel eine Möhre, die neben tausend weiteren Stoffen auch das Carotin enthält, eine Vorstufe von Vitamin A. Wenn man die Karotte in ihrem natürlichen Zustand ißt, wird dieses Provitamin seinen Zweck erfüllen, vorausgesetzt, der betreffende Mensch hat keine Assimilationsprobleme.

Wird aber Carotin durch pharmazeutische Eingriffe isoliert, das heißt aus seinem ursprünglichen Zustand herausgelöst, oder sogar Vitamin A selbst synthetisiert, fehlen ihm die begleitenden Substanzen, um seine Wirksamkeit zu entfalten. Es ist eher so, daß das isolierte Vitamin uns – je nach Dosis – unter Umständen schädigen kann.

Ein abgesonderter und seinem natürlichen Verbund beraubter Stoff kann nachteilig und ungünstig wirken, weil es sich bei ihm – wie bei den denaturierten Lebensmittelmolekülen – um eine für den menschlichen Organismus fremde Substanz handelt. Derartige isolierte Stoffe kommen in der Natur nicht vor.

Wie aber weiß ich, welche Substanzen aus der Möhre mein Körper braucht? Diese Frage kann niemand beantworten – außer der Natur selbst. Ich esse also Karotten, bis ich satt bin oder die instinktive Sperre wahrnehme. Auf diese Weise habe ich den Bedarf meines Organismus an Vitamin A oder vielleicht anderen Vitalstoffen gedeckt.

Vitamine wurden erst vor relativ kurzer Zeit entdeckt (1911). Seitdem sind immer wieder andere Vitalstoffe wie beispielsweise Mineralien oder Spurenelemente entdeckt und erforscht worden. Das erste Vitamin bekam den Namen Vitamin A. Auf das Vitamin C wiederum stieß man viel früher als auf die vielen verschiedenen Vitamine des B-Komplexes, so daß man nachträglich eine Reihe von Bezeichnungen für die anderen Wirkstoffe dieser Gruppe anhängen mußte. Anhand dieses Beispiels möchte ich den Leser darauf aufmerksam machen, daß er sich nicht an „eine" Wissenschaft anlehnen darf, die nur einen ganz kleinen Teil all der Geheimnisse entdeckt hat, die die Natur noch verborgen hält. Keiner weiß, wieviele weitere vitaminähnliche Stoffe in Zukunft entdeckt werden.

Wir modernen Menschen fordern mittlerweile für alles einen entsprechenden wissenschaftlichen Beweis. Das ist notwendig geworden, weil wir uns so weit von der Natur und ihren Gesetzen entfernt haben. Wir haben im Zuge dieser Entfremdung kein Gespür und keinen Instinkt mehr für das, was richtig oder falsch ist. Das führt dazu, daß wir das Natürlichste der Welt in Frage stellen – beispielsweise das Wasser. Wir trinken statt dessen lieber süße Getränke, die industriell hergestellt werden.

In diesem Zusammenhang ist auch die Vital-Ernährung zu sehen, die die Menschheitsentwicklung ursprünglich ermöglicht und gefördert hat. Plötzlich wird innerhalb weniger Jahrzehnte diese Art der Ernährung angezweifelt, gar verspottet und für gefährlich erklärt. Dazu muß man wissen, daß es auf dem Gebiet der rohen Ernährung kaum einen wissenschaftlichen Beweis gibt. Zu den Zeiten, da sie auf natürliche Weise praktiziert wurde, bestanden die heutigen Forschungsmöglichkeiten noch nicht, und heute ist der Mensch degeneriert, was nicht immer zu zuverlässigen Ergebnissen führt.

Irrtümer und Fehlentwicklungen

Der Mediziner Dr. Robert S. Mendelsohn M.D. meint in seinem Buch „Male practice – how doctors manipulate women"[43)] („Wie Ärzte Frauen manipulieren") unter anderem, daß die „alle zwei Jahre durchgeführte Vorsorgeuntersuchung eine Verschwendung an Geld und Zeit" sei. Diese Aussage wurde in den letzten Jahren durch verschiedene Studien bestätigt.

Weiter schreibt er: „Die festgestellte Entwicklung der modernen Medizin hat nichts mit Fortschritt zu tun, sie ist lediglich die Illusion einer Weiterentwicklung. Ein Jahr 'Entwicklung' ist die Ursache neuer Krankheiten, die ein paar Jahre später neu zur großen Liste der zivilisationsbedingten Krankheiten hinzukommen. Für diese neuen Krankheiten wird dann wiederum nach Präparaten zu ihrer Heilung geforscht und so weiter ...

Unzählige Menschen leiden heute an Verstopfung, deren Ursache hauptsächlich im Verzehr konzentrierter Nahrung zu sehen ist, einer Nahrung, die also nicht mehr ihren ursprünglichen Wasser- und Fasergehalt besitzt. Der weitaus schlimmere Grund für die weiter grassierende Verstopfung ist jedoch die Anwendung von Laxativa (Abführmittel). Diese sind an dem Drama schuld."

Dr. Mendelsohn spricht auch von der Abhängigkeit von Schlaftabletten. „Anfangs mag der Patient wohl gut schlafen, das heißt, so wird ein Problem beseitigt, dann aber treten 20 weitere Symptome auf, die ihrerseits die Anwendung weiterer Medikamente erfordern. Deswegen steigt die Zahl der sogenannten iatrogenen Krankheiten (Krankheiten, die durch pharmazeutische Präparate verursacht werden) prozentual immer weiter an. Zur Zeit sind es etwa 60 Prozent."

Bezogen auf die Zahnärzte sind ähnliche Fälle von Irrtümern und Fehlentwicklungen zu registrieren. Der Naturheilkundige Dr. med. Johann Abele, Vorsitzender des Deutschen Naturheilbundes, äußert sich in der Zeitschrift „Der Naturarzt"[44)] über das Amalgam, das für Zahnfüllungen verwendet wird: „Das Bundesgesundheitsamt hat den Zahnärzten dringend empfohlen, Schwangeren kein Amalgam als Plomben mehr einzusetzen. In Schweden ist dies längst bei alt und jung verboten. Der Gipfel der Unsicherheit und auch der Verflechtungen von Wirtschaftsmächten besteht aber darin, daß herausgebohrtes Zahnamalgam nicht in die Abwasser geleitet werden darf, weil das deutsche Wasserschutzgesetz das verbietet. Aber das Herausgebohrte darf straflos dem nächstbesten Menschen wieder eingesetzt werden: der Mensch als Endlagerstätte gefährlicher Schwermetalle.

In Scharen laufen die Bundesbürger heute der immer nebenwirkungsreicheren Chemiemedizin davon. Diejenigen, welche dies nicht dulden wollen, haben sich jetzt etwas typisch Deutsches als Gegenmittel ausgedacht. Sie versuchen dieses Davonlaufen durch einen 'Mauerbau' – Typ Ulbricht – zu verhindern: Gesetze verbieten nämlich seit kurzem dem biologisch arbeitenden Zahnarzt, seine Meßuntersuchungen zum Nachweis der Amalgamschädlichkeit abzurechnen.

Konnte er bis gestern noch dem Patienten für die Kasse seinen erheblich erhöhten Arbeitsaufwand beim Anwenden biologischer Methoden durch sogenanntes Analogisieren von Abrechnungsziffern plausibel machen, so ist ihm dies jetzt genommen. Entweder läßt er es nun bleiben, oder der Patient wird dadurch bestraft, daß ihm die Kasse nichts mehr ersetzen muß, was biologisch ist. Nur Gift erhält er zu hundert Prozent frei Haus."

In seinem neuesten Buch „Trau keinem Doktor – Bekenntnisse eines medizinischen Ketzers"[45] meint Dr. Mendelsohn: „Ärzte erhalten dafür, daß sie einschreiten meist mehr Beachtung und Anerkennung als dafür, daß sie nicht einschreiten. Sie sind darauf trainiert, einzuschreiten und lieber irgendetwas zu tun, als etwa nur zu beobachten und abzuwarten, ob es dem Patienten nicht von selbst bald besser geht – oder er freilich einen anderen Arzt aufsucht. Ich gebe Medizinstudenten, die ein Examen bestehen und überhaupt das ganze Medizinstudium absolvieren möchten, ohne den gesunden Menschenverstand zu verlieren, manchmal den despektierlichen Rat: Auf Prüfungsbögen immer die Antwort ankreuzen, die den größtmöglichen medizinischen Eingriff bedeutet, dann liegt man richtig. Angenommen, da steht, der Patient hat einen Pickel an der Nase, und es wird gefragt, was zu tun sei. Wenn eine der möglichen Antworten lautet: Ein paar Tage abwarten und beobachten – die ist bestimmt falsch. Nicht ankreuzen! Aber wenn da steht: Patient an eine Herz-Lungen-Maschine anschließen, alle Arterien wieder vernähen und ihm zwanzig verschiedene Antibiotika und Steroide verabreichen – die Antwort ist richtig. Dieser kleine Ratschlag hat mehr meiner Studenten durchs Examen geholfen als jede andere Vorlesung."

Zum Thema Fluor und Karies sagt ein Bericht der unabhängigen Zeitschrift „Der Gesundheitsberater"[46] über Hamburg: „In Hamburg blieben die öffentlichen Stellen auf den bislang in den Kindergärten vertriebenen Fluortabletten sitzen. Jetzt mußten zwei Kubikmeter (!!!) Fluortabletten vernichtet werden. Dies teilten die Zahnärztekammer Hamburg und Deutschlands oberster 'Fluor-Papst' Professor Rudolf Naujoks kürzlich mit. Man stelle sich vor, welche ungeheuerliche Menge Gift (der Wirkstoff Natriumfluorid ist ein schweres Enzym-, Zell- und Speichergift) die Hamburger Kinder da im Laufe der Zeit völlig sinnlos, weil gegen Karies ohnehin nutzlos, hätten schlucken sollen. Offensichtlich waren die Eltern da gescheiter als die Behörden und Zahnarztfunktionäre."

Aus Österreich berichtet die Zeitschrift: „Im Bundesland Kärnten wurde die seit fast dreißig Jahren durchgeführte Fluortablettenaktion in allen Kindergärten, Volks- und Sonderschulen mit Erlaß der Kärntner Landesregierung vom 31.Oktober 1986 eingestellt. Im Bundesland Steiermark war die 1957 gestartete Fluortablettenaktion nach Durchführung einer Enquete unter Beiziehung von Fluor-Experten beider Seiten einschließlich solcher der WHO (Weltgesundheitsorganisation) von der steiermärkischen Landesregierung schon 1973 eingestellt worden, nachdem die gravierenden Bedenken gegen diese Medikation von den Befürwortern nicht entkräftet werden konnten."

Ähnliches ist aus der Schweiz zu erfahren: „Weil die von den Fluorpräparaten verursachten Zahnschäden (Zahnfluorose) bei Kindern so zunehmen, verlangten die Schweizer Zahnmediziner, die bislang nicht genug für die Verbreitung der Fluoridanwendung tun konnten, von den Zahnpastaherstellern und -importeuren nun die Lieferung fluoridfreier Kinderzahnpasta."

Diese Berichte – und sie sind beileibe keine Einzelfälle – müssen einem zu denken geben. Wie lange, liebe Leserin und lieber Leser, willst Du noch „blind" durch diese Welt gehen? Du bist durch unser System bequem geworden, wer kann Dir das verdenken? Doch neue Zeiten kommen auf uns zu, in denen wir die Trägheit und Nachlässigkeit aufgeben müssen, wenn wir würdiger und menschlicher leben wollen, wenn wir überhaupt überleben wollen.

Du fühlst Dich ohnmächtig, Du weißt nicht, wie Du die Sache anpacken sollst? Dann wende Dich beispielsweise an eine Beratungsstelle des Deutschen Naturheilbundes in Deiner Umgebung.

Wenn Deine Ziele außerhalb egoistischer und wirtschaftlicher Interessen liegen – wovon ich ausgehe –, werden Dir die notwendigen Ideen und auch Mittel im richtigen Augenblick zur Verfügung stehen. Fordere Dich selbst heraus, Du wirst sehen, wie stark und sicher Du wirst. Das einzige unverzichtbare Mittel für Dich ist Dein Glaube und Dein Vertrauen in die Natur – alles andere ergibt sich dann quasi von selbst und wird zusehends leichter, je stärker Deine Zuversicht wächst.

Einige Fehler müssen die Wissenschaftler schon heute gezwungenermaßen eingestehen. Es heißt dann: „Wir haben uns leider geirrt!" Solche Geständnisse sollten größte Anerkennung von der Bevölkerung erhalten. Was aber, wenn sie fortfahren „... aber jetzt können wir den Fortschritt nicht mehr aufhalten." Die Frage ist tatsächlich, wie diese Kette von Fehlentwicklungen gestoppt werden kann. Mit Sicherheit könnten wir gegenwärtig einen Teil unseres aufwendigen Lebensstils und unserer Gewohnheiten umstrukturieren, ohne in wirtschaftliche Schwierigkeiten zu geraten. Denn: Wer seine Lebensqualität verändert und verbessert, verändert damit gleichzeitig seine Bedürfnisse. Vieles, was heute noch unverzichtbar beziehungsweise selbstverständlich zu sein scheint, wird mit dieser Umstellung plötzlich unwichtig und nicht mehr erstrebenswert.

Die traditionelle Wissenschaft basiert auf der kollektiven Zustimmung einer unbewußt denkenden und handelnden Masse. Zum Glück jedoch nehmen diese Billigung und dieses stillschweigende Einverständnis immer mehr ab, je stärker sich das Bewußtsein der Menschheit verändert.

Wie lange werden wir es noch dulden, daß eine Handvoll Menschen unter der Diktatur der Multikonzerne das Sagen hat? Wer spricht für die Rechte derjenigen, die sich nicht weiter manipulieren lassen wollen, die andere Bedürfnisse und Ziele haben? Die sich nach innerer Ruhe und innerem Frieden, nach Liebe und Wohlbefinden in einer sauberen, unkorrupten und lebenswerten Umwelt sehnen?

Die anerkannte Wissenschaft hat heute ein Weltmonopol – andere Richtungen, die Alternativen aufzuzeigen versuchen, werden von ihr praktisch ignoriert. Zu diesem Themenkomplex möchte ich Hans Joachim Ehlers zitieren, der in einem Aufsatz mit dem Titel „Die Wissenschaftsmafia"[47)] schrieb:

„Ich schätze die Wissenschafts-Päpste in Deutschland auf etwa 200 in allen Disziplinen. Unter ihnen spielt sich alles ab. Sie arbeiten eng mit der Industrie zusammen, die wiederum ihr krebsartiges Wachstum jenen Wissenschafts-Päpsten und Spezialisten-Kongregationen verdankt. Sie beherrschen die Universitäten. Sie wachen darüber, daß nur ihr wissenschaftliches Weltbild gelehrt wird. 'Ich bin der Herr, Dein Wissenschaftler, Du sollst nicht haben andere Wissenschaftler neben mir.'

Sie beherrschen aber auch die Politiker. Denn sie sind auch dort gutachterlich tätig. Sie bestimmen unter anderem, wohin die Forschungsgelder fließen, vor allem wohin nicht. Natürlich fließen die

Forschungsgelder in die Industrie, die wiederum von jenen Wissenschaftlern beraten wird.

Sie beherrschen aber auch die Justiz. Denn auch dort sind sie mit ihrem materialistischen Weltbild gutachterlich tätig. Sie sagen den Richtern, was sie als Wissenschaft anzusehen haben und was als Scharlatanerie. Sie entscheiden, wann ein Kunstfehler vorliegt und wann nicht. (In den eigenen Reihen gibt es keinen Kunstfehler, bei Außenseitern fast immer.)

Sie beherrschen aber auch die Patentämter. Denn nur was ihrem wissenschaftlichen Weltbild entspricht, kann auch funktionieren, also patentiert und damit geschützt und industriell vermarktet werden. So schließt sich der Kreis: Forschung und Lehre – Nutzanwendung – Politik – Justiz – Patent – Forschungsgelder – industrielle Vermarktung.

Gibt es Ärger in der Bevölkerung, werden von den jeweiligen Fach-Päpsten wissenschaftliche Gutachter an den Ort der Unruhen entsandt, die dann verkünden, daß nach den neuesten wissenschaftlichen Erkenntnissen (und seien sie 100 Jahre alt) die Sache 1. absolut sicher, 2. ungeheuer nützlich ist und 3. überhaupt dem Fortschritt und damit der Menschheit dient. Amen.

Eine Wissenschaftsmafia, die alles unter Kontrolle hält. Eine ehrenwerte Gesellschaft, in der alle in ihrem Fachgebiet das gleiche denken. Merke: Wo alle das gleiche denken, denkt keiner sehr viel."

Die Wissenschaft betrachte ich selbst als ein Antibiotikum – gegen das Leben. Deswegen dürfen wir sie erst dann akzeptieren, wenn sich Wissenschaftler für und nicht gegen das Leben engagieren. Dies setzt voraus, daß sie keine neue Entdeckung propagieren, ohne die möglichen negativen Folgen dieser Entwicklung studiert zu haben. Dafür müssen sie nach dem Ganzheitsprinzip arbeiten.

Solange Du, lieber Leser, den Anspruch auf Wissenschaftlichkeit im heutigen Sinne erhebst und ihn zu einer Bedingung Deiner Lebensweise machst, wirst Du immer wieder mit großen Enttäuschungen konfrontiert werden. Du wirst Dich ständig mit den neu entdeckten Irrtümern fehlbarer Menschen auseinandersetzen müssen und eventuell mit Deiner Gesundheit dafür bezahlen. Auf keinen Fall dürfen wir deshalb der Wissenschaft einen Freiraum zugestehen, der die Würde des Menschen verletzt.

Abschließend möchte ich doch fairerweise noch etwas mitteilen, was den Lesern das Denken und Handeln der Mediziner etwas verständlicher machen kann. Die Urmedizin ist das „Wissen" über Naturgesetze, man braucht also Information. Einige Ärzte kennen mittlerweile die Zusammenhänge, es sind aber trotzdem nur die wenigsten bereit, dies auch an den Patienten weiterzugeben. Ein Arzt erhält heute

DM 7,50 für eine zehnminütige Beratung. Das Verschreiben eines Medikamentes oder einer Therapie dauert nur wenige Minuten und kann das zehnfache bringen. Das Übel liegt also im System, das derartige Gesetze erläßt. Richtig wäre es, eine Beratung genauso gut zu honorieren wie andere Behandlungen. Dies ist aber schwer realisierbar, da sich hinter einem Rezept auch immer ein zu verkaufendes Produkt verbirgt.

Vorbeugende Beratung ist auf lange Sicht auf alle Fälle preiswerter und sinnvoller. Da wir heute einen Höchststand in Sachen Krankheiten erreicht haben, können wir auf eine grundsätzlich neue Regelung hoffen.

Frage Dich, was Dein Lebensziel ist. Um zu den Wurzeln zurückzukehren, brauchst Du keine Wissenschaft.

Versuche nicht länger
zu be-greifen,
sondern laß Dich
von dem Unbegreiflichen
er-greifen.

Jamila Peiter

Ist die Rohkosternährung teuer?

Für den Anfänger stellt sich oft die Frage, ob die Rohkosternährung nicht teurer ist als die konventionelle Ernährung, weil er des öfteren teure Früchte kauft. Sie ist auf alle Fälle günstiger als die sogenannte Vollwertkost, da diese viele Produkte aus den Reformhäusern fordert, die dann zum Teil nur ein- bis zweimal pro Jahr verwendet werden. Eine ganze Familie mit rohen Nahrungsmitteln zu versorgen, kann allerdings problematisch sein, weil die Heranwachsenden Unmengen vertilgen können. Wer knapp bei Kasse ist, aber diese Methode durchführen möchte, muß entweder sehr klug einkaufen oder am Anfang beispielsweise nur jeden zweiten Tag roh essen. Da sich mit der Zeit die verzehrten Mengen reduzieren, sinkt die finanzielle Belastung dann ab. Nicht zu vernachlässigen ist die Zeitersparnis. Für viele Leute ist Zeit Geld, hier gibt es einen kleinen Ausgleich.

Brauchen wir noch Naturkostläden und Reformhäuser?

Diese Frage hast Du Dir wahrscheinlich schon selbst gestellt. Wozu brauchen wir noch die Gesundheitsläden? Als ich vor zehn Jahren die ersten Schritte in Richtung gesündere Ernährung machte, klammerte ich mich an jedes Reformhaus und jeden Naturkostladen. Ich war noch so naiv zu glauben, alles hier Angebotene sei gesund.

Später führte ich selber einen Naturkostladen. Ich wollte es besser machen als meine Kollegen und verkaufte nur das am wenigsten schädliche – von gesund konnte kaum die Rede sein. Sehr schnell merkte ich, daß sich ein solcher Laden nicht halten kann, deshalb muß man eine breite Produktpalette anbieten. Die Konsequenzen hat der Kunde zu tragen. Er muß lernen, was für ihn gesund und weniger gesund ist bzw. was ungesund ist und was nicht.

Wer sich nur von rohen Lebensmitteln ernährt, nimmt im allgemeinen zehn Prozent der angebotenen Waren für sich in Anspruch. Ihm steht nur eine sehr geringe Auswahl an biologisch angebautem Gemüse und Früchten zur Verfügung. Das zugrunde liegende Dilemma ist eigentlich ein politisches, und es wird noch eine Weile dauern, bis sich hieran etwas ändert. Wir sind für eine solche Veränderung zuständig.

Ich meine, daß ein Laden, der damit wirbt, für die Gesundheit der Menschen da zu sein, als mindeste Bedingung auch rohe Lebensmittel aus biologischem Anbau führen muß. Erst dann hat er überhaupt den Namen Reformhaus oder Naturkostladen verdient. Lebendigkeit ist die Basis der Gesundheit. Wenn diese in solchen Läden nicht vertreten ist, wo sollten wir sie dann finden? Es wäre wie ein Bierlokal ohne Bier.

Wir sollten nur in Läden einkaufen, die auch frische Waren anbieten. Frische Ware verlangt mehr Aufwand und ist risikoreich, deshalb sind die Preise hoch. Der Gewinn muß die meist hohen Verluste dieser empfindlichen und verderblichen Ware ausgleichen. Es ist also ein Service am Kunden, den wir hoch schätzen und, soweit es geht, unterstützen sollten.

Wenn ich in ein fremdes Reformhaus gehe, frage ich zuerst nach der Obst- und Gemüseabteilung. Sehr oft bekomme ich zu hören: „Es gibt keine." Ich kann es mir meistens nicht verkneifen, eine spitze Bemerkung zu machen, ob das wohl nicht die Basis von Gesundheit wäre und woher die Verkäufer selbst ihre Produkte beziehen. Meist essen diese Menschen ihr biologisches Brot und ihren biologischen Käse und kaum frische pflanzliche Kost. Viele sehen entsprechend aus. Naturkostläden sind im allgemeinen besser ausgerüstet als Reformhäuser.

Immer wieder wird vermutet, die Waren dieser Läden seien vielleicht gar nicht aus biologischem Anbau. Sicher können wir hier niemals sein. Sicher ist aber: Wenn ich nur normale Waren kaufe, komme ich niemals an meine biologischen Substanzen. Das Leben in unserem System ist voller Risiken. Aber wieviele gehe ich ein, wenn ich warte, bis ich vor der Konsequenz stehe und mich entscheiden muß: Operation ja oder nein. Lieber bin ich bereit, heute etwas mehr zu bezahlen.

Die Lebensmittelindustrie und die Supermärkte haben die Menschen durch ihr preiswertes und schmackhaftes Angebot in den letzten Jahrzehnten zu viel Unsinn verführt. Viele Käufer haben so ihre Gesundheit ruiniert. Nun riecht die Industrie Lunte und eröffnet selbst in den Supermärkten wieder sogenannte Gesundheitsecken. Auch hier ist es traurig zu sehen, was unter dem Deckmantel „Gesundheit" verkauft wird. Es gibt dort keine frischen biologischen Waren. Wenn doch, wurden sie meist erhitzt und haben ihre biologischen Vorzüge verloren.

Du solltest als Kunde solche Abteilungen nicht unterstützen. Greif lieber eventuell etwas tiefer in die Tasche und kaufe in den kleinen Läden. Dort wirst Du meist persönlich und mit Einsatz bedient.

Im Supermarkt läuft alles anonym ab. Verständlicherweise hat niemand Lust, sich richtig zu engagieren. Leuten mit Geschäftssinn kann ich sehr empfehlen, mit einem Naturkostladen auch gleich ein kleines Restaurant zu eröffnen. Es ist dann nur ein Einkauf für zwei Verwendungszwecke nötig. Das Risiko wird so geringer, und erfahrungsgemäß steigt die Nachfrage schneller, als wenn nur ein Laden existiert. Diese Kombination wird in Frankreich bereits praktiziert.

Meiner Meinung nach liegt die Zukunft nicht in den Fast-Food-Ketten, sondern in einer Vital-Kette. Manche Fast-Food-Restaurants wissen bereits Kapital daraus zu schlagen und bieten vermehrt Salat an.

Dies wäre begrüßenswert, würde man ihn nicht mit billigen Industrie-Mayonnaisen übergießen und außerdem nicht in Einwegverpackungen anbieten, die den Müllberg über die Maßen vergrößern.

Empfehlenswert wäre entweder eine große Aufmachung nach dem Schema Salat-Buffet für Massen-Abfertigung oder die Eröffnung kleiner Vital-Restaurants mit spezieller Atmosphäre und gehobener Preiskategorie. Alles dazwischen wird existentiell gesehen problematisch.

Es wäre sehr sinnvoll, wenn in „normalen" Restaurants mehr Salat-Buffets und Nichtraucherecken eröffnet würden. Viele Gastronomen scheinen zu glauben, Vegetarier oder Veganer bräuchten einen Fleischersatz. Wenn sie Gerichte anbieten, klingt das auch danach: Sellerie-Schnitzel, Grünkern-Frikadellen, Soja-Gulasch usw. Viele dieser Produkte sind in heißem Öl gebacken, und konzentrierte Nahrungsmittel wie Getreide und Soja werden dadurch umso giftiger. Eigentlich müßten alle Restaurants stets einen Teil rohes, unangemachtes Gemüse und Obst anbieten, außerdem Wasser ohne Kohlensäure und mit wenig Mineralstoffen.

Wer nicht ganz roh ißt, sollte sich im Restaurant möglichst nur gedämpftes Gemüse bestellen. Schließlich bestimmt die Nachfrage das Angebot und es ist nur zu hoffen, daß sich so irgendwann etwas ändert. Vielleicht gibt es in Zukunft Lokale, wo unsereins Gleichgesinnte treffen kann. Dies wäre eine Möglichkeit, um sich Kraft zu holen oder um welche zu geben.

Darf Gesundheitsberatung etwas kosten?

Jeder hat Anrecht auf kostenlose Gesundheit. Was aber, wenn jemand dieses Gut durch eigene Dummheit verloren hat – und dies in einem System, in dem alles seinen Preis hat? Für die meisten Menschen darf Wissen über Gesundheit nichts kosten. Dies ist insofern ein Widerspruch, als in diesem Land nichts als wertvoll angesehen ist, was nichts kostet. Wer von uns würde eine Waschmaschine für zehn Prozent ihres normalen Preises kaufen? Das Gefühl, daß es sich um eine minderwertige Qualität handelt, wäre nicht zu vermeiden.

Im Moment wird die Information, die uns anscheinend kostenlos zur Verfügung gestellt wird, indirekt – beispielsweise über Steuern oder Krankenkassenbeiträge – finanziert. Jeder muß einfach lernen, daß er zusätzlich zum Krankenkassenbeitrag einen gewissen Etat für seine Gesundheitspflege zurücklegen muß, da es in Deutschland leider keine offiziell bezahlten Beratungsstellen für naturheilkundliche Medizin und natürliche, gesundheitsfördernde Ernährung gibt. Sie stünden im Widerspruch zum bestehenden System.

Ich arbeite freischaffend als Ernährungs- und Gesundheitsberaterin, weil ich meine Meinungsfreiheit behalten möchte. Menschen in meiner Position müssen oft Unmenschliches leisten. Für Freiberufliche sind auch die Wochenenden und Feiertage reichlich mit Arbeit ausgefüllt.

Trotzdem: Egal, wie niedrig wir Gesundheitsberater unsere Sätze festlegen, wir werden fast immer als zu teuer empfunden, weil der Ratsuchende unser Honorar aus eigener Tasche bezahlen muß.

Es ist aber nicht möglich, die vielen täglich eintreffenden, zeitaufwendigen Anfragen kostenlos zu beantworten. Ich bin sicher, daß meine Leser einfühlsam genug sind, um dafür Verständnis aufzubringen. Wie gut kann ich heute meinen ehemaligen Lehrer Dr. med. M.O. Bruker verstehen, daß ich auf meine Fragen die Antwort bekam: „Bitte lassen Sie sich einen Termin für eine ausführliche Beratung geben, oder lesen Sie meine Literatur nochmal gründlich."

Glücklicherweise steht uns seit 1988 reichlich Fachliteratur zur Verfügung. So gebe ich heute den ähnlichen Rat, nämlich lesen und einstudieren, beobachten, experimentieren und vor allem viel Geduld mitbringen. Kurse sind eine Möglichkeit, um spezifische, individuelle Probleme zu besprechen, die in Büchern nicht dargestellt oder vom Leser nicht richtig verstanden wurden. Wichtig finde ich das Erlebnis, mit anderen Menschen roh, das heißt anders, zu essen und das Gefühl der Verbundenheit zu spüren. Dies hilft den meisten Menschen, den Mut für das Abenteuer Vital-Ernährung aufzubringen. Die Seminartermine können der Zeitschrift „Der Naturarzt" und dem Magazin „Lebenskunde" entnommen werden[48].

Einige Alltagstips

Zuerst etwas ganz Wichtiges: Trage immer einen Zettel bei Dir, auf dem vermerkt ist, daß Du Rohköstler bist und auf jegliche Medikamente allergisch reagierst. Dies für den Fall, daß Du einen Unfall hättest. Es kann unter Umständen sein, daß Du beispielsweise viel empfindlicher auf Narkosen reagierst und einige Stunden länger brauchst, um wieder zu Dir zu kommen.

Doch jetzt zu den normalen Dingen des Lebens. Gewöhne Dich daran, Dein Essen im Sitzen zu genießen. Entspanne Dich und iß ganz bewußt. Kaue auch den kleinsten Bissen gründlich und versuche Dir vorzustellen, wieviel Mühe in dieser Frucht steckt, wie lange es vom Aussäen bis zur Ernte dauerte. So wirst Du Deine Mahlzeiten immer mehr schätzen lernen.

Es ist hilfreich, einen Teller normaler Größe zu verwenden, denn kleine Teller vermitteln den Eindruck, nur ein Dessert zu sich genommen zu haben. Das führt bei manchen zu einem Gefühl des Nicht-Satt-Seins. Für die Rohkost ist außerdem unbedingt ein gut schneidendes Messer notwendig. Am besten eignen sich die sogenannten Steakmesser.

Küchengeräte und Rezeptideen für den Übergangsköstler

Mancher Übergangsköstler braucht eine Zeitlang noch weitere Geräte für die Vorbereitung seiner Frischkost. Für Haferflockenfreunde möchte ich den Bioflockett[49)] erwähnen, man sollte aber keinesfalls eine tägliche Gewohnheit daraus werden lassen. Für manuelles Raspeln empfehle ich die Börner Rotgelb[50)] Geräte. Kleine Portionen lassen sich gut mit dem Mixstab von AEG, größere mit der Braun Multipractic Plus mixen und raspeln. Dies ist ein Gerät, das im Nu die feinsten Rohkost-Saucen zaubert. Selbstverständlich gehen durch die Mixbearbeitung intakte Vitalstoffe verloren. Auch gehören Saucen nicht zur Vital-Ernährung, sondern sind ein Betrug an der Natur, den Du allein verantworten mußt. Trotzdem gebe ich Dir hier drei einfache Rezepte von Saucen-Dips, was ich früher kategorisch abgelehnt hätte, um nicht zu Verfälschungstechniken zu verführen. Zu oft habe ich aber beobachtet, zu welch schädlichen Kompromissen Menschen greifen, deshalb gebe ich lieber selbst Beispiele.

Tomatendip:
Ein Kilo Tomaten und frische Basilikumblätter kleinschneiden und in zwei Portionen in den Multipractic-Mixer geben. Wenn die Tomaten zu viel Wasser enthalten, etwas davon durch ein Sieb ablassen. Nach

Belieben kann man noch etwas Olivenöl oder andere frische Kräuter dazugeben. Schon ist es fertig.

Avocadodip:
Je nach Bedarf ein bis zwei Avocados schälen und mit etwas lauwarmem Wasser und den Lieblingskräutern in den Mixer geben. Das war's.

Kichererbsenbrei:
Die Kichererbsen 24 Stunden einweichen und dann mit etwas Wasser mixen. Die Masse darf nicht zu weich sein, sondern sollte die cremige Konsistenz von Kartoffelbrei aufweisen. Auch hier mische beliebige Kräuter dazu, am besten paßt glatte Petersilie. Ein wenig Olivenöl und Knoblauch verbessern den Geschmack, aber diese schwere Mischung verträgt nicht jeder Magen. Vorsicht ist bei Hülsenfrüchten ohnehin geboten. Diese Masse kannst Du dann entweder in ausgehöhlte, kleine Tomaten oder Champignons füllen und oben mit Petersilie bestreuen oder grünen Erbsen belegen.

Eis:
Frisches Obst (Beeren, Aprikosen usw.) in großem Mixer[51)] ohne jede Zusätze zerschlagen und dann in den gewünschten Formen mit der herkömmlichen Technik einfrieren.

Reisevorbereitungen

Auf eine Reise nimm sowohl frisches als auch getrocknetes Obst mit. Je mehr frisches Obst Du zu Dir nimmst, desto öfter mußt Du die Blase entleeren, was auf Reisen oft mit Hindernissen verbunden ist. Meiner Erfahrung nach sind frische Äpfel und Möhren am besten geeignet. Im Zug wirst Du froh sein, ein Rohköstler zu sein, besonders an heißen Tagen, wenn andere halbverdurstet auf Getränke warten müssen. Nimm deshalb vielleicht etwas mehr Obst für Deine Mitreisenden mit. Plane Deinen Einkauf früh genug, damit Du immer die notwendigen Dinge zu Hause hast. Auf allen größeren Bahnhöfen Deutschlands findest Du auch am Wochenende und zu relativ später Stunde frische Produkte. Im Ausland sind die Läden zwar länger und öfter auf, allerdings ist die Versorgung mit frischen Produkten oft nicht so gut.

Am besten ist es, wenn Du gewohnheitsmäßig einen Picknickkorb mit Dir führst. Er sollte ein Taschenmesser enthalten, zwei bis drei Abfalltüten, ein Frotteehandtuch wegen des saftigen Obstes, eine Papierrolle, ein Besteck und einen Nußknacker. Weiterhin ist es immer nützlich, Wasser ohne Kohlensäure und eine kleine Flasche kaltgepreßtes Öl dabei zu haben.

Bei Flugreisen bestelle schon vorher eine Obstmahlzeit und laß Dir dies auf Deinem Ticket eintragen. Mündliche Absprachen reichen nicht. Je anstrengender die Reise ist, desto weniger solltest Du zu Dir nehmen. Mach nicht den Fehler, Dich von dem Angebot der Fluggesellschaften verleiten zu lassen, nur weil es kostenlos ist. Rückfälle sind menschlich, aber sie sollten möglichst nicht gerade im Flugzeug stattfinden, denn das seit Stunden in Plastikgeschirr verpackte, billige Essen wird Dich wahrscheinlich krank machen. Der Wert einer solchen kostenlosen Flugmahlzeit wiegt nie den durch Unwohlsein verlorenen Tag auf.

Restaurants

Falls Du doch in einer Gaststätte essen mußt oder essen gehen willst, wähle am besten ein französisches, italienisches oder griechisches Restaurant. Sie haben mit Sicherheit frisches Obst und Gemüse. In asiatischen, speziell indischen, Restaurants kann es Dir passieren, daß Du vor dem leeren Teller sitzen mußt, da sie meist alles zerkochen. Vergewissere Dich höflich, ob die in der Karte angegebenen Salate aus frischen Gemüsen sind, da Du gegen Dosengemüse allergisch seist. Bestelle Deine Frischkost mit getrennter Sauce, damit Du gegebenenfalls Deine eigene verwenden kannst. Wenn Du Vegetarier oder Veganer bist, verlange deutlich Gerichte ohne tierische Produkte und weise darauf hin, daß auch Käse, Eier und Sahne darunterfallen. Versuche nicht, den Kellner über Deine Eßweisen aufzuklären. Damit wäre er wirklich überfordert. Wenn Du Sonderwünsche hattest, sei mit dem Trinkgeld großzügig. Diese Ratschläge sollen Dir helfen, Dich bei dem meist strapazierten Gaststättenpersonal nicht unbeliebt zu machen.

Hat Dir aber ein Kellner frischen Obstsalat zugesichert und es sind dann Ananas-, Pfirsich- oder Mandarinenstücke aus der Dose enthalten, kannst Du ihn ganz ungeniert, aber weiterhin höflich zurückgehen lassen. Prinzipiell gebe ich Dir den Rat, es nicht zu tragisch zu nehmen, wenn Du ausnahmsweise etwas anderes zu Dir nehmen mußt, als Du eigentlich willst. Lockerheit ist wichtig, damit Dir das fremde Essen nicht schadet. Zeige Dich nicht zu ungehalten – denke daran, wie Du auf Leute reagierst, die weiter sind als Du, sei also tolerant.

Einladungen

Einladungen sind für viele ein etwas heikles Thema. Äußerungen wie: „Ich kann doch meinen Gästen kein Kaninchenfutter anbieten“, kann ich aber nicht akzeptieren. Sei Du selbst von Deiner Sache überzeugt, dann wirst Du Dich wundern, mit welchem Witz Du allen Gästen reine Rohkost servieren kannst. Wer Deine schönen Gemüse- und Obstplatten ablehnt, wird zumindest mit einer neuen Realität konfrontiert. Diejenigen, die zugreifen, werden nach Deiner Einladung so erholt schlafen wie schon lange nicht mehr. Mach Dir keine Sorgen, daß einer vielleicht nicht satt wird und keinen Nutzen aus Deinem göttlichen Angebot zieht – in dieser Gesellschaft verhungert niemand. Kritisiere sie nicht zu sehr, denn Deine Kritik zeigt nichts anderes als Selbstschutz. Jeder muß selbst wissen, was er mit seiner Gesundheit macht.

Wenn Du selbst eingeladen bist und den ganzen „Herrlichkeiten“ nicht widerstehen kannst, gib ruhig für den Abend Deine Prinzipien auf – aber sei Dir über die Konsequenzen im Klaren! Sündige mit vollem Herzen und sage dies auch ruhig den erstaunt Zusehenden. Am nächsten Morgen wirst Du merken, daß man auch ohne Alkoholgenuß einen Kater haben kann. Das wird Dir bei der nächsten Einladung eine Hilfe sein. Wenn Du ausschließlich Deinen Weg gehen willst oder dies aus gesundheitlichen Gründen mußt, ist es eine große Hilfe, sich vorher zu Hause satt zu essen. Nimm noch etwas Obst mit, um gewappnet zu sein, falls Du durch die Augenpracht wieder Hunger bekommen solltest.

Du mußt damit rechnen, daß Dich Deine Umwelt angreift, denn als Rohköstler oder Rohköstlerin bist Du für viele ein wandelndes schlechtes Gewissen und damit ein rotes Tuch. Sei Dir bewußt, daß Du immer beobachtet und kritisiert wirst, egal wie Du Dich verhälst. Dies bedeutet, daß sie es bemängeln, wenn Du noch nicht einmal auf Einladungen Deine Prinzipien hintenanstellst, tust Du es aber, wirst Du verspottet: „Ich denke, Sie dürfen so etwas nicht essen!“ Irgendwann wirst Du über solche Situationen mit einem Lächeln hinweggehen können. Nicht umsonst sage ich immer, daß Rohkost die Menschen verwandelt.

Verbindung durch Energieaustausch

Verzweifle nicht, wenn Du Dich zwischendurch alleine fühlst. Denke immer daran, daß Tausende im Moment den gleichen Weg gehen, mehr oder weniger streng, mehr oder weniger weit. Um uns miteinander zu verbinden, habe ich den ersten Sonntag im Monat als Meditationstag ausgewählt. Ziehe Dich jeweils um 11 Uhr und um 17 Uhr für zehn bis zwanzig Minuten zurück und meditiere. Falls Dir hierfür die Erfahrung fehlt: Setze Dich bequem hin, öffne Gürtel und Kragen, schließe die Augen und entspanne Dich zunächst.

Versuche, auf Deine innere Stimme zu hören. Konzentriere Dich auf die Schönheiten der Welt, auf Gesundheit, auf eine Wiese voller Blumen. Am Anfang siehst Du sie vielleicht nur als eine dunkle Fläche, aber mit fortschreitender Übung und natürlicher Ernährung wirst Du Farben sehen, von denen Du vorher noch nicht einmal träumen konntest. Sie leuchten nirgends auf der Welt derart intensiv. Diese Sonntagsvereinbarung ist eine einfache Art, uns miteinander zu verbinden und uns gegenseitig zu stärken. Jeder kann je nach innerem Zustand Kraft geben oder nehmen. Für einen klaren Geist sind an diesem Tag Restriktionen nötig. Wie die aussehen, mußt Du für Dich selbst entscheiden. Der eine verzichtet auf Menge, der andere macht einen reinen Obsttag, der dritte fastet usw. Mach Dir immer wieder klar, daß Du nicht alleine bist.

Ich wünsche Dir für alle hier beschriebenen Situationen viel Durchhaltevermögen. Vergiß nicht: Mit Humor geht alles leichter. Über sich selbst zu lachen, sich nicht ernst zu nehmen, ist die beste Medizin, die es gibt. Vergessen wir nicht, wir sind alle nur Menschen.

Ratschläge für Gesundheitsberater

Vielleicht gehörst Du zu den Menschen, die durch manche der in diesem Buch gemachten Aussagen in einen Zwiespalt geraten sind – und weißt nun als Gesundheitsberater nicht mehr recht, welche Vorschläge Du den Teilnehmern Deiner Kurse unterbreiten sollst. Womöglich hast Du bis zum heutigen Tag sogar Back- und Kochkurse veranstaltet und fragst Dich nun, wie es weitergehen soll. Du willst Deine Seminare nicht aufgeben, aber Du bist Dir auf der anderen Seite auch nicht sicher, ob Du es fertigbringst, Deine Theorien in der bisherigen Form vorzutragen.

Mein Ratschlag lautet in einer solchen Situation: Überstürze nichts, es wird alles so kommen, wie es kommen soll. Versuche zunächst, weiter in der Art und Weise zu handeln, in der Du es bis zu diesem Zeitpunkt getan hast.

Wenn der Inhalt Deiner Worte nicht mehr Deiner inneren Auffassung entspricht, wirst Du auf einen Weg gebracht werden, der diese Widersprüche aufhebt. Suche verstärkt Stille und Ruhe, um die Harmonie in Dir wiederherzustellen. Versuche nicht, Deine echten und wahren Empfindungen zu unterdrücken – wenn Du manche Aussagen, die Deinem seitherigen Konzept zuwiderlaufen, verharmlost oder sogar verfälschst, wirst Du früher oder später in einen schwerwiegenden Konflikt geraten.

Bist Du im Moment noch gezwungen, gegen Deine Überzeugung zu handeln, weil Du vielleicht in wirtschaftlicher Hinsicht auf diese Art der Tätigkeit angewiesen bist, dann spreche mit Deinen Mitmenschen über diese Schwierigkeit, erzähle ihnen, was Dich beschäftigt. Mit einem solchen Vorgehen bereitest Du auch bei ihnen den Weg der Veränderung vor.

Falls Du gerade Texte, Artikel oder ein Buch verfaßt, habe den Mut, derartige Projekte vorübergehend zurückzustellen, sie ruhen zu lassen, über sie nachzudenken – und nach ein paar Monaten wieder an ihnen zu arbeiten. (Mir selbst ging es im übrigen mit der vorliegenden Veröffentlichung im letzten Sommer nicht anders.)

Nachdem Du diese wichtige und notwendige Pause eingelegt hast, kannst Du mit größerer innerer Überzeugung und Zuversicht Korrekturen vornehmen, weil Du in der Zwischenzeit einige neue und wesentliche Erfahrungen machen konntest.

Ich erinnere Dich nochmals daran: gegen die eigenen Gefühle und Einsichten zu handeln, bewirkt das Gegenteil dessen, was Du bei Dir und den anderen Menschen erreichen willst – und dieses gemeinsame Ziel ist die Gesundheit. Auf die Dauer kann aufgrund eines solchen Zwiespalts zwischen Denken, Fühlen und Tun eine psychisch bedingte Krankheit entstehen. Du bist im Begriff, einem derartigen Leiden den

Boden zu bereiten, wenn Du – obwohl Du es von jetzt an besser weißt – weiterhin mit Scheuklappen durch das Leben gehst.

Ich gebe gerne zu, daß auch ich anfangs Schwierigkeiten hatte, als ich mit neuen Fakten und Erkenntnissen konfrontiert wurde, die das bisher Geglaubte in Frage stellten. Zwei Beispiele: Wie war das, als wir zum ersten Mal hörten, Fabrikzucker, der durch geschickte Werbung als gesund galt, sei schädlich – und Fleisch stärke den Menschen nicht, sondern schwäche ihn sogar?

Die Kette der aufgedeckten Unwahrheiten ist unendlich lang und wächst mit jedem Tag weiter. Gegenwärtig geht es beispielsweise um die Schädlichkeit der Milch und der Milchprodukte oder, was uns noch heiliger ist, um die des Brotes. Eines habe ich aus solchen Entwicklungen für mich gelernt: in Zukunft niemals zu glauben, ich hätte die Lösung schlechthin gefunden. Bleiben wir deshalb jederzeit offen für neue Erkenntnisse und Wege.

Das heißt: Wir können im Prinzip nur für die Gegenwart und die überschaubare Zukunft Entscheidungen treffen. Wie sollst Du als Gesundheitsberaterin oder als Gesundheitsberater also vorgehen? Wenn Du die Vital-Ernährung oder eine andere Form der Rohkost als die für Dich richtige Lösung akzeptierst, praktiziere sie zunächst mindestens ein bis zwei Jahre lang, erfahre die Vor-, aber auch die möglicherweise eintretenden Nachteile, bevor Du versuchst, diese Ernährungsweise anderen Menschen zu vermitteln. Habe dann aber den Mut, anderen Menschen die wunderbare Lehre weiterzugeben.

Diese Art der lebendigen Ernährung rüttelt wie keine andere Ernährungsform unsere Emotionen wach. Der Mensch erkennt, daß er auf einen Teil seines bisherigen sinnlichen Genusses verzichten muß, wenn er sich für die Rohkost entscheidet. Diese Tatsache läßt sich nicht vordergründig mit großen wissenschaftlichen Theorien rechtfertigen – so logisch sie auch sein mögen –, sie muß vielmehr erlebt und erfahren werden. Erst dann läßt sie sich auch weitergeben. Dein Hauptinstrument soll künftig Dein Einfühlungsvermögen, Deine Ehrlichkeit und vor allem Dein Herz sein.

Schlußwort

Wer Entwicklung sagt,
meint auch Bewegung.
Sicherheit ist die Bremse
unserer geistigen Entwicklung.

Jamila Peiter

Liebe Leserin, lieber Leser,

während der Lektüre dieses Buches bist Du sicher auf Dinge gestoßen, die Dir widersprüchlich erscheinen. Kurze Erklärung dazu: Wer trotz besseren Wissens in seiner Lebensanschauung stehen bleibt, läuft Gefahr, sich rückwärts zu entwickeln.

Als ich mit meiner Ernährungsumstellung begann, war ich sehr begeistert. Begeistert bin ich auch heute noch, sonst würde dieses Buch nicht entstehen. Inzwischen kommt aber meine Erfahrung dazu.

An das Wohlbefinden gewöhnt sich der Mensch sehr schnell, da es sein ursprünglicher Zustand ist. Später kann es aber sein, daß der Körper anders reagiert als in der Anfangszeit.

Mit der Zeit merkte ich, daß einige meiner Aussagen zwar auf die Anfangsphase zutrafen, nach ein paar Jahren aber, ich betone: für mich persönlich, nicht mehr in dieser Konsequenz. Mein Körper verlangt mittlerweile eine andere Behandlung. Was tun? Menschen, die ähnliche Probleme haben, anlügen? Die Theorie revidieren? Ich bin für Offenheit, auch wenn dies die schwierigste Lösung ist. Deswegen veränderte ich im Herbst 1988 einige Passagen meines Manuskriptes. Erstens empfehle ich jetzt die langsame Umstellung, nicht mehr die radikale. Zweitens veränderte ich den allgemeinen Ratschlag, sich nur von Obst zu ernähren dahingehend, daß das Obst-Gemüse-Verhältnis individuell angepaßt werden muß. Drittens fügte ich ein, daß auf jeden Fall die Frage der optimalen Flüssigkeitszufuhr geklärt werden muß. Dies heißt nicht, daß die Ausgangstheorie nicht stimmt, sondern, daß sie für bestimmte Zeit für bestimmte Konstitutionen und Gemüter zutrifft.

Wenn in einigen Jahren mein nächstes Buch „Die Psychologie des Gaumengenusses“ erscheinen wird, kann es durchaus sein, daß sich wieder etwas verändert hat. Ich kann es verstehen, wenn Du lieber eine einwandfreie Lösung hättest, eine Methode, die Dich sicher führt, bei der Du keine Verantwortung zu übernehmen brauchst, nicht mitdenken mußt. Aber es gibt für keinen auf dieser Erde diese Sicherheit.

Andere Leser verlangen wiederum eine flexiblere Methode, weil das, was für den einen gut ist, einem anderen schaden kann. Du siehst, selbst beim besten Willen ist es nicht möglich, es allen Lesern recht zu machen.

Die rohe Ernährung ist auf jeden Fall eine Heilungschance, sie ist die menschliche Ernährung schlechthin. Wir Rohköstler dürfen nie vergessen, daß wir Pionierarbeit leisten. Wenn sich einzelne Menschen von jeher roh ernährten, trugen sie nur für sich die Verantwortung, nicht für andere. Dies ist ein gewaltiger Unterschied. Den Fall, daß ein zivilisierter, leider degenerierter Mensch sich von heute auf morgen ausschließlich auf rohe Lebensmittel umstellt, hat es sonst nie in der Menschheitsgeschichte gegeben. Die Erfahrungen von Bircher-Benner, Walter Sommer, Shelton, Arnold Ehret und einigen mehr liegen 20-40 Jahre zurück. Aber gerade in den letzten 25 Jahren schaffte die Lebensmittelindustrie den entscheidenden Durchbruch. Durch den jahrelangen Verzehr von Industriepräparaten wurde die Bevölkerung derart geschädigt, daß es sich heute, 1989, nicht mehr um die gleichen Menschen wie damals handelt.

Zunehmend können wir heute beobachten, wie sich Menschen bemühen, Fehler der Vergangenheit abzubauen. Gut so. Bei der Ernährung ist es nicht anders. Erfahrung muß Vorrang haben. Meine Aussagen sind nicht paradox, sondern entspringen aus und sind für verschiedene Entwicklungsstufen. Sieh dies positiv. Sobald Du die Zusammenhänge in ihrer ganzen Tiefe verstanden hast, wirst Du begreifen, daß einige Aussagen durch scheinbare Widersprüche nicht entwertet werden, weil die unzähligen Faktoren jeder Bemerkung nicht immer wieder angeführt werden können.

Dieses Buch spricht nicht gegen etwas, sondern will deutlich zum Ausdruck bringen: Ich bin für das Gute, für das Natürliche, für das Göttliche. Das Buch will helfen, positive Tendenzen zu verstärken. Dafür muß leider auch über Dinge gesprochen werden, die nicht unbedingt positiv sind. Dies hat nichts mit negativem Denken zu tun. Die klare deutliche Sprache soll uns helfen, die Zusammenhänge besser zu verstehen. Wenn ich alles positiviere, kommen wir im Moment nicht weiter. Wie war das mit dem Zucker? Wer von uns hat ihn aufgrund positiver Berichte weggelassen? Die Situation mußte erst deutlich beim Namen genannt werden, damit sich etwas änderte.

Zum Glück ist die Lage nicht hoffnungslos, trotz der täglichen Nachrichten, die uns den Weltuntergang erahnen lassen. Solange noch Leben vorhanden ist, können wir hoffen, daß sich letztendlich alles zum Guten wenden wird, sich die guten Kräfte potenzieren werden. Ein Träger dieser positiven Kräfte kannst Du selbst sein.

Wenn Menschen zum Träumen neigen und immer perfekte Vorbilder brauchen, um selbst etwas in Bewegung zu setzen, empfehle ich ihnen, die Realität zu betrachten. Auch Autoren sind nur normale Menschen, wie alle Leute, die Hilfestellungen geben. Alle vereinigen gute und weniger gute Qualitäten auf sich. Auch Menschen, die große Werke vollbracht haben, wie Goethe und Mozart, sind meist nichts anderes als Medien gewesen. Durch sie floß die Inspiration Gottes, sie waren seine Instrumente. Ihre Gnade und Aufgabe war es, der Menschheit Werke von hoher Qualität zu überliefern. Das hat nichts mit Begabung im üblichen Sinne zu tun.

Alle Helfer und Informationsträger sind ganz normale Menschen. Deshalb möchte ich auch nicht, daß Du mich als fehlerloses Vorbild oder, noch schlimmer, als Guru betrachtest. Damit machst Du es Dir leicht und mir schwer. Lerne, eigenständig zu werden. Achte bei allen Änderungen in Deinem Leben darauf, Dich von niemandem konditionieren zu lassen. Deine Umwandlungskraft muß aus eigenem Antrieb und eigener Motivation entstehen, nur dann bist Du auf dem richtigen Weg. Einen echten Meister erkennst Du im übrigen an seiner bedingungslosen, nicht fordernden Liebe, seiner Einfachheit und Bescheidenheit.

Mit meiner Methode wählst Du Dir keinen leichten, dafür aber einen interessanten Weg. Dieser Weg, „das verspreche ich Dir", wird voller Steine sein. Deine Aufgabe ist es, sie mit großer Geduld zur Seite zu schaffen. Sei beruhigt, Du bekommst immer nur das zugemutet, was Deinen Kräften entspricht. In Zukunft wirst Du keinen Grund mehr haben, das Leben als sinnlos zu bezeichnen. Sieh jeden Schritt Deiner Umwandlung als Teil eines Abenteuers.

Das moderne, materialistische Leben mit seinen ständigen Ablenkungen, Berieselungen, Täuschungen, Drogen und Gewalt bremst unsere Ureigenschaften wie Inspiration, Intuition, Instinkte oder Spontanität, eben all das, was man weder sehen noch anfassen kann, was aber das „Sein" des Menschen ausmacht.

Hier ist die natürliche Lebensweise eine Chance. Je mehr Du Dich von schädlichen Umwelteinflüssen fernhälst, desto schärfer wird Dein Unterscheidungsvermögen. Auch diese Eigenschaft ist den Menschen abhanden gekommen. Sie hilft uns, das Gute vom Bösen zu unterscheiden und zu begreifen, was unsere eigentliche Lebensaufgabe ist. Bei diesem ambivalenten, hochinteressanten Abenteuer wünsche ich Dir ganz viel Kraft, Ausdauer, Licht und Liebe.

Herzlichst
Deine Jamila Peiter

Anhang

Leber-Test

Leidest Du unter folgenden Symptomen?
Beantworte folgende Fragen mit Ja, Nein, oder S. = selten.

Falls Du mehrere Fragen mit ja beantwortest, wäre eine sofortige Umstellung auf rohe Nahrung, so Dr. Fradin, nicht unbedingt ratsam, außer wenn Du schwerwiegend erkrankt bist. (Abwägen der Vor- und Nachteile am besten in Zusammenarbeit mit einem Arzt oder Heilpraktiker.)

1. Beim Aufstehen: belegte Zunge ____; 2. Mundgeruch ____; 3. Hypoglykämie (oder schwarz vor den Augen) ____; 4. Haarausfall ____; 5. fettiges Haar ____; 6. trockene Haut ____; 7. weiße Flecken auf den Fingernägeln ____; 8. Blähungen ____; 9. aufgedunsener Leib ____; 10. helle Darmausscheidungen ____; 11. helle Urinausscheidungen ____; 12. an der Oberfläche des Wassers schwimmende Ausscheidungen ____; 13. schmierige Ausscheidungen (Notwendigkeit von Toilettenpapier) ____; 14. Aufstoßen ____; 15. kalte Extremitäten ____; 16. allgemeine Kälteempfindlichkeit ____; 17. Ekelst Du Dich vor dem Geruch gebratener Speisen ____; 18. Fühlst Du Dich von fetthaltigen Produkten besonders angezogen, z. B. Avocados, Butter, Margarine, Nüsse, Speiseöle ____; Sonstiges ____; 19. Mußt Du gelegentlich Schleim ausspucken ____; 20. Müdigkeit am Schluß des Essens ____; 21. plötzliches Aufwachen zwischen 4.00 und 6.00 Uhr ____; 22. Zahnfleischbluten ____; 23. braune Flecken auf Gesicht und Händen ____.

Dr. Fradin arbeitet hauptsächlich mit Patienten aus der Burger-Bewegung, die zum größten Teil rohe tierische Produkte zu sich nehmen. Die Frage, ob die dunkle Farbe von Urin und Fäkalien durch eine gut funktionierende Leber bedingt ist oder ob sie nur bei den „Instinctos“ vorkommt, die tierische Produkte verzehren, ist noch nicht geklärt. Wer bei reiner Rohkostnahrung entsprechende Beobachtungen macht, möchte mir das bitte mitteilen. Zu bedenken ist dabei, daß verschiedene Lebensmittel, wie z. B. Spinat oder rote Bete, den Stuhl einfärben.

Aufruf an das Gesundheitsministerium in Bonn

Wir plädieren für Qualität statt Quantität!

Nahrung aus kontrolliert biologischem Anbau muß für alle Bürger eine Selbstverständlichkeit werden!

Wir fordern folgende Punkte, um Gesundheit für Mensch, Tier und Umwelt zu ermöglichen:

1. Gesündere Lebensmittel
   - Abbau von Chemikalien jeder Art in der Nahrung
   - keine Hormonbehandlung bei Tieren
   - keine weitere Überzüchtung der Tiere
   - würdige und artgerechte Tierhaltung
   - keine Anwendung von Lebensmittelbestrahlung
   - Förderung der biologisch-organischen Anbauweise durch Unterstützung der Bauern, die bereit sind umzustellen oder schon umgestellt haben.

2. Medizinische Reform
   - Aufnahme der Disziplin „Ernährung des Menschen" in Theorie und Praxis in das Medizinstudium
   - Abkehr vom Dogma: „wissenschaftlich bewiesen"
   - eine insgesamt humanere Medizin
   - Gründung eines Forschungszentrums für Rohkost-Ernährung
   - Abschaffung sämtlicher Tierversuche
   - keine weitere Genforschung

3. Aufklärungsarbeit
   - an den Schulen. Bereits im jüngsten Alter muß das Kind verstehen, daß es Opfer technischer Erfindungen werden kann. Die Ursachen von Krankheiten von Mensch und Tier müssen aufgezeigt werden.
   - Regelmäßige Aufklärung der wahren Zusammenhänge unserer kranken Umwelt durch seriöse Beiträge in Fernsehen, Rundfunk und Presse. Die Sendungen müssen vor 21 Uhr gebracht werden, damit sie jeder sehen kann.
   - Verbot von Reklame für schädliche und suchtfördernde Genußmittel
   - Aufbau von Entgiftungszentren jeder Art, in denen fähige Psychologen und Lebensberater Aufklärung betreiben

4. Sinnvolle Verwendung von Geldmitteln
   - Einstellung unsinniger, geldfressender Projekte
   - Förderung der Forschung für alternative Energien

– Geldumschichtung aus der Rüstungs- und Atomindustrie, d. h. der Todesindustrie, in Projekte für ein fröhliches, freies Leben
– Förderung der Erfahrungsmedizin und ihrer Forschung

5. Unabhängigkeit
Alle nötigen Studien sollen von freien, unabhängigen Institutionen durchgeführt werden, die keine Gelder von der etablierten Großindustrie erhalten.
Wir verlangen, daß nach den demokratischen Prinzipien ein Teil unserer Steuern zur Realisierung dieser Projekte verwendet wird.

Wenn wir uns auf diese Ziele konzentrieren, werden wir sie nach dem einfachen Naturgesetz „Gedanken sind Kraft und tendieren dazu, sich zu realisieren“ durchsetzen.

Literaturangaben, Literaturhinweise und Adressen

1) Die Möve Jonathan von Richard Bach ist auch als Videofilm erhältlich
2) Healthful Living. Life Science Institute, 6600 Burleson Road, 787444 Austin Texas
3) Prof. Arnold Ehret: Die schleimfreie Heilkost. Waldthausen Verlag, Ritterhude
4) Dr. med. Arthur F. Coca: Der Puls-Test. Hyperion Verlag, Freiburg
5) Dr. Kristin Nolfi: Meine Erfahrung mit Rohkost. Medizinalpolitischer Verlag, Hilchenbach/Siegerland, Postfach 1160
6) Das Friedensevangelium der Essener; aus dem Aramäischen von Dr. Ed. B. Skékely. Verlag Bruno Martin, Südergellersen
7) Königsteiner Haderheck Quelle. Vertrieb durch Forschungs- und Förderungsgesellschaft Dr. Pohlmann, Haderheck 4, 6240 Königstein 4
8) La Leche League Deutschland, Postfach 96, 8000 München 65
9) Guy Claude Burger: Die Rohkosttherapie. Wilhelm Heyne Verlag, München
10) Walter Sommer: Das Urgesetz der natürlichen Ernährung. Walter Sommer Verlag, Ahrensburg in Holstein
11) Information bei: Forum Allergie, Silberhalde 15, 7732 Niedereschach 2
12) Crysostomos: So heilst Du Dich von Krebs, Aids und Suchtkrankheiten. Selbstverlag IG Natur, Postfach 1327, 5064 Hoffnungsthal
13) Helmut Wandmaker: Willst Du gesund sein? Vergiß den Kochtopf. Waldthausen Verlag, Ritterhude
14) Wolfgang Spiller: Neurodermitis. Verlag Gesund und Natürlich, Stuttgart
15) Brigitte Cornelius: Die zinsfreie Wirtschaftsordnung. Selbstverlag, Moraschstr. 11, 891 Schorndorf
16) Siehe auch: Dr. med. Heinz Breidenbach: Ist der Mensch ein Allesesser? Der Naturarzt 3/4/5/1986
War der Mensch ein Allesesser? Der Naturarzt 6/1986
17) Omraam Mikhaël Aïvanhov: Yoga der Ernährung. Prosveta SA, Fréjus (für BRD auch Urania, Sauerlach)
18) Franz Susmann: Der erste Schritt zum Frieden ist nun möglich (Tolstois Perestroika). Tobias Verlag, Schieder-Schwalenberg 2
19) Karl Albrecht Höppl: Nichts vom Tier – Alles spricht für Vegan-Kost. Skriver Verlag, Bad Bellingen
20) Dr. Ed. B. Skékely: Das Evangelium des vollkommenen Lebens. Dreieich Verlag AG, Engelberg/Schweiz
21) Dr. Carl Anders Skriver: Die Lebensweise Jesu und der ersten Christen. Skriver Verlag, Falzenstr. 6, 7841 Bad Bellingen 4
22) Dr. Carl Anders Skriver: Der Verrat der Kirchen an den Tieren. Starczewski Verlag, Höhr-Grenzhausen
23) Prof. Arnold Ehret: Ernährung, ein religiöses Konzept. Broschüre nicht mehr im Handel
24) Carlo Caretto: Denn Du bist mein Vater. Herder Verlag, Freiburg/Br.
25) Cyrill Scott: Der Junge mit den lichten Augen. Aquamarin-Verlag, Grafing

26) Sri Aurobindo: Yoga de Sri Aurobindo. Selbstverlag Ashram Pondichery, Indien
27) J. Krishnamurti: Einbruch in die Freiheit. Ullstein Verlag, Berlin
28) Prof. Hilton Hotema: Man's Higher Consciousness. The society of metaphysicians, Archers Court, Stonestile Lane, Hastings, England
29) Prof. Hilton Hotema: The Nutritional Myth. The society of metaphysicians, Archers Court, Stonestile Lane, Hastings, England
30) Johannes Steiner: Theres Neumann von Konnersreuth. Verlag Schnell und Steiner, München und Zürich
31) Dr. John Diamond: Der Körper lügt nicht. Verlag für angewandte Kinesiologie, Freiburg/Br.
32) Pandora-Alsace (therapeutisches Zentrum im Elsaß): rue Henriette Pée, F-68480 Levoncourt 3. Geführt von Heilpraktiker Jean Huntziger
33) Viktoras Kulvinskas: Leben und Überleben – Kursbuch ins 21. Jahrhundert. F. Hirthammer Verlag, München
34) Stuplich-Gartopf (sehr empfehlenswert für Übergangsköstler): Fa. Stuplich, Görgenstr. 7, 5400 Koblenz
35) Schwarzwaldklinik (Ernährungsmedizinische Klinik, Behandlung ohne Cortison): Farnweg 6, 7730 Villingen-Schwenningen
36) Von Magda-Helene Schröder erscheint im Frühjahr 1990 im pala verlag, Schafheim, ein Buch, das mit dem gleichen Temperament geschrieben ist. Vermutlicher Titel: Mein Mulchbuch – Gartenarbeit kinderleicht.
37) Dr. med. M. O. Bruker: Vorsicht Fluor. E. M. U.-Verlag, 5420 Lahnstein
38) Dr. med. Erich Rauch: Natur-Heilbehandlung der Erkältungs- und Infektionskrankheiten. Karl F. Haug Verlag, Heidelberg
39) Dr. W. zur Linde: Geburt und Kindheit. Verlag Vittorio Klostermann, Frankfurt
40) Herbert Gruhl: Das irdische Gleichgewicht. Deutscher Taschenbuch Verlag, München
41) Dr. Max Gerson: Eine neue Krebstherapie. Hyperion Verlag, Freiburg/Br.
42) Dr. med. H. P. Schlebusch, Dr. med. H.-Ch. Scheiner, Dr. P. Wendling: Die Vernichtung der biologischen Medizin. Wilhelm Heyne Verlag, München
Dr. med. Hans Peter Schlebusch ist Vorsitzender des ZDN (Zentrum zur Dokumentation für Naturheilverfahren), Hufelandstr. 56, 4300 Essen
Hans-Christoph Scheiner ist Leiter des „Institut für holistische Medizin", Franz-Wüllner-Str. 39, 8000 München 60
43) Dr. med. Robert S. Mendelsohn: Male practice – how doctors manipulate women. Contemporary Books inc., Chicago
44) Der Naturarzt 1/1988, Geleitwort von Dr. med. J. Abele Seite 3
45) Dr. med. Robert S. Mendelsohn: Trau keinem Doktor – Bekenntnisse eines medizinischen Ketzers. Verlag Mahajiva, 4419 Holthausen/Münster
46) Der Gesundheitsberater, Jahrgang 1988. E. M. U.-Verlag, Lahnstein
47) Hans-Joachim Ehlers: Die Wissenschaftsmafia. raum & zeit Nr. 32 1988
48) Der Naturarzt. Access Verlag, Feldbergstraße 2, 6240 Königstein 2
Lebenskunde. Waldthausen Verlag, Postfach 1155, 2863 Ritterhude

49) Bioflockett von Firma Linea, zu beziehen über Rudolf Maier, In den Mühlen 1, 7770 Überlingen
50) Firma Börner GmbH, 5565 Niederkail, Tel.: 06575/644
51) Ice Cream Maker von Firma Donvier, zu beziehen über Rudolf Maier, In den Mühlen 1, 7770 Überlingen

Buchempfehlungen:

Omraam Mikhaël Aïvanhov: Liebe und Sexualität. Prosveta SA. Fréjus

Christian Bachmann: Die Krebsmafia. Editions Tomek

K. H. Baumgartl: Der erste Schritt aus dem Teufelskreis. Selbstverlag, Oberhaus, 8331 Zeilarn

Dr. med. Fritz Becker: Hier irrt die Menschheit – Der Weg zur vollkommenen Gesundheit. Waerland-Verlagsgenossenschaft, Mannheim

Ralph Bircher: Das Geheimarchiv der Ernährungslehre. Schwabenverlag, Ostfildern

Ralph Bircher: Kultur ist anders. Schwabenverlag, Ostfildern

Roy Eugene Davis: Die Macht der Seele – erlebte Wirklichkeit. CSA Verlag, Postfach 4, 6382 Friedrichsdorf 3

Karlfried Graf Dürckheim: Das Tor zum Geheimen öffnen. Herder Verlag, Freiburg/Br.

Herbert Gruhl: Ein Planet wird geplündert. Fischer Verlag, Frankfurt

Elisabeth Haich: Einweihung. Drei Eichen Verlag, München

Elisabeth Kübler-Ross: Die unsichtbaren Freunde. Oesch Verlag, Zürich

Elisabeth Kübler-Ross: Reif werden zum Tode. Kreuz Verlag, Stuttgart

Elisabeth Kübler-Ross: Über den Tod und das Leben danach. Verlag Die Silberschnur, Melsbach

J. Lair, W. H. Lechler: Von mir aus nennt es Wahnsinn – Protokoll einer Heilung. Kreuz Verlag, Stuttgart

Dr. med. Hellmut Lützner: Wie neugeboren durch Fasten. Gräfe und Unzer, München

Prof. Dr. med. Michael Lukas Moeller: Die Wahrheit beginnt zu zweit. Rohwohlt Verlag, Reinbek

Prof. Dr. med. Michael Lukas Moeller: Gesundheit ist eßbar – Ein Arzt lädt ein, sich natürlich zu ernähren und vom Kochen zu befreien. Waldthausen Verlag, Ritterhude

Dr. med. Raymond A. Moody: Das Leben nach dem Tode. Rohwohlt Verlag, Reinbek

Patrice Mulford: Unfug des Lebens und des Sterbens. Fischer TB, Frankfurt

Dr. Bob Owen: Geheilt von Aids. Waldthausen Verlag, Ritterhude

K. O. Schmidt: Kraft durch Atmen. Drei Eichen Verlag, München

Rose-Marie Schneider: Geistig gegenwärtig leben. CSA Verlag, Friedrichsdorf

Günter Schwab: Der Tanz mit dem Teufel. Sponholz Verlag, Hameln

Franz Susmann: Die Evolution wird von der höheren geistigen Welt begleitet. Tobias Verlag, Schieder-Schwalenberg

Peter Tompkins, Ch. Bird: Das geheime Leben der Pflanzen. Fischer TB, Frankfurt
Frederic Vester: Neuland des Denkens. Deutscher Taschenbuch Verlag, München
Divo Helche Weber: Alta-Major-Energie. Peter Erd Verlag, München
Gisela Weidner: Erkenne Dich selbst. Eigenverlag, Postfach 405, 1071 Wien
Prof. Dr. med. Lothar Wendt: Gesund werden durch Abbau von Eiweißüberschüssen. Schnitzer Verlag, 7742 Sankt Georgen
Wie Du speist und was Du ißt, zeigt, wer Du bist. Hrsg. und Verlag: Universelles Leben e. V., Postfach 5643, 8700 Würzburg
Thomas Zacharias: Drei Komplexe sind normal. Eigenverlag, 6446 Nentershausen
Werner Zimmermann: Heilendes Fasten. Dreieich Verlag AG, Engelberg/Schweiz

Buchversand:

Ariane Bücherservice Diedenbergenerstr. 5, 6234 Hattersheim 3,
Tel. 06190/73311

Zeitschriften:

Der Naturarzt. Access Verlag, Feldbergstraße 2, 6240 Königstein 2
Lebenskunde. Waldthausen Verlag, Postfach 1155, 2863 Ritterhude
Der Vegetarier. Zeitschrift für Vegetarier, Münzelerstr. 18b, 3000 Hannover
Journal des Tierhilfswerks Heidelberg e. V., Postfach 10/1502, 6900 Heidelberg

Fachzeitschriften in französischer Sprache:

Instincto Magazine. (G. C. Burger Zeitschrift) Association Orkos-Montramé, F-77650 Longueville
L'éveil instinctif. (Dr. Jacques Fradin) Fidali, 14 rue de la ville, F-77910 Chambry

Kontaktanschriften

für Rohköstler und solche, die es werden wollen

1000 Carla Steinhaus, Karolinenstr. 10, Berlin 37. Gesundheitsberaterin
2000 Barbara Simonsohn, Müllenhofweg 6, Hamburg 52. Reiki-Meisterin/Radiance-Technik
2000 Bernd-Walter Rohsius, Bernburgerweg 4, Hamburg 61
2000 Gerti Gühne, Windloh 25, Hamburg 55
2071 Renate Rahn, Fichtenweg 31, Siek
2251 Sylvia Pedersen, Kirchenallee 7, Schönbuell. Dipl.-Psychologin
2430 Gisela Tigges, Rettiner Weg 25, Neustadt i. H.
2724 Christa Schwieder, Auf dem Brande 209, Hellwege
2862 Manfred Langer, Stendorferstr. 3, Ritterhude. Lebenskunde
3000 Werner Hahn, Zehlendorfweg 4, Hannover 1
3262 Magda-Helene Schröder, Niebelungenstr. 6, Auetal-Rolfshagen. Spirituell orientierte Denkweise/Gärtnern nach Mulch-Methode
4938 Manfred Bäse, Altes Tor 15, Schieder-Schwalenberg 2. Buchdienst zum Leben/spirituell orientierte Denkweise
5216 Josef Bremm, Hummerich 10, Mondorf
5253 Helmut Petschke, alte Landstr. 29, Lindlar 2. Interesse für Radiästhesie
5885 E. C. Kasten, Bahnhofstr. 3, Schalksmühle. Homöopathie
6074 Edda Gerth, Eichenweg 10f, Rödermark
6090 Hans Russenschuck, Tannenstr. 18, Rüsselsheim
6094 Gudrun Sturm, Auf dem Goern 11, Bischofsheim
6227 Maria Zeller, am Hendelberg 35, Oestrich-Winkel 3. Neurodermitis-Selbsthilfegruppe
6230 Ingrid und Manfred Wenz, Niederhofheimerstr. 7, Hofheim
6232 Helga Brückmann, Jahnstr. 43, Bad Soden
6300 Reinhard Kluge, Jahnstr. 36, Gießen
6309 Gaby und Helmut Döppe, Römerstr. 22, Münzenberg-Trais
6384 Marita Vandebosch, Kapellenbergstr. 9, Schmitten 3. Heilpraktikerin/Ernährungsumstellung/Fußreflexzonenmassage
6384 Prof. O. Satorio, Kappellenbergstr. 9, Schmitten 3. Inst. f. Synergie, Gesundheit durch Förderung der seelischen Entwicklung
6451 Gisela Rosum, Friedrich-Ebert-Str. 16, Neuberg
6500 Herta Hürkey, Lauterenstr. 15, Mainz. Neurodermitis/Depressionen/Spirituell orientierte Denkweise
6502 Marianne Dittel, Nikolausstr. 30, Mainz-Kostheim. Shiatsu/Reflexzonenmassage
6632 Maria Becker, In den Herrgärten 26, Saarwellingen. Erf. mit Asthma
6759 Margit und Hermann Fischer, In den Wann 13, Löllbach. Erfahrung mit Übergewicht
6990 Rudolf Krause, Uhlbachweg 16, Bad Mergentheim. Heilpraktiker
7062 Ursula Dollmann, Rathaus 19, Rudersberg

7083 Helmut Zonsius, Höhenstr. 8, Untergröningen. Freundeskreis für Heil- und Vollwertrohkost
7130 Siegrid Heuberger, A.-Schweizer-Str. 3, Mühlacker
7148 Marianne und Michael Ruder, Sommerbergstr. 15, Remseck
7411 Franz und Inge Altmann, Bäumlesstr. 23, St. Johann 2. Ganzheitliche Beratung nach göttlichen Gesetzen
7415 Eckard Rehling, Eberhardstr. 23, Wannweil
7519 Dorlinde und Hubert Gerber, Burgstr. 3, Walzbachtal 1
7582 Anne Marie Kern, Tannenweg 8, Bühletal. Spirituell orientiertes Denken/Hatha-Yoga
7730 Wolfgang Spiller, Niederer Str. 24, Villingen. Heilpraktiker/Ernährungstherapeut/Allergie- und Herd-Testung
7766 Ernst Zorer, Hornstätter Str. 3, Horn. Heilpraktiker/Klassische Homöopathie
7770 Rudolf Maier, Rauensteinstr. 60, Überlingen. Gesundheitsberater/Spirituell orientiertes Denken
7821 Ilse Messerschmidt, Liebhalde 12, Wutach-Münchingen. Gesundheitsberaterin/Kurse für Sonnen- und Vitalkost
7955 Johannes Angele, Biberacher Str. 6, Ochsenhausen 1. Umweltfragen/Ökologie
8000 Sepp Ott, Agilolfinger Str. 12, München 90. Vitalia Club/Kräuterwanderungen
8000 Gesellschaft Unerschöpfliche Heilkraft der Natur, Karlsplatz 3, München 2
8015 Barbara Bergemann, Schweigerweg 24, Markt-Schwaben
8015 Renate und Werner Pelz, Haushofer Str. 36, Seebruck. Astrologie/Baubiologie
8232 Otti und Helmut Schöndorfer, Weissbachstr. 1a, Bayerisch Gmain
8400 Brigitte Härtl, Sonnenstr. 99, Regensburg. Gesundheitsberaterin
8500 Angela Glombeck, Ludolfinger Str. 13a, Nürnberg 50. Spirituell orientierte Denkweise
8751 Christine Lindner, Forsthof 4, Rohrbrunn-Weibersbrunn. Reflexologin/Lebensberaterin
8940 Rainer Balzereit, Bauernjörgweg 21, Memmingen
8979 Erich Zick, Hauptstr. 22, Missen-Wilhams. Gesundes Schlafen

Ausland:

CH: Werner Brunkhorst, Badallmend 2, CH-6062 Wielen

F: Dr. med. Jacques Fradin, Praxis und Forschungsinstitut, 140 rue du Théâtre, F-75015 Paris (beschäftigt sich ausschließlich mit Rohköstlern)
Allgemeine Kontaktanschriften für Frankreich können über die Zentren erfahren werden

NL: Sylvain et Bessy Lelarge, Schade de Narval oud clingendaal 7, NL-2245 CH Wassenar (Nähe La Haye)

B: Michel Fontaine, Les Limbes-Liège 15, sur les hut, B-4950 Beaufays

Indien: Djaia und Bagwandass, Bharat Nivas, 605101 Auroville, South India

USA: Orkos Institut, 584 Castro Street, Suite 368, USA-94114 San Francisco, CA

USA: Colette Leick-Welter, 6615 Millwood Road, USA-20815 Bethesda Maryland (Washington)

Kliniken und Zentren:

D: Schwarzwaldklinik, Farnweg 6, 7730 Villingen, Tel.: 07721/8090. Spezialisiert auf cortisonfreie Behandlung von Allergien

F: Centre d'Instinctothérapie, F-77650 Longueville, Tel.: 0033-64002610. Zentrum von Guy Claude Burger für Vegetarier und Nichtvegetarier

F: Les Fontanilles, Centre thérapeutique d'alimentation originelle, F-66450 Maureillas, Tel.: 0033-68830811 (Vegetarier und Nichtvegetarier)

F: Pandora, 3 rue Henriette Pée, F-68480 Levoncourt, Tel.: 0033-89408221 (Elsässisches Zentrum von Heilpraktiker Jean Huntziger)

A: Haus Sanitas, Fürling 10, A-4150 Rohrbach (Chrysostomos Urzeittherapie)

CH: Kurhaus Prasura, Dr. Bauer, CH-7050 Arosa-Gr.

Indien: Klinik für Yoga und Naturopathie in Bangalore (Zentral-Indien)

Nützliche Anschriften von Institutionen und Veranstaltungshäusern:

Vegan Bewegung, Geschäftsführer H. H. Peters, Postfach 1163, 7793 Pfalzgrafenweiler

Deutscher Naturheilbund, Ludwigsburger Str. 8 und 14, 7143 Vaihingen-Rit

Naturheilverein zur Aktivierung der Selbstheilungskräfte e. V., Feldbergstr. 2, 6240 Königstein 2

Alta Major Institut, Türkenstr. 51, 8000 München. Natürliche Therapie gegen Rückenschmerzen

Haus Miteinander, Postfach 4, 6382 Friedrichsdorf 3. Begegnungs- und Bildungsstätte, Meditationstechniken, Bewußtseinserweiterung

Frankfurter Ring, Kochbachstr. 12, 6000 Frankfurt 50. Veranstalter für interessante Vorträge über Ganzheitsmedizin

Natur und Medizin e. V., Informationen über Homöopathie. Dr. Veronika Carstens, Am Michaelishof 6, 5300 Bonn 2 (Zeitschrift erscheint alle zwei Monate)

Verein Gesundheitskasse e.V., Bundesgeschäftsstelle, Hohebuchweg 10, 8991 Achberg-Liebenweiler. Material anfordern

Gesellschaft für Gesundheitsberatung (GGB), Taunusblick 1, 5420 Lahnstein. Veranstalter für interessante Tagungen mit allgemeinen Gesundheitsinfos

Institut für Atemtherapie und Atemunterricht, A. und H. Langguth, Postweg 23, 6124 Beerfelden/Falken

Fasten-Wandern auf einfache Art, Christoph Michl, Pratjeweg 1, 2151 Horneburg

Lebensmittelversand:

Versand Walter Sommer, Vogelsang 126, 2070 Ahrensburg. Versand von biologischen Trockenfrüchten

Orkos Diffusion, 15 Vieux Chemin de Paris, F-77160 Provins. Versand von unerhitzten, biologischen Trockenfrüchten und Nüssen. Tropische, biologische Früchte können nur innerhalb von Frankreich versandt oder direkt abgeholt werden. Der Aufbau eines ähnlichen Verteilungssystems in Deutschland wäre gut.